中医药畅销书选粹·临证精华

难病中医治验

主编　高光震　南　征

编委　宗媚娟　朱世增

中国中医药出版社·北京

U0346192

图书在版编目（CIP）数据

难病中医治验/高光震，南征主编．—2 版．—北京：中国中医药出版社，2012.10（2023.7 重印）

（中医药畅销书选粹．临证精华）

ISBN 978 – 7 – 5132 – 0811 – 6

Ⅰ.①难… Ⅱ.①高… ②南… Ⅲ.①疑难病 – 中医治疗法 Ⅳ.①R242

中国版本图书馆 CIP 数据核字（2012）第 037601 号

中 国 中 医 药 出 版 社 出 版
北京经济技术开发区科创十三街31号院二区8号楼
邮政编码 100176
传真 010-64405721
山东华立印务有限公司印刷
各地新华书店经销
＊
开本 880 × 1230 1/32 印张 8.75 字数 225 千字
2012 年 10 月第 2 版 2023 年 7 月第 4 次印刷
书 号 ISBN 978 – 7 – 5132 – 0811 – 6
＊
定价 32.00 元
网址 www.cptcm.com

◆ 出版者的话

　　中国中医药出版社作为直属于国家中医药管理局的唯一国家级中医药专业出版社，自创办以来，始终定位于"弘扬中医药文化的窗口，交流中医药学术的阵地，传播中医药文化的载体，培养中医药人才的摇篮"，不断锐意进取，实现了由小到大、由弱到强、由稚嫩到成熟的跨越式发展，短短的20多年间累计出版图书3600余种，出书范围涉及全国各级各类中医药教材和教学参考书；中医药理论、临床著作，科普读物；中医药古籍点校、注释、语译；中医药译著和少数民族文本；中医药政策法规汇编、年鉴等。基本实现了"只要是中医药书我社最多，只要是中医药教材我社最全，只要是中医药书我社最有权威性"的目标，在中医药界和社会上产生了广泛的影响。2009年我社被国家新闻出版总署评为"全国百佳图书出版单位"。

　　为了进一步扩大我社中医药图书的传播效应，充分利用优秀中医药图书的价值，满足更多读者，尤其是一线中医药工作者的需求，我们在努力策划、出版更多更好新书的同时，从早期出版的专业学术图书中精心挑选了一批读者喜欢、篇幅适中、至今仍有很高实用价值和指导意义的品种，以"中医药畅销书选粹"系列图书的形式重新统一修订、刊印。整套图书约100种，根据内容大致分为七个专辑："入门进阶"主要是中医入门、启蒙进阶类基础读物；"医经索微"是对中医经典的体悟、阐释；"名医传薪"记录、传承名医大家宝贵的临证经验；"针推精华"精选针灸、推拿临床经验；"特技绝活"展现传统中医丰富多样的特色疗法；"方药存真"则是中药、方剂的精编和临床应用；"临证精华"汇集临床各科精妙之法。可以说基本涵盖了中医各主要学科领域，对于广大读者学习中医、认识中医和应用中医大有裨益。

今年是"十二五计划"的开局之年，我们将牢牢抓住机遇，迎接挑战，不断创新，不辱中医药出版人的使命，出版更多、更好的中医药图书，为弘扬、传播中医药文化知识作出更大的贡献。

中国中医药出版社

2012 年 1 月

内 容 提 要

　　本书是一部中医对临床某些常见疑难病治疗的经验总结。全书收载冠心病、心肌炎、再生障碍性贫血等常见、多发而又难治疾病 32 种，其中绝大多数为内科疾病，亦有妇科、骨科及皮肤科等病证。每种疾病项下列载了多人治疗的经验，其中不乏有全国著名的老中医专家。这些治疗经验大多是多年的临证总结，辨证论治各有章法，有药有方，有加减，并有病案以说明，读后如临其证。书中每一病后均附有按语，对其疾病及其治疗进行全面论述。

　　本书具有一定的科学性和实用性，对于各级临床医生均有较高的参考价值。

前　言

　　中医药学是一个伟大的宝库，蕴藏着丰富的治疗各种疑难疾病的经验。近十年来，运用中医方法治疗急症、难病，取得了极大的成功。我主编的《吉林中医药》杂志对此屡有报道，如已故名医任应秋老先生治疗冠心病的经验，任继学教授治疗尿毒证的经验，阎洪臣教授治疗脊髓空洞症的经验等，都是非常可贵的。然而这些经验，皆散见于各期杂志之中，无系统性可言，难于查找和应用。有鉴于此，在南征同志的大力协助下，会同宗媚娟、朱世增二位同志，共同努力，将《吉林中医药》发表的有关难病的案例做了分类，归纳成32种疾病。这些都是治疗此类难病的经验之谈，虽难免杂有个人偏颇不当之处，然而不失确有疗效之实。为了帮助读者了解或掌握本书所收的每种疾病的基本概念、学术渊源以及当今治疗情况，我们在每种疾病之后，特请此方面专家，为每种疾病加了按语，以期对读者能有所启迪。

　　本书编辑过程中，得到了长春中医学院任继学教授、阎洪臣教授、刘冠军教授、刘柏龄教授、王烈教授、程绍恩教授、夏洪生教授、王耀廷教授、肖永林教授等的大力支持与指导，对此我们表示诚恳的谢意。

　　由于编辑时间仓促，加之水平有限，难免挂一漏万，敬祈读者指正。

高光震

目　录

冠心病证治

任应秋（北京中医学院）：心气不足证候，治宜益气宣痹。方用黄芪五物汤加味。方中黄芪以益气，桂芍以和营，佐姜枣以宣发其气，达到气充血不滞其痹自除之目的。今更加党参助芪以益气，加川芎、三七助桂芍以通营，加薤白助姜枣以宣痹，气充营和，痹着的病变自当好转。

阳虚阴厥证候，治以扶阳救厥为急务。当剧痛难忍时，宜用乌头赤石脂丸加减方：制川乌15g，川椒5g（炒去油），干姜15g，制附子25g，生龙骨20g，制乳香5g，制没药5g，五灵脂15g。方用姜附扶阳，川椒川乌以救厥，阳扶则心力可增，厥救则阴霾自散，再配乳没、五灵脂以通营止痛，加生龙骨者使其固脱、涩津、安神之力更强。如已进入昏厥，当急送苏合香丸，以回阳苏厥。还可配苏合香2.5g，细辛5g，丁香10g，冰片0.5g，白檀香15g，荜茇6g，人参7.5g，水煎趁热急饲。虚脱用参附龙牡汤加味：白人参25g，制附子25g，生龙骨25g，生牡蛎25g，麦冬10g，五味子15g，煎服。

营阴失养证候，治宜养营通络法。药用桂心15g，当归15g，白芍15g，沙参25g，干地黄20g，地龙10g，丹参30g，郁金15g，鸡血藤50g，炙甘草25g，水煎服。如心律失常，则宜用养血安神法，药用炒枣仁15g，茯苓20g，知母20g，川芎10g，炙甘草25g，柏子仁15g，生龙骨25g，生牡蛎25g，炙远志15g，水煎服。

阴虚阳亢证候，治宜益阴制阳法。方用知柏地黄（丸）汤化裁，药用地黄、玉竹、知母益阴之虚；丹皮、苦丁香、槐花以制阳之亢；茯苓、泽泻导心阳下行，以归于肾；复用降香、丹参以辅益阴之品，通营活络，恢复其制阳安神的功用。

气滞血瘀证候，宜用行气化瘀法。药用香附、荜茇配金铃子散行气导滞，加五灵脂、三七粉、郁金配丹参饮以活血化瘀。滞行则瘀消，诸症自当缓解。

痰饮阻塞证候，治宜导滞祛痰，药用全瓜蒌25g，薤白15g，清半夏15g，橘红15g，南星15g，茯苓20g，生姜15g，川芎15g，桂枝10g，苍术15g，水煎服。

周次清、高洪春（山东中医学院）：笔者认为冠心病的病机可以恰当地归纳为"气血失和"。气占主导地位，故应以气为本，以血为标。然其中以气为本，实为气滞，虚为气虚，气滞和气虚均可引起血瘀，瘀血阻络，心脉不通，其病乃成。气滞血瘀，治宜行气活血，可用柴胡疏肝散、血府逐瘀汤、冠心Ⅱ号等为基本方。兼中气滞的可合"木香调气散"或酌加木香、佛手等药。

气虚血瘀，治宜补气活血，通补兼施。方用补阳还五汤，兼肾气虚的可合"肾气丸"或"大补元煎"同用。至于痰浊的问题，不必专列一证，因为痰浊往往是由于气滞或气虚所造成的继发证。从临床表现看，痰浊只是某一阶段的临时症状，不是本病的大局和本质，可临时变通，或方中酌加瓜蒌、前胡、半夏等化痰之品。

解起昆等（白城市中医院）：笔者采用宣痹通阳，活血化瘀，芳香温通，理气止痛，培本补虚的治则，治疗本病52例，其中显效29例，改善21例，无效2例，总有效率为96%，疗效满意。心阳虚投温阳通脉汤，药用：瓜蒌25g，薤白15g，桂枝20g，蒲黄20g，五灵脂20g，黄芪20g，丹参30g，茯苓20g，天冬20g，党参15g，水煎服，每日1剂分早、晚口服。

心阴虚投补心活血汤：药用生地20g，赤芍20g，川芎20g，当归20g，丹参30g，二冬各20g，柏仁20g，枣仁15g，五灵脂20g，青皮20g。水煎服。日1剂，早、晚口服。

痰湿痹阻，用清宣涤痰汤，药用：瓜蒌20g，薤白20g，半夏20g，陈皮20g，茯苓20g，胆草15g，丹参30g，菖蒲

20g，郁金20g，鸡血藤30g，葛根20g，枳壳20g，水煎服。

阴阳两虚服用冠心汤：药用川芎25g，葛根40g，鸡血藤50g，赤芍10g，党参50g，蒲黄20g，黄芪30g，茯苓15g，生地20g，当归20g，郁金30g，寄生40g，珍珠母40g，水煎服。

气滞血瘀，投理气化瘀汤：药用生蒲黄15g，五灵脂15g，三七粉10g（均2次冲服），延胡索15g，川楝子15g，川芎15g，青皮15g，生槐花15g，葛根25g，沉香15g，生山楂25g，水煎服，每日早、晚各服一次。以上方突出了一个"通"字，瓜蒌、薤白、桂枝宣痹以通阳；川芎、赤芍、丹参、五灵脂活血化瘀以通经；葛根、郁金散结以通滞。通则气行，血循流畅，方诸症悉平，胸痹痊愈。同时方组中，也注意到"通补并施"使"通"不妨正，相得益彰，故疗效颇好。

王博文（吉林医学院）、马凤良（长春中医学院）等： 我们从1981年10月至1982年3月，用理气舒心片治疗冠心病心绞痛，收到了满意疗效。心绞痛疗效：第一疗程52.9%，第二疗程69.8%，心电图疗效第一疗程41.2%，第二疗程44.2%。

理气舒心片由沉香、木香、青皮、陈皮、枳壳、枳实、香橼、佛手等药组成，每服6片，每日3次，4～6周为1个疗程。通过临床观察我们认为，理气舒心片对冠心病心绞痛、心电图改变均有明显疗效且无毒副作用。因此，可作为治疗该病的一种新药，可广泛应用于临床。

刘冠军（长春中医学院）： 冠心病属于中医学中的"胸痹"、"真心痛"、"厥心痛"等范畴。它的特点是"本虚标实"，治以通为补，通补兼顾，灵活化裁，常收显效。由于冠心病以气虚为本，所以治疗应以养心益气为主法，助阳通窍，活络宣痹为辅，针灸取穴，以手厥阴心包及其背俞为主穴。

心绞痛发作，根据急则治其标，应迅速通阳宣痹以止痛，可速取内关（郄门），这显示了按经选穴的规律，配建里、膻中（巨阙）、心俞（厥阴俞），这体现了俞募配穴，并与神经节段相吻合；其中膻中沿皮向下透到鸠尾，可宽胸利气，以解气急、胸闷。四穴配合，可加强心脏的收缩力、调整心率、改善冠状动脉供血不足，解除引起绞痛的诱因，阻断恶性循环。

在绞痛发作之时，还可用制蟾酥、冰片、红参、附子、细辛、山慈菇、牙皂、洋金花、麝香为面吹鼻，可达到通窍止痛之效。

心绞痛发作时，还可采用按摩止痛。按摩部位是肺俞、心俞、膈俞、内关、天池、屋翳、灵墟。其手法是手蘸药水（沉香、菖蒲、皂角、蟾酥、乳香、川芎、大黄、红花、冰片为面加酒调成），先按背部，次按胸部，再次按内关，手法要用力轻、速度快、同时行上下震颤动作，每穴每分钟按200次，最好按到手足心热为宜。

当绞痛停止，则治其本。可取心包络穴内关、原穴大陵、心募巨阙、气会膻中，以及心俞，可用补法，1日1次，轮流应用。

气滞血瘀，治当理气活血，行气止痛，可取太冲、期门、血海、膈俞等穴。

胸阳阻痹，治当温阳通络，豁痰止痛，可取丰隆、脾俞。

心脾双虚，治当补脾养心，益气安神。取足三里、三阴交。

心肾阳虚，治当温肾壮阳，补肾养心。取关元、肾俞、足三里等穴。

阳气欲脱，治当回阳固脱，取人中、百会、关元、气海、膈俞。以上诸症中出现心动过速时可加间使，以减慢心率；心动过缓时，可加通里、素髎，以提高心率；惊恐不安加神门、少府，以安神除烦；气喘不休，可加太渊、尺泽，以降气平喘。

孟祥生（白求恩医大二院）：近年来，笔者运用辨证论治的方法治疗冠心病53例。显效29例，有效24例，全部有效。主方药用丹参40g，川芎25g，赤芍20g，红花10g，毛冬青

40g，水煎服，日服2次。

气滞血瘀，用主方加醋香附20g，川楝子20g，生蒲黄15g，炒灵脂15g，秦艽20g，穿山龙30g，水煎服。

气虚血滞，用主方加黄芪40g，党参30g，麦冬25g，五味子15g，水煎服。

阴虚阳亢，主方用量减半加枸杞果20g，丹皮20g，生地20g，收缩压高加磁石40g，生龙牡各25g，生石决25g，舒张压高加女贞子30g，旱莲草25g，杜仲25g，水煎服。

邪热蕴结，主方加栀子15g，黄芩15g，生石膏25g，丹皮20g，桑皮15g，生大黄20g，忍冬藤15g，炒枣仁20g，柏子仁15g，茯苓15g，水煎服。

寒凝心脉，主方加苏合香10g，细辛5g，炮附子15g，当归15g，荜茇7.5g，桂枝10g，薤白15g，五味子15g，生牡蛎25g，水煎服。

痰阻心脉，主方加陈皮15g，半夏15g，胆星10g，茯苓20g，瓜蒌50g，生芪30g，桂枝10g，水煎服。

程绍恩等（长春中医学院）：我们自1978年以来，开展了理气行滞法治疗冠心病的研究，并用自制的"理气冠心片"治疗了实证及本虚标实证冠心病病人60例，其中大部分是曾服中、西药治疗而疗效不显的患者，自改服"理气冠心片"后，收到了满意的疗效，经临床观察，心绞痛缓解率为90%，心电图有效率为41.7%。"理气冠心片"是由木香、沉香、香附、香橼、佛手、枳实、枳壳、青皮、陈皮等药物组成，采用浓缩法制成片剂，每片0.4g，每次服6片，日服3次。方中木香无毒，能通利上、中、下三焦之气，使气机调畅而止心痛。配沉香性温而不燥，缓木香疏利散滞之峻、使行气理气而不泄，加强降气之功，而无破气之害，并有补五脏，益精壮阳之功，使理气之中寓有补意。香附可以除胸中懊恼，李时珍谓香附能"利三焦，解六郁，开郁散滞止心痛"。香橼、佛手专理上焦元气，主治心中气痛，枳实、枳壳宽胸利膈、破结消胀，除心下痞痛。青皮、陈皮则可以散滞气，和胃气。诸药配伍则理气行气作用加强，故可开宗气之郁塞，理周身之气机，使"气行则血行"，"通则不痛"，除心脉痹阻而止疼痛。

张承恩等（长春中医学院）：笔者认为冠心病属于中医学中的"真心痛"、"胸痹"、"心痛"等病范畴。胸阳不振，气滞血瘀证候，治宜通阳宣痹，活血化瘀，方用瓜蒌薤白汤合血府逐瘀汤加减，药用瓜蒌 20g，薤白 15g，半夏 10g，桂枝 10g，木香 5g，郁金 15g，枳壳 15g，红花 15g，陈皮 15g，赤芍 15g，川芎 10g，丹参 15g，甘草 10g，水煎服。心气不足、瘀血阻络证候，治宜养心益气，活血化瘀，方用四君子汤合桃红四物加减，药用党参 20g，白术 15g，茯苓 15g，黄芪 25g，生地 15g，川芎 10g，赤芍 15g，桃仁 15g，红花 15g，桂枝 10g，甘草 10g，水煎服。痰浊阻塞，壅滞心脉证候，治宜豁痰逐瘀通络，方用二陈汤合血府逐瘀汤加减，药用半夏 15g，陈皮 15g，茯苓 25g，枳实 10g，胆星 10g，菖蒲 15g，丹参 15g，红花 15g，赤芍 15g，桔梗 15g，甘草 10g，水煎服。

姜春华（上海第一医学院）：笔者认为冠心病，相当于中医学的"心痛"、"真心痛"、"胸痹"、"胸闷"、"胸痛"等证。就其病性而言，有阴虚、阳虚、气虚、血虚、气阴两虚之别。就夹杂证而言，有夹痰、夹饮、夹食，以及兼夹脏器其他疾病之不同。就伴随症状而言，有气短、神衰、恐惧、汗出等。一旦病成，其病机又有胸阳痹窒，包络阻滞，水饮泛滥等之不同。因而在治疗上应权衡轻重，审别缓急，辨证论治。其治法，不外温阳、温中、温通、温散、活血、益气、开窍、祛痰、蠲饮等法，诸法中所用药物有附子、人参、丹参、瓜蒌、麝香等。

我个人临床常用剂是瓜蒌薤白汤加减，瓜蒌可用 24～30g，薤白 9g，枳壳 9g，丹参 15g，郁金 15g，或加川椒 3g，吴茱萸 3g，细辛 3g，水煎服。经常胸痛加制乳香 9g，炒五灵脂 9g；剧痛加川乌 9g，蒲黄 15g，檀香 3g，降香 9g；舌有瘀紫加赤芍9g，桃仁9g，当归9g，川芎9g，红花3g；有气虚表现者加人参3g、黄芪15g；阳虚、唇紫舌黯、肢冷恶寒者加附子9g，肉桂1.5g（或川乌9g，桂枝9g）；若面白汗出肢冷者应急用参附汤；阴虚者加生地9g，麦冬9g，元参9g，五味子9g；有痰湿者加半夏9g，茯苓9g；痛久入络，阴邪闭结，可温阳活血同用，如附子、川乌、肉桂、吴茱萸、川椒、丹参、赤芍、川芎、桃仁、红花等；若舌红口干，不便用桂附，可改用瓜蒌、丹参为主，再佐以生地、麦冬、元参之类。个人平时附子、川乌、桂枝都用9g，如患者有顾虑，可以从3g始增量；细辛不可重用，重则麻痹心脏，古有细辛不过钱之戒，近人也有用至五钱者，不足为法。

张晓辉（吉林市中医医院）：我们用冠心汤治疗32例冠心病患者，疗效满意。其心绞痛疗效中显效8例，占25%，改善20例，占62.5%，无效1例，占19.5%，总疗效为87.5%；心电图疗效中好转11例，显效6例，改善15例，总有效率为100%。

冠心汤由当归、川芎、赤芍、丹参、降香、桃仁、没药、郁金、瓜蒌、麦冬、茯苓组成。肝气郁滞加柴胡、厚朴；心肾不足加生地、沙参；痰浊内阻加藿香、枳壳。每日1剂，分2次水煎服。本方具有活血化瘀之功。

李明全（大安县中医院）：笔者用自拟郁香冠心汤治疗冠心病13例，显效5例，有效6例，无效2例，总有效率为86.9%。

自拟郁香冠心汤，药用郁金15g，木香5g，枳实12g，薤白15g，桂枝12g，厚朴12g，茯苓15g，甘草15g，白芍15g，川芎19g，延胡索15g，水煎服，每日1剂，分2次口服。痰热加竹茹15g，黄芩15g；气滞者倍木香，加青皮15g，陈皮15g；血瘀者倍郁金，加赤芍15g，红花15g；肝阳上亢加龙骨50g，牡蛎50g；夜不寐加炒枣仁30g，合欢25g。本方系《医宗金鉴》杂证胸痛门的"颠倒木香散"与《金匮要略》的

"枳实薤白桂枝汤"二方化裁并加白芍、甘草、延胡索、川芎而成。方中木香、枳实、薤白行气化浊；桂枝、茯苓畅通心阳；芍药、甘草解痉止痛；郁金、延胡索、川芎化瘀通络，诸药配合，故而效果显著。

陈国良（双辽县中医院）：补气行血活血宁心法治疗冠心病 39 例，总有效率为 87.2%，疗效满意。主方药用党参 25g（或人参 15g），黄芪 50g，枳壳 15g，郁金 15g（或延胡索 25g），川芎 15g，丹参 25g，当归 20g，五味子 25g，枣仁 20g（或远志 15g），水煎服，每日 1 剂，早晚分服。方中人参、黄芪补气能兴奋心肌，枳壳、郁金、延胡索行气破滞，配之当归、川芎、丹参等活血化瘀，五味子、酸枣仁养心安神，神情安定，诸药配合共奏补气行气活血宁心之效。

【按】冠状动脉粥样硬化性心脏病，今简称为"冠心病"，此名是现代医学病名。从临床大量病例观察，病人以心绞痛为主者，似属于中医之心痛及厥心痛。正如张仲景所云："心痛彻背，背痛彻心，乌头赤石脂丸主之"。《灵枢经》论厥心痛，除临床病象外，并论病位及其标本，告诫后人治疗此疾要从整体恒动观立法遣药，方能取效。若病者患心肌梗死者，似属真心痛之疾。正如《灵枢经·厥病篇》云："真心痛，手足清至节，心痛甚，旦发夕死，夕发旦死"的病情险恶的准确记述。而今天有些学者认为冠心病是中医的"胸痹"病，我认为欠妥。请研究一下《金匮要略》两段文字："夫脉当取太过不及，阳微阴弦，即胸痹而痛，所以然者，责其极虚也"。又云："心痛彻背，背痛彻心，乌头赤石脂丸主之"。观此便一目了然。就临床疗效来说，后者疗效显著，当然它的适应证是因寒邪所致者。

《吉林中医药》已发表 10 篇文章，论述冠心病之治疗。北京任应秋氏主张辨证论治，分为六证，处方遣药多遵仲景法，仿其方义化裁而成，师古不泥古其法可师，再如上海姜春华氏力主病性为虚，其证夹杂，治疗方药以瓜蒌薤白汤为主，视其脉证加减治之。其用药圆机，可临床参而行之。刘冠军善用刺法，辨证取穴，施以补泻之术，收效甚良，医者应取法此术，以应急救危。

按此病的治则，当以标本为准绳，分辨证候为主体。《素问·标本病传论》云："凡刺之方，必别阴阳，前后相应，逆从得施，标本相移。故曰：有其在标而求之于标，有其在本而求之于本，有其在本而求之于标，有其在标而求之于本，故治有取标而得者，有取本而得者，有逆取而得者，有从取而得者。故知逆与从，正行无间，知标本者，万举万当"。由此可知当代医者治此病多从心脏本身着眼，忘记要识疾病的标本治则，一味追求化瘀法治之，有时病者觉得症减，减复如故，伴有气短、乏力、头晕、胸闷之苦，此为时弊之害，医之过也。

余治此病必察病位，定标本，辨整体之证，而后施法立方遣药。临床上病人往往既有心脏本身之症，又有肝气、肝火、肝风、肝阳亢逆反应。治此之法，必须从肝论治，或舒、或泻、或补，其病则缓、则愈。更有肾之临床病象出现，治之必从以肾，以救心之急也。徐用诚先生曰："凡心脏得病，必先调其肝肾之脏。肾者心之鬼（鬼者归也）；肝气通则心气和，肝气滞则心气乏。此心病先于肝，清其源也"。临床上也有此病反复发作，有胆症状参与其中者，治之必从之于胆，以解心脏之危，故李梴说："心与胆相通，心病怔忡，宜温胆为主"。《素问》亦云："凡十一脏皆取决于胆"。此为治冠心病及心律失常之真谛。

任继学（长春中医学院）

心肌梗死证治

贾淑英（长春中医学院）：关某，男，56 岁，干部。住院号 34105。因胸中憋闷，时有胸痛，左上肢麻木感二天，于 1984 年 11 月 30 日入院治疗，12 月 3 日突然心前区剧痛，恶心呕吐，四肢厥冷，大汗淋漓。查患者面色苍白，肢冷汗出，舌淡而胖大，舌苔厚腻，脉沉缓无力。血压 8.00/5.33kPa，心率 46 次/分，心电图报告示：下壁心肌梗死。证属胸痹、心脾阳虚候。治以温通心阳、利湿行气，药用桂枝 10g，白术 5g，茯苓 15g，丹参 20g，郁金 10g，菖蒲 15g，瓜蒌 15g，薤白 15g，水煎服，每日 1 剂，分 2 次口服。服上方 4 剂后查心电图示，病变未扩大，并有所恢复。上方去菖蒲、郁金加葛根 50g，川芎 10g，再服 6 剂，症状消失，心电图基本恢复而出院。

刘国英（吉林省公安医院）：笔者对 25 例急性心肌梗死患者用中医辨证方法进行治疗，疗效满意。经治疗 24 例好转出院，有效率为 96%，平均住院天数为 37.4 天。

本观察中所用主方为瓜蒌薤白汤加味。药用瓜蒌、薤白、丹参、当归、赤芍、桃仁、红花、薏米仁、菖蒲、郁金、檀香。气滞者加木香、陈皮、柴胡；心阳虚者加桂枝、附子、人参、夜交藤；脾肾阳虚加附子、淫羊藿、巴戟、补骨脂；心肾阴虚者加麦冬、玉竹、肉苁蓉、枸杞果；疼痛重者加五灵脂、乳香、没药等。

一患孙某，男，41 岁，煤矿工程师，住院号 1478。因心前区闷痛，并向肩部放散而入院，现心前区疼痛，气短自汗，手足欠温，舌质暗有瘀点，苔黄白相兼，脉沉弱无力，心电图示心肌梗死。中医诊断胸痹（气滞血瘀兼心阳虚），治以通阳宣痹，活血化瘀。药用瓜蒌 40g，薤白 20g，红花 20g，桃仁

20g，当归 20g，麦冬 20g，桂枝 7.5g，远志 15g，黄芪 25g，丹参 25g，赤芍 15g，炒枣仁 20g，水煎服。日服 2 次。用药 2 周病情大减。继续服中药逐瘀化浊，通阳宣痹。药用当归 20g，瓜蒌 40g，薤白 40g，红参 5g，麦冬 20g，红花 15g，郁金 15g，赤芍 15g，桂枝 7.5g，灵脂 15g，乳香 5g，没药 5g，木香 10g，菖蒲 20g，炒枣仁 20g，夜交藤 40g，水煎服。服药 1 周后能离床活动，但自感气虚无力，再服中药补气养阴活血之剂。药用人参 10g，麦冬 20g，红花 15g，薤白 20g，桃仁 20g，赤芍 15g，当归 20g，桂枝 7.5g，郁金 15g，陈皮 10g，木香 10g，玉竹 20g，肉苁蓉 20g，夜交藤 30g，水煎服，服约 2 周，自觉无任何不适，能自由活动，心电恢复正常，出院休养。随访 4 年工作生活如常，心电及身体健康情况均良好。

【按】心肌梗死颇似中医的"真心痛"。其名首见于《内经》。《灵枢·厥病篇》曰："真心痛，手足青至节，心痛甚，旦发夕死，夕发旦死"。《素问·厥论》云："手心主少阴厥逆，心痛引喉，身热，死不可治"。《素问·掌痛论》认为其因与寒凝、气滞、血瘀有关。

隋·巢元方在其《诸病源候论》中曰："心痛者，风冷邪气乘于心也，其痛发有死者。"《久心痛候》称："心为诸脏主，其正经不可伤，伤之而痛者，则朝发夕死，夕发朝死，不暇展治"。明·李梴《医学入门·心痛》称："真心痛，因内外邪犯心君，一日即死"。

在病因方面明以前认为与寒、气、血、痰、水有关，而明·虞抟《辨证录·心痛门》认为"火邪犯心"。现代张伯臾教授认为急性心肌梗死应包括在"胸痹"、"真心痛"之中，辨证上主张抓住"阴"（阴虚）、"阳"（阳虚）、"痰"（分寒、热）、"瘀"（因气或因邪）四字及"心脏虚弱"、"心脉痹阻"、"胸阳不展"等基本病机。治疗上提出通、补及通补兼施的原则，其中通是基本法则；又提出注意防脱防厥，用药宜用于厥脱之先；再提出注意及时通便，认为正确运用通便方法，解除便秘，是有利于正气恢复和缓解病情的。

中药缩小心肌梗死范围的研究，提出有效方剂，降低病死率。如抗心梗合剂，药用党参、黄精、黄芪、赤芍、郁金、丹参等。在防止心梗休克方面的研究，提出用参附注射液（人参、附子、丹参）、生脉饮、生脉注射液、独参汤等。本节收集了贾淑英、刘国英同志的经验，为治疗本病提供了有效方法，说明中医中药不仅能治疗心肌梗死，也能够治愈心肌梗死，为中医治疗急、重、难证，提供了成功经验。

南征（长春中医学院）

心肌炎证治

王烈（长春中医学院）：心肌炎主要有心阳虚与心阴虚两类。心阳虚病程久，其气不足。治以养心益气之法。方用养心益气汤。药用玉竹15g，桑椹15g，女贞子10g，麦冬10g，鸡血藤10g，夜交藤10g，水煎服。心阴虚，病初多见，多为邪毒所伤，故治疗重在解毒滋阴。方用滋阴解毒汤。药用紫草5g，重楼10g，紫荆皮15g，生地15g，麦冬15g，柴胡15g，水煎服。

于凯成等（长春中医学院）：笔者对21例病毒性心肌炎，用中药辨证治疗，疗效满意。症状疗效中临床症状消失3例，好转14例，无效4例；心电疗效中恢复正常4例，好转12例，无效5例。

笔者在治疗中常用抗病毒中药有大青叶、板蓝根、金银花、连翘、虎杖；通络化瘀常用丹参、赤芍、川芎、当归、郁金、桃仁、红花等；养心安神常用珍珠母、五味子、远志、夜交藤、紫贝齿、紫石英。若伴有心烦、失眠、口干盗汗、手足烦热、尿少便干、舌红苔干、脉细数等阴亏之象者，酌加生地、丹皮、白薇、寸冬以养阴清热；若心悸喘咳，面浮肢冷，甚则浮肿，喘不得卧，舌胖苔白，脉沉细数阳虚之象时加附子、肉桂、仙茅、钟乳石以补阳益气，亦可运用益气强心药蜂房、五加皮、葶苈子、人参之类；肿甚可加茯苓、泽泻、腹皮、桑皮；有心律失常可加用苦参、生地、补骨脂、黑芝麻、炙甘草、寸冬等。

刘茂文（辽宁中医学院）："心肌炎"在中医学中属于"心痹"的范畴。以胸痛、心悸为主证。我治1例风湿性心肌炎伴房室传导阻滞，疗效满意。一患姓孙，男，14岁，学生，曾在某医院住院治疗1个月，症状基本消失，出院后1个月余，又因患感冒来诊。证见胸痛、心悸、头痛、发热、下肢关节疼痛、口渴、脉促等。证为表邪入里，郁而化热，导致原病复发。用清热除温、养心通脉的生脉清气汤。方中用银花、连翘，清热解毒，芦根清热宽胸、止呕，石膏清阳明经热，以解肌腠之热，麦冬、知母养阴调脉，合党参、甘草益气和中复脉，防己、木瓜、鸡血藤祛风湿通血脉。诸药配伍，风湿可除，血脉得通。二诊症状有所好转，关节疼痛较重，前方去银花、芦根清热之品，加牛膝、忍冬藤、防己用量加重，利关节以除风温之邪。服后风温大解，证现胸闷、心悸、心烦、失眠、痰多，故改为益气复脉，健脾和阴之法。以生脉散合四君子汤、炙甘草汤加减。进9剂，上症大减，惟遗有胸部不适，痰多、便溏，依前方去柏子仁、夜交藤，加瓜蒌、半夏、白术以化痰健脾，又连服9剂，诸症基本消失，又继续服上方2～3个月。随访半年未见复发，近期询其家长，言其在校读书，一直未复发。基本痊愈。

陈建平（江苏省靖江县中医院）：笔者用自拟参芪麦味汤治疗小儿病毒性心肌炎15例，显效9例，有效6例。疗效满意。

自拟参芪麦味汤，药用党参10g、黄芪10g、麦冬6g、五味子6g、当归10g、丹参6g、柏子仁20g、白芍10g、生地10g、炙甘草10g，阴气虚加玄参；气滞血瘀加红花、赤芍、川芎；心悸心慌加磁石、龙骨、牡蛎；气阳虚加桂枝；纳呆加山楂、谷麦芽；胸闷加薤白、瓜蒌、陈皮、木香；热重加石膏、黄芩、板蓝根、银花、连翘。

靖雨珍、张荣显（北京西苑医院）：笔者治疗两例小儿乙型肝炎相关性心肌炎，疗效满意。笔者认为此病应引起重视。笔者常用方为古方生脉饮加减。方中南沙参（或人参）、麦冬、五味子合用益气养阴。虎杖、白花蛇舌草清热解毒，茵陈清热利湿，枸杞子滋养肝阴，当归、白芍补血和血，生芪补气，炒白术、山药健脾益气，云苓利湿健脾，郁金行气解郁，凉血破瘀，焦三仙消食健脾。诸药合用，共奏益气养心清解多热之效。

【按】心肌炎病，属于中医学"心悸"、"怔忡"范畴。其症状为心悸，心慌，怔忡不安，胸中满闷不适，全身乏力，心律不整，脉结或促，或涩。

余治心肌炎病，自拟主方：艽桂灵兰双羌独活汤，即秦艽15g，桂枝15g，威灵仙20g，板蓝根30g，双花（金银花）30g，羌活15g，独活15g，水煎服。以上方为主，随症加药均能收到满意的疗效。具有畏寒肢冷，面白舌淡者为心阳虚，加人参15g，黄芪20g，干姜10g。五心烦热，面白颧红，口干舌燥者，加麦门冬30g，五味子15g，玄参10g，生地15g。胸中刺痛，舌有瘀斑，为心血瘀阻，加桃仁15g，红花15g，丹参20g，当归15g，兼有胸闷，胀满，善太息，为心气郁滞，加厚朴20g，枳实20g，瓜蒌皮30g。心悸、心动过重者加龙骨50g，牡蛎50g。临床加减得当，收效迅速，疗效确切可靠。

程绍恩（长春中医学院）

肺心同病证治

任继学、于凯成等（长春中医学院）：我科于 1977 年秋至 1978 年春用"肺心Ⅳ号"、"抗炎 1 号"治疗肺心同病 30 例，疗效满意。肺心Ⅳ号方药用橘红 15g，大力子 15g，桑皮 20g，桔梗 10g，厚朴 8g，太子参 5g，青黛 15g。若阳虚水泛证候，加陆通、葶苈子等；抗炎 1 号方药用黄连 20g，黄芩 20g，双花 80g，贝母 5g，青黛 5g，蛤蚧粉 5g，水煎服。

谭福天（辽源市第一医院）：笔者从 1973 年以来在病房辨证论治 100 例肺心同病，结果显效 75 例，好转 23 例，死亡 2 例，有效率为 98%，疗效满意。

痰浊壅肺、宣降失司：寒痰治宜温化散寒，宣通肺气，用自拟散寒宣肺饮，药用麻黄 10g，桂枝 10g，干姜 10g，细辛 2.5g，半夏 10g，五味子 5g，苏子 15g，葶苈子 15g，茯苓 20g，杏仁 10g，水煎服，日饮 3 次。热痰治宜宣肺平喘，清热化痰，方用自拟清痰宣肺饮，药用双花 50g，连翘 20g，芦根 20g，石膏 20g，麻黄 10g，白果 20g，冬花 20g，桑皮 20g，苏子 20g，黄芩 20g，甘草 20g，水煎服，日饮 3 次。

水湿泛滥，上凌心肺，治宜温阳利水，活血化瘀，方用自拟温阳化瘀饮，药用附子 10g，肉桂 20g，生姜 20g，白术 20g，茯苓 20g，泽泻 20g，猪苓 20g，红花 20g，丹参 20g，水煎服。

肺肾两虚，出纳失常：治宜温肾益肺，纳气平喘，方用自拟益肺固肾汤，药用肉桂 10g，熟地 20g，山萸 20g，补骨脂 20g，蛤蚧 20g，人参 10g，桔梗 20g，杏仁 10g，罂粟壳 10g，当归 20g，木香 10g，五味子 10g，水煎服。

血瘀阻络，离经外溢：治宜益气温阳，活血化瘀，方用自拟化瘀四逆汤，药用人参 20g，附子 10g，干姜 10g，甘草

20g，白术20g，黄芪20g，茯苓20g，大枣10枚，丹参20g，三七15g，水煎服。

痰迷心窍，肝风内动：痰迷心窍治宜清热化痰，开窍醒神，方用自拟涤痰醒神汤，药用陈皮20g，半夏10g，茯苓20g，甘草20g，竹茹20g，枳实20g，黄芩10g，菖蒲20g，川连20g，胆星15g，双花50g，连翘20g，郁金20g，水煎服。肝风内动治宜平肝息风，豁痰开窍，方用自拟豁痰息风汤，药用羚羊2.5g，川贝20g，生地20g，钩藤20g，菊花20g，白芍20g，甘草20g，竹茹20g，茯苓20g，枳实20g，水煎服。

心肺大伤，元阳欲脱：治宜回阳救逆、敛阴固脱，方用自拟加味参附汤，药用人参20g，附子10g，龙骨20g，牡蛎20g，三七10g，水煎服。日饮4~6次。

张贻芳（中医研究院西苑医院）：我从1977~1983年，应用"清肺注射液"治疗肺心同病18例，本病合并绿脓杆菌感染者，治疗结果显效11例，占61.11%；有效3例，占16.66%；无效4例，占22.22%，总有效率为77.78%，效果理想。清肺液药物组成为栀子370g、黄芩370g、大黄260g、党参370g、川芎370g，以上为每1000ml注射液投药量。成人每日80~120ml清肺液加入5%葡萄糖500ml静脉点滴，14~20天为一个疗程。方中党参扶助正气，用川芎活血化瘀，有助黄芩、栀子、大黄以清热解毒，扶正祛邪，达到迅速控制感染之目的。

魏品康等（上海二军医大长征医院）：本文观察了57例住院肺心病患者。治愈13例，显效21例，有效15例，无效8例。

寒痰渍肺，气机不利：治以温肺散寒，化痰平喘，方药用射干麻黄汤加减，射干9g，炙冬花9g，炙紫菀9g，白前9g，橘络6g，炙麻黄9g，细辛6g，炙甘草6g，水煎服。

痰热壅肺，气机受阻：治以清热化痰、降逆平喘，方药用清金化痰汤加减，黄芩9g，生山栀12g，知母15g，桑白皮

15g, 瓜蒌仁 15g, 大贝母 9g, 苏子 9g, 麦冬 9g, 橘红 6g, 茯苓 9g, 桔梗 3g, 甘草 6g, 水煎服。

痰浊阻肺, 气机阻滞: 治以降气化痰, 利气止喘, 方用三子养亲汤合麻杏二陈汤加减, 药用苏子 9g, 莱菔子 9g, 白芥子 9g, 炙麻黄 9g, 杏仁 6g, 陈皮 9g, 法半夏 9g, 茯苓 9g, 川贝母 9g, 炙甘草 6g, 水煎服。

痰饮犯肺, 水气凌心: 治以温肺降逆, 温阳化水, 方药用小青龙汤合苓桂术甘汤加减, 炙麻黄 9g, 白芍 9g, 桂枝 9g, 法半夏 9g, 细辛 3g, 炙五味子 6g, 茯苓 20g, 白术 15g, 甘草梢 6g, 水煎服。

肺气郁闭, 心气欲绝: 治以降气平喘, 回阳救脱, 方药用苏子降气汤合参附龙牡汤加减, 苏子 9g, 橘皮 9g, 法半夏 9g, 桂枝 9g, 前胡 9g, 厚朴 9g, 当归 6g, 红参 6g, 熟附块 15g, 龙骨 30g, 牡蛎 30g, 干姜 3g, 水煎服。

临证加减: 痰多阻塞气道可选用竹沥油或蜂蜜、麻油、开水调稀后频服; 腹胀便结加用大黄、青宁丸、厚朴、枳实、沉香以通腑理气; 神昏者加用菖蒲、远志、冰片等以醒神开窍。

李述文 (镇赉县中医院): 笔者用葶苈五味汤治疗慢性肺心病呼吸衰竭并心力衰竭 47 例, 治愈 19 例, 好转 24 例, 无效 3 例, 总有效率为 93.6%。

葶苈五味汤药用葶苈子 30g, 五味子 20g, 附子 15g, 赤芍 15g, 干姜 10g, 白术 15g, 茯苓 25g, 益母草 50g, 上药水煎三次, 浓缩 300ml, 分早晚两次服, 每日一剂。额汗淋漓气短不续息, 四肢厥逆加白参 20g, 麦冬 20g; 头昏嗜睡或烦躁不安加菖蒲 15g, 郁金 20g; 痰稠不爽者加皂角丸。

葶苈五味汤是由真武汤化裁而成, 意取真武汤温阳利水, 加五味子以敛肺补肾, 且与葶苈子合用, 不仅制葶苈子泻肺逐饮之猛, 尚能摄补肺肾耗散之气, 二药一敛一泻, 有祛邪而不伤正之妙; 另以益母草协赤芍活血化瘀以畅血行, 则虚、瘀、饮兼顾, 共奏温阳逐饮、消瘀之效。

董志中（扶余市中医院）：肺心病多以痰饮素著于内，风寒复感于外，加重了肺心功能不全而发病。笔者常用射干麻黄汤为基础而随症化裁，由于五味子酸敛有碍肺气而以熟地黄易之，李时珍谓地黄有生精血，补五脏，通血脉之功能，根据本人的经验，熟地佐以麻黄可增强宣肺之功能而不散；麻黄伍熟地可加强通血脉功而不腻。若寒饮外感加附子仿麻黄附子细辛汤之义以通阳解表；若痰盛于内加三子养亲汤用葶苈子减白芥子，可平喘定息而逐饮，如果寒饮已除症状平稳者，加茯苓、陈皮，以祛痰平喘为主，气虚自汗者可加人参。在用药剂量问题上，如果麻黄与熟地为伍，麻黄可用到15g以上，熟地可用100g左右，往往定喘有奇效。而生姜至少应用25g以上，否则就起不到散寒逐饮之效。

申长征（乾安县中医院）：笔者1981～1986年，用中药辨证论治的方法治疗肺心病急性发作期86例。一个疗程为10～30天，近期疗效显效41例，占47.6%，好转33例，占38.4%，无效4例，占4.7%，死亡8例，占9.3%，总有效率为86%。其辨证论治如下。

心肺气虚方用玉屏散加味；心脾两虚方用六君子汤合归脾汤；心肾两虚方用济生肾气丸加减；阴阳两虚方用大补元煎加减。

兼证：寒湿痰方用小青龙汤加味；热稠痰方用银翘散加减；水气凌心方用真武汤和葶苈大枣汤加减；阴阳离决方用生脉散合参附汤加减。

【按】肺心同病，古代散见于"支饮"、"溢饮"、"心水"、"喘厥"、"喘脱"、"喘胀"等疾病之中，最早散见于《内经》和《金匮要略》。关于肺心同病日久不愈，病情恶化，并发心衰时症状亦有比较具体的描述，如《金匮要略·痰饮咳喘嗽病篇》曰："膈间支饮，其人喘满，心下痞坚，面色黧黑，其脉沉紧"。又曰："咳逆倚息，短气不得卧，其形如肿，谓之支饮"。

　　关于病因病机方面的论述亦多，如《内经·水热穴论》曰："水病，下为胕肿大腹，上为喘呼，不得卧者，标本俱病，故肺为喘呼，肾为水肿，肺为逆，不得卧"，尤其是肺心同病与瘀血的关系早在《灵枢》中亦有较详细的描述：如"面黑如漆紫者，血先死"，"血不利则为水"等等。

　　在病机方面，《金匮要略》认为其病机似属素有水饮内蓄，因外感而触发，在其类证与治疗方面论述有，寒饮郁肺用射干麻黄汤，痰浊壅塞用皂荚丸，水饮内结用泽漆汤，水饮上迫用厚朴麻黄汤，饮热互结热盛于饮用越婢加半夏汤，饮热互结饮盛于热用小青龙汤加石膏汤证，为后世治疗肺胀奠定了基础。对痰挟瘀血的治疗，朱丹溪在《丹溪心法》一书中明确提出宜用四物汤加桃仁、诃子、青皮、竹沥、姜汁之类，无外邪而内虚，治宜敛肺化痰，诃子、海浮石、香附、瓜蒌仁、青黛、半夏、杏仁为末，蜜调噙化之。后世各家如明·王肯堂、龚信、龚廷贤、李中梓，清·张璐、沈金鳌等，除本《金匮要略》之说外，均宗丹溪之论。故丹溪之说，对后世影响亦颇大。

　　关于肺心同病的现代研究，一般可分为以下两个方面，一是用现代科学方法对中医辨证进行研究，另一个是中医辨证论治的临床研究。前者主要是对肺心同病与瘀血的关系研究，研究证明：肺心同病不仅与肺脾肾三脏有关，也与瘀血有关。舌诊的研究也证实了紫舌与心脾肾阳虚、痰浊蔽窍、元阳欲绝、热郁伤络有关，红舌与脾肾虚外感有关。关于临床研究，有按卫气营血辨证论治者认为：肺心病急性发作期，属于中医温热病的范畴，但又因有本虚标实及血瘀贯穿始终这两个不同于温热病的特点，在治疗上应当配合益气养阴、扶正固本、活血化瘀等法。亦有肺肾气虚用小青龙汤，痰热用清气化痰汤，脾虚痰湿用二陈汤加味，水气凌心用真武汤，痰迷心窍用安宫牛黄丸、礞石滚痰丸、凉膈散、苏合丸等。在经验方的研究方面亦提出气虚外感肺心同病用鱼腥草、射干、金荞麦、黄芩素等制剂，效果较好。中药喷雾剂（冰片、杏仁、前胡、麦冬、洋金花、竹沥等）雾化吸入，肺心同病伴心衰用清热宣肺利水法，药用麻杏石甘汤、千金苇茎汤合五皮饮治疗。亦有逐里攻下，活血化瘀法，药用大黄、枳壳、川朴、浙贝、莪术、地鳖虫、桔梗等。肺心同病缓解期用扶正固本法，兼以活血化瘀燥湿化痰，药用黄芪、川芎、丹参、茯苓、黄芩、竹茹、白术、防风、法半夏、桃仁、甘草等。单方单药方面有用水蛭粉用于肺心同病急性发作期，动物试验结果证明，水蛭粉有改善微循环作用，与肝素效果相仿，但无肝素之副作用。

本节收集的任继学、于凯成等用"肺心Ⅵ号"，"抗炎1号"治疗肺心病30例报告，为治疗肺心病提出了有效方剂，谭福天自拟散寒宣肺饮、清痰宣肺饮、温阳化瘀饮、益肺固肾汤、化瘀四逆汤、涤痰醒神汤、加味参附汤均为肺心病的辨证治疗提供了有效药物，张贻芳的清肺注射液治疗肺心同病，在治疗本病的中药剂型改革方面提出了有效途径和制剂。

南征（长春中医学院）

中风证治

任继学（长春中医学院）：中风又称卒中，是内科四大证之一，也是常见病，多发病。其病是暴而速，但亦有轻、重、深、浅之分，轻浅者为缺血性中风，重深者为出血性中风。因此临床表现亦不同。一是缓而急者，多在睡中，或晨起而发病，也有行走坐卧而发的。发则口眼喝斜，半身不遂，舌塞语涩，唇缓流涎，是为缺血之患；二是暴而速者，多见突然跌仆，头痛如破，旋即昏不知人，口眼喝斜，半身瘫痪，或一侧瞳神散大，鼾睡，二便失禁，是为出血之危候。

中风可分为瘀塞经络证和络破血溢证。瘀塞经络证又可分为风痰热盛证候、阳虚气弱证候、肝阳上亢证候；络破血溢证又可分为阴闭证、阳闭证、昏脱证，不可忘记还有后遗症。

中风治疗，必须辨明是瘀塞经络证，还是络破血溢证。证清则察其虚实，以别深浅，辨其轻重缓急，判明病机，定出标本，急则治标，缓则治本，针对病情选用下列治法，随证治之。

1. 开闭法：搐鼻、揩齿、探吐、芳香开窍，辛凉、辛温透络，兴奋神机皆为开法。方剂可用白矾散、苏合香丸（阴闭证用之）；紫雪丹，至宝丹，安宫牛黄丸，牛黄膏（阳闭证用之）；三化汤（二便闭者用之）；开关散：乌梅肉 1.0g，冰片 0.5g，南星 1.0g，共为细面，揩擦齿龈，涎出即开。

2. 固脱法：脱则宜固，急则以摄纳真阴，固护元气。元气已固，真阴不泻，然后祛邪，方剂可用阴阳两救汤：熟地 5g，附子 15g，人参 5g，菟丝子 20g，茯神 10g，远志 10g，枸杞子 20g，炮姜 10g，水煎服；两救固脱饮（自拟）：赤人参 15g，附子 10g，龟胶 15g，山萸肉 20g，玳瑁 15g，鹿胶 10g，阿胶 15g，鸡子黄 1 个，胆星 5g，水煎服。其他尚可用独参汤、参附汤、救急丹等。

3. 豁痰法：方可用竹沥汤、导痰汤、导痰开关散之类治之；亦可用涤痰散（自拟）：风化硝10g，猴枣0.25g，胆星7g，石菖蒲20g，天竺黄15g，竹沥一瓶共为细面，每服7.5g，一天2次，生姜汤送下。或用豁痰丸（自拟）：玳瑁15g，羚羊15g，皂角炭5g，西瓜硝30g，胆星10g，蛇胆陈皮末10瓶，竹沥一瓶，沉香15g，枯矾3g，共为细面，炼蜜为丸，重15g，每服1丸，白开水送下。

4. 潜阳法：方剂可用驯龙汤、真珠圆之类治之。亦可用以下方剂：潜阳息风汤（自拟）：羚羊5g，天竺黄15g，玳瑁15g，珍珠母5g，紫贝齿15g，龟板15g，天虫15g，葛根15g，生槐花50g，生地15g，胆星15g，秦艽15g，水煎服。

5. 化瘀法：方剂可用：活络化瘀散（自拟）：生槐花50g，葛根15g，赤芍15g，地龙15g，川芎10g，藏红花5g（另吞），三七粉15g（分三次冲），豨莶草50g，茄根15g，胆南星3g，丹参20g，橘络15g，水煎服。醒脑通络散（自拟）：血竭15g，藏红花20g，葛根30g，汉三七25g，麝香3g，东牛黄5g，珍珠10g，白花蛇舌草100g，玳瑁50g，胆南星15g，川芎25g，白薇15g，共为细面，每服5～10g，日3次，生黄芪15g，丹参15g，水煎后，冲散送下。

6. 理气法：方可用理气反正汤（自拟）：珍珠母30g，沉香15g，乌药15g，白蒺藜15g，佛手30g，桑枝50g，青皮15g，胆星3g，郁金15g，水煎服。

7. 填精法：益脑丸（自拟）：何首乌30g，黄精40g，藏红花20g，桑枝20g，豨莶草50g，生地30g，天冬50g，阿胶30g，泽泻15g，三七20g，玳瑁50g，砂仁15g，淡菜50g，燕菜50g，丹参20g，五味子15g，共为细末，制大蜜丸，每服1丸，日3次，白开水送下。

8. 止血法：中风止血不能单纯止血，而必须以息风、降逆、清热、凉血、止血为法。药用：龟胶、玳瑁、阿胶、鳖甲胶、白蒺藜、天竺黄以滋阴潜阳息风；羚羊、犀角、酒黄连、酒黄芩、狗胆汁拌五灵脂、白薇清热凉血；青皮、香附、酒大黄、沉香降逆行气；生槐花、乌梅炭、生茅根、川芎尖、生地尖、炒鱼鳔、象牙屑、三七（小量、不超过三分）、牛膝炭止血。亦可用止血饮（自拟）：犀角15g，羚羊15g，阿胶15g，天竺黄15g，酒生地15g，沉香10g，三七0.3g，玳瑁15g，牛黄3g（分三次冲），紫珠草25g，水煎服。

9. 渗利法：可用醒脑利水煎，药用：炒生地10g，泽泻15g，茯苓15g，炒丹皮5g，山萸肉15g，茺蔚子15g，炒川牛膝20g，通草5g，猪苓15g，五灵仙15g，鹿角5g，水煎服。

10. 温阳法：可用温阳建肢汤（自拟）：鹿胶15g，西花10g（冲），附子15g，肉桂15g，巴戟15g，仙茅10g，韭子10g，炒熟地15g，阿胶10g，豨莶草50g，淫羊藿15g，橘络15g，水煎服。

中风用药值得强调的是，禁用发散解表之品，如麻黄、川羌、独活、防风、荆芥、苏叶、细辛、白芷、桂枝、葱白等。因其辛燥助阳，再耗阴液，有使病情恶化之弊。他如干姜、肉桂、鹿茸、人参再造丸、回天再造丸、大活络丹等都在慎用之列。因其上方药味繁杂，以香燥、辛散药为主，易伤津液，可助风火之势，有害无益，慎之再慎之。

沈仲圭（北京广安门医院）：我将治疗中风的主要治法简述如下：①开窍豁痰法：方用近代丁甘仁方：羚羊、天麻清肝息风，竹茹、枳壳、瓜蒌皮、茯苓、半夏、川贝、天竺黄、菖蒲、胆南星涤痰宣窍，郁金凉心散郁，至宝丹除邪秽，解热结。综合诸药性能，有清心涤痰空窍之功，用于脑溢血重症。用鼻饲法徐徐灌入。②平肝息风清热法：笔者自拟方药用僵蚕、菊花、龙骨、牡蛎、代赭石平肝息风，瓜蒌皮、川贝、竹沥（生姜汁10滴冲和）清火涤痰，玄参、天冬、白芍滋阴和血，用于脑溢血之轻症或脑血管痉挛。③平肝息风滋肾法：方用《评琴书屋医略》方：药用生熟地、天麦冬、炙鳖甲、炙龟板、阿胶滋阴益肾，羚角、钩藤、黑芝麻清热息风，玉竹补气血，苦丁茶散风热，清头目，本方各药滋肾阴、清肝热，对高血压虚证，长服有预防中风之效。治中风语言謇涩，手足拘挛，半身不遂，方用史国公药酒（《证治准绳》）方。

任应秋（北京中医学院）：余尝制豨莶至阳汤，以治中风的阳虚证，方药为：九制豨莶草50g，黄芪15g，天南星10g，白附子10g，川附片10g，川芎5g，红花5g，细辛2.5g，防风10g，牛膝10g，僵蚕5g，苏木10g，水煎服。方以九制豨莶合芪附汤，扶先天之阳气为主，再以细辛领天南汤扶先天之阳气为主，再以细辛领天南星、白附子、防风、僵蚕行气分以息风，川芎引红花、苏木、牛膝行血分以息风，则三阴三阳诸经气血调畅。又炙豨莶至阴汤，用以治疗中风阴虚证，方药为：炙豨莶草50g，干地黄15g，盐知母20g，当归15g，枸杞子15g，炒赤芍20g，龟板10g，牛膝10g，甘菊花15g，郁金15g，丹参15g，黄柏5g，水煎服。方以豨莶草合大补阴丸以滋养肾亏损之阴精为主，并以当归、枸杞、牛膝温养阴经外邪之气，赤芍、郁金、丹参、甘菊花以活血平肝，风则息矣。

谭家兴（长春中医学院）：中风，亦称"卒中"。中者伤也。如矢中"的"，有猝不及防之势。卒者，是猝然昏仆，发病急，来势快之意。风者含义有二：一是形容发病急骤之意，变化快，突然昏倒，如同暴风急来，骤然刮倒树木之势相类比；一是指肝风而言。以风字代表一个症候群，如突然昏倒，不省人事，抽搐，半身不遂，口眼㖞斜，项强，牙关紧闭等。古代医家所以命名为中风，不过喻其暴变之势和表现内风诸症而言，实非外来之风邪所致。总之，中风属于本虚标实之证。本为肝肾亏损，气血不足；标为风火相煽，痰湿壅盛，气血瘀阻。在临床辨证上仍以中经络和中脏腑两大类为纲。在治疗上以平肝潜阳，息风开窍，滋补肝肾，活血化瘀为法。

洪哲明（辽源中医门诊部）：我年近八十高龄，得患中风，直中厥阴，口眼㖞斜，半身不遂，左头部隐痛，窜痛，裂痛。我已知病入五脏，生死各半。吾平生有镇静排浊之功夫（气功）兼得大柴胡疏泄之力，才使客邪离厥阴，走少阳，从而得生。处方：柴胡50g，枳实20g，生姜3片，半夏10g，黄芩10g，白芍10g，大黄10g，大枣5枚，水煎服。服后10分钟，头痛止左颈动脉亦不感跳，我得入睡。考柴胡苦平，有使脏腑结气，推陈出新之力，所以重用50g，恰中要处，这是我得生的一个转折点；后来目无所视，口无津，喉锯声，这证明脾津不能四布，五物不得运行，然而有赖西瓜，胜似白虎甘缓生津，然而次要矛盾解除，主要矛盾立现，如是痰涎上涌，走串经络，半身不遂加重，若不迅除痰浊必偏废不用，乃毅然服控涎丹5g，处方：白芥子、大戟、生甘遂等分蜜丸。服后十分钟，痰往下行，喉中锯声消失，臂部轻快。可是晚辈医者，惊恐药猛，劝诫慎用，而我知此药虽猛但今痰浊作梗，非此药不能消除，何须顾虑，服后果效无害。最后不能入睡，知病邪已转入手少阴心，按少阴有但欲寐脉细，遂服黄连阿胶汤1次。处方：黄连10g（开水泡），阿胶10g，白芍10g，黄芩10g，煎好后加半个鸡蛋黄服之，药后得睡，知心肾交，交通心肾则生，以上乃我读伤寒在自身中风实践之一得，区区经验，愿与同道共研。

扶余县中医院内科：脑血栓是属于中医学"中风"证范畴。我科自1980年1月以来，共收治此病患者60名，基本痊愈27例，显著好转24例，好转6例，无效3例，总有效率为95%。其辨证治疗如下：气滞血瘀证候，治宜活血化瘀，以血府逐瘀汤化裁运用；痰湿阻络证候，治宜益气行血，涤痰除湿，温胆汤加竹沥、天竺黄、胆星治之；气虚血瘀证候：治宜益气行血，以补阳还五汤为主加减治之。

曾大方（北京中医学院）：我们在1980～1982年曾观察了255例脑血栓病人。其中117例出现较为严重的大便秘结，占45.88%，其余病例亦有不同程度的大便不爽，胃纳减少等

腑气不通的症状。在 225 例中，大便正常组，中经络占
97.82%，中脏腑占 2.18%；重度便秘组中，中经络占
72.9%，中脏腑占27.03%（P<0.01），差异非常显著。又在
大便正常组中总有效率为96.37%；中度便秘组中总有效率为
87.5%；重度便秘组中总有效率为34.14%，三组比较，差异
非常显著（P<0.01）。可见腑气不通一证在中风的病变过程
中占有重要地位，可以作为判断病情，推测预后，决定指标之
一。这是因为"风木过动、必犯中宫"，中风是因水不涵木、
肝阳偏亢而使内风动越的一种病象。"肝为起病之源，胃为传
病之所"，木横土衰，必碍脾胃斡旋升降之气，使中州运化传
导无力糟粕内停之故。因此，笔者认为治疗中风，必须注意大
便见证，根据腑气不通的程度和患者情况，及时恰当应用各种
下法。

康连智、许省三等（白城市中医院）：我们从 1981～1983
年共收治脑血栓病人84 例，其中用自拟益气通络汤治疗脑血
栓68 例，疗效满意。其中痊愈 51 例，占75%；显效 13 例，
占 19%，无效4 例，占6%。总有效率为94%。自拟益气通络
汤，药用黄芪 100g，当归 50g，地龙 10g，川芎 10g，丹参
25g，方海 15g，䗪虫 15g，鸡血藤 25g，水煎服，日服 2 次。
随症加减：痰盛加胆星 15g，竹沥 15g，川贝 15g；躁动不安加
大黄 15g，石膏 50g；口眼㖞斜加白附子 10g，僵蚕 15g，全蝎
10g，蜈蚣 3 条；语言謇涩或失语加菖蒲 15g，远志 15g；头痛
加天麻 15g，珍珠母 25g，牡蛎 50g；神昏加羚羊角 2g（单
煎）；上肢瘫或不遂加桂枝 15g，桑枝 15g；下肢瘫或不遂加牛
膝 15g，木瓜 20g，寄生 20g；遗尿加益智仁 15g，桑螵蛸 50g。
方中重剂量应用黄芪可扶正益气，当归通经活络，为治疗本病
之要药；赤芍、川芎、红花、丹参、䗪虫、地龙、方海、鸡血
藤等活血祛瘀，通经活络，诸药伍用共奏益气活血，通经活络
之效。

王履秋（南京中医学院附院）：①中脏开窍为先：凉开药

有安宫牛黄丸、至宝丹、紫雪丹、牛黄清心丸，主要用于阳闭；温开药苏合香丸主要用于阴闭。在使用开窍剂时一要注意及早使用，二要反复使用，直至窍开，三要辨证选用开窍剂。②火盛通腑为要：通腑泄热临床常用大承气汤，药如大黄、玄明粉、枳实等，或煎汤灌服，或鼻饲，亦可使用保留灌肠法。不过使用攻下药要注意适度，否则泻下过频，正气受损，还会增加护理上的困难。③化痰贯穿始终：中脏急性期，痰涎壅盛，常用陈胆星、竹沥、半夏、川贝、远志、竹茹、僵蚕、石菖蒲、矾水、郁金等药或竹沥水、猴枣散等加入辨证方中煎汤灌服或鼻饲。伴有半身不遂，手足活动不利者，常用指迷伏苓丸化痰通络，语言謇涩者常用解语丹化痰开窍。④治风首当治血：缺血性脑血管病，宜用化瘀通络，选用丹参、川芎、桃仁、红花、赤药、地龙、牛膝等加入辨证方中。出血性脑血管病，宜用化瘀止血，药如三七、花蕊石、蒲黄、茜草、藕节等加入辨证方中，有一定辅助治疗作用。⑤中气尤须调气：我临床常用苏沈良方顺风匀气汤，药用白术、乌药、沉香、白芷、紫苏、木瓜、炙甘草、青皮、天麻、人参等，治疗因气血不和所致中风有效。⑥中后注意扶正：中风后期往往虚象多或正虚邪实并见，治以扶正为要。通过扶正可增强机体抵抗力，虚者多由气血不足，肝肾亏虚所致，故益气养血，滋养肝肾为治虚之大法也。

靳士华（河北省衡水地区医院）：脑梗死属"中风"范畴，本病是在肝体阴血虚，肝阳化风，挟痰浊瘀血，滞塞经络的基础上发生的。因而治疗重点在于养血柔肝以固基本，化痰通络以畅经隧。笔者从100例脑梗死患者中观察到伴有肝郁者93例，伴痰浊68例，故着重运用柔肝化痰法治疗本病，疗效显著，现总结如下：总疗效92%，痊愈率为65%。100例中痊愈65例，显效27例，有效7例，无效1例。其辨证施治如下：肝风痰热，治宜清热涤痰，平肝息风。用涤痰清肝汤（自拟方），药用柴胡、白芍各10g，麦冬12g，黄连10g，瓜蒌15g，半夏10g，菖蒲、郁金、钩藤、珍珠母各12g，水煎服。肝郁，治宜柔肝清肝，活络通络，药用自拟柔肝通络汤：柴胡10g，当归10g，麦冬、地龙、丝瓜络、水蛭各10g，白芥子、钩藤、远志各12g。肝郁气虚，治宜柔肝益气，活血通络。药用柔肝益气通络汤（自拟方）：柴胡10g，当归15g，麦冬、地龙、丝瓜络、水蛭、白芥子、麦冬、远志各12g，黄芪、葛根各30g，水煎服。肝郁痰阻，治宜柔肝化痰活血通络，用自拟柔肝化痰通络汤：柴胡10g，当归12g，半夏、橘红各10g，白芥子、远志、麦冬、地龙、丝瓜络、水蛭各10g，水煎服。肝肾阴虚，治宜滋补肝肾，开窍通络，用滋肾解语汤：熟地、肉苁蓉、麦冬各12g，桔梗、石菖蒲、茯苓、郁金各10g，水蛭12g，水煎服。便秘加肉苁蓉、火麻仁；遗尿加桑螵蛸、乌药、益智仁；面瘫加附子；应激性消化道出血加海螵蛸。柴胡理气又能理痰，当归养血柔肝，治疗本病，势在必用。白芥子消痰而不耗气，非此不能宣通隧道，配葛根之轻浮升阳，更有助于痰浊之消除。本组柔肝化痰法是治疗脑梗死的有效方法。

赵建琪（天津中医学院二附院）： 急性脑血管意外，包括脑出血、脑血栓形成、脑栓塞等病，属于中医学"中风"范畴，是临床常见病之一。近年来，我们采用"中风醒脑合剂"治疗66例，报告如下：脑血栓形成组显效3例，有效23例，好转20例，无效6例，其有效率88.46%。脑溢血显效2例，有效4例，好转2例，无效2例，其有效率为80%。脑栓塞有效2例，好转1例，无效1例，其有效率为75%，总有效率为86.36%。

中风醒脑合剂，包括醒神露、醒神煮散、醒神散。醒神露药用郁金、菖蒲各5g，用蒸馏法按1∶1比例收取蒸馏液，每瓶10ml，口服剂。醒神煮散药用钩藤、寄生各20g，黄芩、地龙各10g，共为粗末，每袋15g。醒神散药用水牛角1.5g，人工牛黄1.3g，共研极细末，每瓶1.8g。先把醒神散煮15分钟，兑入醒神露、醒神散灌服。吞咽困难者鼻饲给药，每日早、中、晚各给药1次。中风高热者，甘露退热散与醒神散同煎。甘露退热散药用银花、生石膏、夏枯草各20g，栀子5g，共为粗末，每包15g。中风痰多者中风豁痰煎与醒神散同煎。中风豁痰煎药用胆星6g，远志、橘红各10g，共为粗末。中风醒脑合剂中醒神露重在开窍，醒神煮散重在息风，醒神散重在清热，三者合用则加强了息风开窍清热的功效。

黄柄山、李爱中（黑龙江中医学院）： 我们通过对600例中风病人的动态观察，体会到中风病尽管临床上有多种多样的表现，但总的来看是痰、火、风、瘀、虚等几种病理因素在起作用。抓住这五个方面进行辨证，是灵活掌握治疗的主要线索和依据。然而上述痰、火、风、瘀、虚在病变过程中，彼此并不是孤立的，常是相互影响、密切联系的。例如临床上常见痰火互结，风火相煽，痰瘀阻滞等等。通过动态观察，我们发现了中风初期以痰、火、风、瘀为主；中经络以痰、瘀、风多见；中脏腑以痰、火、风多见；后期以虚、瘀为主。为此我们体会到，如将痰、火、风、瘀、虚几个方面有机地结合起来认识中风的病因病机，并以此认证，确定治法，将能收到良好的疗效。

严玉林、王永泉（大庆乙烯职工医院）： 小中风又名小卒中，是中风之始，亦是中风病之轻者。《杂病源流犀烛·中风源流》称"小中"、"小中证"，《诸证辨疑》称"中风之兆"。其证候证治如下：气虚血瘀，治宜益气活血通络，方用补阳还五汤加鸡血藤、丹参、淫羊藿。肝阳上亢证，治宜镇肝潜阳，药用镇肝息风汤加大黄、石决明。风痰上扰证，治宜豁痰息风，自拟方药用瓜蒌、大黄、胆星、姜虫、钩藤、葛根、黄芪、地龙。痰瘀互结证，治宜祛瘀通络，自拟方药用丹参、瓜蒌、大黄、天麻、川芎、桃仁、红花、没药、乳香、三七。阴虚风动证，治宜补肾、填精髓，自拟方药用黄芪、当归、桑椹子、枸杞子、鸡血藤、何首乌、丹参、寄生。气虚血瘀，经脉阻滞，则七窍失灵，四肢失用，筋骨失健，所以，调整阴阳气血，维护正常血运，对治疗小中风具有十分重要的意义。根据本虚标实的病理基础，治疗应以补气血为主，养阴为辅，佐以镇肝潜阳，活血通络。

魏品康（上海二军医大）：笔者应用通窍活血汤治疗中风34例，基本恢复率为70.59%，显著好转率为26.47%，无效2.94%。通窍活血汤药用赤芍9g，川芎9g，红花9g，红枣10枚，鲜生姜3片，老葱3根，冰片0.1g（冲服，原方有麝香无冰片），黄酒一盅。加减法：气虚加黄芪60g；阴虚加玄参20g，生地30g；肝阳上亢加羚羊角粉0.3g，石决明30g；风盛者加僵蚕9g，天南星9g；兼有腑实者加小承气汤。方中冰片芳香开窍，葱、姜通阳，黄酒散瘀血使药物直达病所，大枣缓和芳香辛窜药物之性，因而通窍活血汤是活血剂中的强剂。对出血性中风和缺血性中风早期的治疗，是尽快恢复脑功能。急性期均属新瘀，若瘀不能尽快消除，就留下陈旧性的瘀血，药物很难发挥功效，脑的功能也不能迅速恢复。可见只要抓住急性期积极治疗，就能取得较好的疗效。

崔生今等（通化市中医院）：我内科疗区于1984年1月～1985年8月应用补阳还五汤为基本方治疗脑血栓形成197例，收到了满意疗效，基本治愈80例，占40.6%；好转106例，占53.8%，无效11例，占5.6%，总有效率94.4%。

补阳还五汤加减法：基本方：黄芪50～150g，川芎15～20g，当归15g，地龙20g，桃仁15g，红花15g，丹参30g，党参25g，白芍15g。语言謇涩者加石菖蒲、远志、胆星；口眼㖞斜加姜虫、全蝎、蜈蚣；痰涎壅盛肢体麻木者加半夏、天竺黄、钩藤、胆星；上肢偏废重者加桂枝、羌活、天麻；下肢偏废重者加牛膝、杜仲、续断；烦躁不眠者加炒枣仁、夜交藤、黄连；头痛目眩者加菊花、黄芩、赭石、生龙骨、生牡蛎、夏枯草；便秘者加大黄、元参。每日1剂。本方具有补气活血化瘀通络之效。

曲海瀛（公主岭市第二人民医院）：笔者用自拟地龙丹参汤治疗中风 32 例，显效 4 例，有效 27 例，无效 1 例，总有效率为 96%。疗效较满意。基本方药用地龙 20g，丹参 30g，赤芍 15g，红花 15g，生地 20g，没药 10g，水煎服。气虚血瘀，治宜益气活血，方用地龙丹参汤。配针灸眉距穴（自拟穴名，位于耳后风府穴斜上方二寸丝竹空穴平高，针健侧）、悬钟穴，得气后行补泻手法。

阴虚阳亢，治宜滋阴潜阳，活血化瘀，药用地龙丹参汤加龟板 20g，丹皮 15g，麦冬 15g，玄参 15g，配针刺眉距、足三里。

痰湿阻络，治宜豁痰通络，药用地龙丹参汤加半夏 15g，陈皮 20g，茯苓 20g，配针刺眉距、丰隆穴。

谢兆丰等（江苏泰县中医院）：笔者结合临床治验将中风治法归纳为十法。①清心窍：本法适用于风中脏腑窍闭神昏的证候。阳闭用开法可用安宫牛黄丸、至宝丹、紫雪丹，热甚可用羚羊角汤加减。阴闭可温开法：方用苏合香丸类。②回阳固脱法：本法可用中风脱证。用大温大补之品，挽回阳气，恢复神明，急用参附汤或独参汤，其人参用量应倍于附子。汗多加龙骨、牡蛎。阴血大亏用地黄饮子。③搜风通腑法：本法适用于风中胃腑，二便不通的证候。方用三化汤加减，药用枳实、厚朴、大黄、瓜蒌、羌活、风化硝等。④平肝潜阳法：本法适用于中风早期，肝阳上亢，头痛眩晕，血压偏高者。方用天麻钩藤饮加减。如痰热重者，加川贝、竹沥、天竺黄；头痛甚加石决明、菊花。失眠多梦加青龙齿、朱茯神等。⑤养血祛风法：本法适用于中风半身不遂。用大秦艽汤养血和营、祛风通络。气虚可用益气养血，方用补阳还五汤。四肢发凉可用黄芪桂枝五物汤，肌肉痿废者宜用八珍汤双补气血。⑥涤痰宣窍法：本法适用于中风舌强不语或语言謇涩等证候。实证用涤痰汤，久而不愈用解语丹。虚证宜用地黄饮子或用六味地黄丸。⑦祛风缓急法：本法适用于中风口眼㖞斜，治宜祛风化痰，缓急通络，方用牵正散加味；口眼眮动者加钩藤、石决明、白芍等，以平肝息风。⑧益气和营法：本法适用于肢体麻木的证候。治宜益气和营，化痰通络，方用神效黄芪汤、桂枝汤、指迷茯苓丸等加减。亦可用活络丹、天麻丸等。⑨活血祛瘀法：本法适用于中风肩臂肢节疼痛者。方用身痛逐瘀汤合程氏蠲痹汤加减。⑩利湿通络法：本法适用于中风恢复期手足浮肿的证候。治宜化痰通络，利湿消肿，方用四妙合二陈汤加减，或用防己茯苓汤送服活络丸。

秤亦成（安徽省徽州地区医院）：我治中风重证（脑出血）重用导法，取得满意疗效。导法即灌肠法，药用三七20g煎汁，化西牛黄1g，分2次保留灌肠，取其清心开窍，化瘀止血。能进食时，可改用汤剂口服。嗣后，笔者治中风重证，每以导法给药，唯西牛黄奇缺，易安宫牛黄丸，效亦佳。

陈宏仁（四平联合化工厂职工医院）：中脏以开窍为先，多用于闭证。阳闭凉开，多用牛黄"三宝"；阴闭温开，多用苏合香，还可用通关散搐鼻开窍。中腑以通腑为要，方用张元素三化汤，药用厚朴、大黄、枳实、羌活，还可用大承气汤，或煎汤灌肠，或鼻饲，亦可使用保留灌肠法。中经络当先治血，缺血性中风可用活血化瘀法，中风后遗症可用四妙勇安汤加减。中气尤须调气，所谓中气，是指气机逆乱导致的中风而言。中风中气有区别，身温为中风，身冷为中气。中风多痰涎，中气无痰涎，中气尤须调气，方用《苏沈良方》顺风匀气丸。

李鹭（白求恩医大二院）：笔者用上下配穴的方法治疗中风后偏瘫65例；痊愈19例，占29.2%，基本治愈14例，占21.5%，好转31例，占47.7%，无效1例，占1.5%，总有效率为98.5%。针刺上取天鼎，下取环跳，皆在患侧，得气后，针感自被刺穴位起，传至肢端为度，不留针。语言不利者，酌加哑门、通里，平补平泻；手指拘急者刺合谷，用泻法；小便失禁者酌加关元，用补法日针1次，以10次为一个疗程。

王建中（榆树县双井大队诊所）：用针药结合法治疗脑血栓，收到一定疗效。自制解栓散药用生水蛭100g，䗪虫100g，丹参200g，全蝎50g，血竭50g，姜黄50g，黄芩30g，炙马前子20g，共为细末，装入空心胶囊，每服7~9粒，4小时服1次。针灸取穴：头部取百会、神庭、风池、风府、角孙、合谷；上肢取肩髃、曲池、肘髎、外关、合谷；下肢取环跳、风市、承山、昆仑、太冲、足三里。加减：语言障碍加廉泉；血压高加大敦；面瘫加下关、颊车、地仓；痰多加天突。每日1次，初用强刺手法。

许炳炎（怀德县中医院）：我治王姓患者，女52岁，急性脑血管病，突然昏倒，不省人事，身僵直，口噤不语，脉浮大而弦。当即刺人中，鼻饲灌入藜芦末5g，麝香0.2g，30分钟后神志转清，继用安宫丸，次日见后侧肢体偏瘫，服用小续命汤以通络祛风：药用桂枝20g，附子10g，川芎10g，麻黄15g，防己15g，红参15g，黄芩15g，杏仁10g，甘草10g，生姜10g，防风10g，水煎温服。同时每日3次针刺健侧肩髃、外关、合谷、髀关、阳陵泉、足三里、悬钟，捻转10分钟，留半小时。经治疗22天病愈。

沈卫平（南京市中医院）："复中"即中风之后再发生的中风。一般多现中脏腑之危证，预后不良，笔者用通腑法进行治疗，取得了满意疗效。此证属痰浊夹滞，中阻风阳，上扰清空，治拟通腑泄热，平肝化痰，药用：生大黄10g（后下），芒硝5g（冲），厚朴6g，枳实6g，石菖蒲9g，黄芩10g，全瓜蒌12g，胆南星12g，钩藤15g，羚羊角粉0.6g（冲），水煎灌服，4小时后，患者解下黑粪块，如再投几剂，患者神清语明时可改投益气活血通络之剂善后；若是气阴两伤，腑气不通，治拟益气养阴，增液通腑：药用生大黄（后下），芒硝（冲）各6g，生地、玄参、北沙参、黄芪各40g，当归、石斛各10g，丹参15g，水蛭6g，桃仁、红花各5g，投药3剂，解黑便后如神志渐清，语言不利，改投滋补肝肾，活血通络之剂。

许桑等（解放军 321 医院）： 笔者自 1974 年以来，运用自制红丹治疗脑血栓形成 371 例，收到满意效果，总法如下：

本组 371 例中男性 268 例，女性 103 例，年龄最小 20 岁，最大 88 岁，以 50～60 岁居多。病程 1 天～6 年，其中 30 天以内最多，有高血压病史 203 例，安静状态下发病 268 例，活动中发病 103 例。

红丹药用丹药（水银、火硝、皂矾、食盐炼制而成）50g，石青（白砒、硫黄炼制而成）25g，银翠（银块、石青炼制而成）150g，麝香 25g，牛黄 5g，羚羊角 5g，熊胆 5g，冰片 5g，枣泥 250g。以上细末充分混合，以枣泥为粉合剂，研匀搓丸，每丸 0.5g，以朱砂为外衣，制成丸剂，装密封备用。每天口服 2 次，1 次 1 丸，7 天为 1 个疗程。根据病情，可连续服用 1～4 个疗程。

治疗结果：本组 371 例中治愈 171 例，占 46.1%，显效 84 例，占 22.6%，有效 90 例，占 24.3%，无效 26 例（其中死亡 3 例，均因合并肺炎而死亡，年龄均 70 岁以上），占 7.0%，总有效率为 93.3%。

戴景春等（白城市中医院）： 我院用复方丹参注射液静点为主，配合应用清开灵注射液静滴，对 72 例缺血性中风进行临床观察，取得了一定疗效，报告如下：

72 例中男 53 例，女 19 例，年龄最大 84 岁，最小 23 岁，其中 40 岁以上者 69 例。其中口眼歪斜 33 例，舌强语謇 45 例，偏身麻木 46 例，半身不遂 67 例，恍惚迷蒙 18 例。兼有血压高 43 例，气短乏力 23 例，汗出 25 例，喉中痰鸣 15 例，二便失禁 18 例，便秘溲赤 32 例，心烦易怒 28 例，口苦咽干 9 例。

治疗方法：复方丹参注射液 20～30ml，加入 5% 葡萄糖注射液 500ml 内静脉滴注，每日 1 次，20 天为 1 个疗程；清开灵注射液 10～20ml，加入 10% 葡萄糖注射液 500ml 内静脉滴注。

每日可 1~2 次。

治疗结果：本组治疗一般不超过 30 天，痊愈 26 例，显效 25 例，无效 5 例，总有效率为 93.5%。

潘春生（乾安县中医院）：笔者自 1984~1987 年，用蛇蝎蜈蚣散治疗中风（脑血栓形成）47 例，结果痊愈 24 例，占 51%，有效 17 例，占 36%，无效 6 例，占 13%，总有效率为 87%，治疗时间 10~30 天，平均 14 天。

蛇蝎蜈蚣散用药：白花蛇 1 条，蜈蚣 1 条，全蝎 10g，共为细末，每日 1 剂，分 3 次口服。

中风多属阴不配阳，阳亢风动，饮食变痰，风邪挟痰，直冲犯脑，清窍郁闭，或旁达四肢而致。故风痰为标。且本病发病急，变化速，虽为本虚而骤补则有碍邪之弊。本文主张，急性期息风祛痰以治其标，缓解期滋水涵木以治其本。故临证首投白花蛇、全蝎、蜈蚣以清热化痰，息风通络，直折其标；风息而痰无所依，无以再犯。痰化而血脉通，清窍开则语謇自除；血脉通，肢体得气血之润，而活动灵活。

董守田（辽源市龙山区人民医院）：笔者自从 1964 年至 1988 年，应用自拟消栓汤治疗脑血栓形成 35 例，效果满意，小结如下：

本组男 24 例，女 11 例，年龄 40~50 岁 9 例，51~60 岁 17 例，61~70 岁 7 例，71 岁以上 2 例。

自拟消栓汤药用：黄芪、地龙、当归、桃仁、红花、甘草、赤芍、川牛膝、首乌、茯苓水煎服，每日 1 剂，早、晚分服。风动加珍珠母、钩藤、石决明；痰浊加天竺黄、胆星；便燥加麦冬、生地、芒硝；言语謇涩加石菖蒲、郁金、姜虫、全虫；周身麻木者加党参、桂枝、菟丝子。治疗结果基本治愈 12 例，占 34.2%；显效 15 例，占 43%；好转 6 例，占 17.1%；无效 2 例，占 5.7%；总有效率为 94.3%。

毕波（内蒙古通辽市中医院）：笔者运用下法治疗中风急性期百余例，症状改善，效果满意。一患胡某，女，48 岁，

1988 年 10 月 13 日入院，住院号 6610，患者因昏迷呕吐 12 小时入院，诊断脑出血，该患无大便，并出现身热，呼吸气粗，舌质红绛，苔黄少津，投大黄 50g，煎取 500ml 灌肠，立即排出硬便，随之呼吸平稳，身热消退，呕吐止，次日意识转清，小便正常。又一患刘某，男，74 岁，于 1988 年 5 月 23 日入院，住院号 6390。因患意识模糊，左侧偏瘫，失语 4 小时入院，诊断脑出血，投大承气汤 1 剂，即便通热退，呼吸平稳，次日语言恢复，排尿正常。再一患刘某，男，63 岁，于 1987 年 5 月 20 日入院，住院号 5600，患者因右侧偏瘫、失语 4 天入院。诊断脑血栓形成，投镇肝息风汤加生大黄 5g，水煎服，日 1 剂。药后 2 天，病情无好转，故在原方加大黄 15g（后入），服 1 剂，大便通畅，小便正常，身热消退，语言逐渐恢复。嗣后，大黄减半同煎，经治月余，生活基本自理而出院。

【按】中风是常见病、多发病。近年来国内外许多医务工作者、教授、专家对此病从基础医学、临床医学、预防医学方面进行大量的研究工作，取得了新的进展。尤其中医对本病的研究，已取得一定的突破，显示出中医学术的优势。因此国际医学界正式用中风命名，代替现行"脑血管意外"的病名。

《吉林中医药》10 年来，发表 26 位教授、专家和学者对此病的研治成果。如北京沈仲圭氏、任应秋氏，黑龙江黄柄山氏，南京王履秋氏，安徽程亦成氏等，治验宏富，为科研、教学、临床充实了中医学术宝库，并提供了治疗学上的新法、新方，提高了疗效，降低了病死率、致残率，也是医者辨治此病之准绳。此病的病因是以七情内变（喜怒失常为主），饮食失节，多嗜肥甘厚腻之品，促使人体内外腠理致密，阳气不得宣散，堆积于内，久而不除，为积为热，为脂液，渗着于营卫之内，久积于脉络之中，引起气血逆乱。气逆为风，为热为火。故丹溪云："气有余便是火。"刘纯亦说："风是大块噫气。"血逆为瘀，瘀则必痰。因痰为津液所化，此为津血同源之义。上述为病变之理，而病于何脏何腑？脑为病之本，脏腑经络为病之标。因脑为奇恒之府，"府为藏之用"，"府藏互根"。脑又是元神之府，神机之源，为人之全体总督，之所以然者，脑能散细微动觉之气。因此气血逆乱于脑，则风、火、瘀、痰自结于脑髓，动觉之气不得宣散，神机失司，则病口、舌、眼㖞斜，半身不遂，舌謇语涩，甚则神昏不语，以及闭证与脱证见，此即《内经》所言："血之于气并走于上，则为大厥（厥非厥逆也，是阻塞也），气复则生，不反则死"。治疗总则，急性期必须遵循"治风先治血，血行风自灭"之真髓，以此组方遣药，则治无不验。余常用三化汤加水蛭、蒲黄，亦可用抵当汤治之，辅宜清开灵注射液。若见内闭外脱证者，急用芳香开窍之方。阳闭而兼脱者，配用参麦注射液。安宫牛黄丸急治其危；阴闭者配灌真正苏合香丸，辅注参麦、清开灵二种注射液，以挽病之危。在此特别值得提出的是，出血性中风禁用止血药，慎用脱水剂，必须提倡用破血行瘀之品，方能减少致残率，降低死亡率。此为活血止血之理，此法用之宜早不宜晚，晚则加重病情，早则能使病情由重转轻，轻则转愈，此为正复血畅，邪气消散之理也。疾病进入恢复期，治必补肾益气、活络养血为法，方仿效河间地黄饮子之义，处方遣药，使其病情向愈。此为"肾生脑"、"脑为髓之海"、"肾藏精生髓"、"诸髓者皆属于脑"等意。宋·陈自明又说"治风先养血；血充风自息"，即此之谓也。目前医者治中风恢复期，习用人参再造丸（即回天再造丸）、大活络丹、醒脑再造丸、华佗再造丸等，因其功能偏于辛香燥烈，易耗气伤阴，损津动血，从而造成风气又起，再发本病，故上述丸剂，愚意皆在禁用之中。

任继学（长春中医学院）

慢性肾炎证治

范国梁（长春中医学院）：慢性肾炎是常见的肾脏疾病，病程冗长，可持续数年，严重影响工作与劳动，特别一经恶化可向尿毒症转化，预后不良。我用"蟾土合用"治疗慢性肾炎，收到一定疗效。其药物组成为当归 20g，赤芍 25g，红花 15g，益母草 50g，生茅根 50g，土茯苓 200g，黄芪 50g，蝉蜕 25g，枸杞果 100g，上药共为细面，每服 10g，日 3 次。若伴有低蛋白血症者，在主方药之同时给"蟾蛋合剂"，即鲜或干蟾 1 只、鲜鸡蛋 1 个，共煮熟之，弃蟾与水，只食蛋，早、晚各服一个，以恢复血浆蛋白，降低胆固醇，消除水肿。其加减如下，阳虚者加巴戟、附子、肉桂、阳起石、仙茅；阴虚者加桑椹子、生地、寸冬、山萸肉；若合并上感或咽炎、扁桃腺炎者加服紫金锭 2 片，日 3 次，亦可在汤剂中加连翘、败酱、豆豉等；若尿蛋白不消者加苏叶 25g，党参 25g，徐长卿 50g；若尿红白细胞不消者加鸡冠花 25g，象皮炭 25g，凤眼草 50g，生槐花 50g，茅根加量；若血压偏高者加白薇 40g，钩藤 50g，青葙子 50g，枯草 50g，怀膝 40g，或生茅根加量。若肾功能低下者加石斛 50g，木贼 50g。方中用黄芪补气以培中，阳起石、巴戟益肾而强下，土茯苓渗湿解毒，分清降浊，以复收藏之力；生茅根益气利尿，凉血止血，而降血压，蝉蜕、益母草以通络导滞，使其血脉行而能收，滞而能散。"蟾蛋合剂"应用于"低蛋白血症"、"肾病综合征"和肝病所致之血浆蛋白低甚至球蛋白倒置，效果满意，疗效肯定。

宋　勃（哈尔滨四院）：慢性肾炎合并氮质血症，是肾小球肾炎尿毒症前期，故其治疗与尿毒证相近似。脾阳虚，法当温阳利水，化浊降逆，方用土茯苓、白茅根各 50～100g（先煎 1 个小时），竹茹 10～15g，半夏曲 15g，香橼 10～15g，佛手 5~10g，莲子肉 15g，苍术 10~15g，茯苓 25~100g，泽泻 15~20g，大黄 10~15g（后下）。脾肾阳虚，法当补脾肾，化浊降逆。方用土茯苓、白茅根各 50~100g（先煎 1 个小时），熟附片 5~15g，干姜 5g，竹茹 10~15g，泽泻 25~50g，茯苓 25~50g，枸杞子 50g，莲子肉 10~15g，苍术 15~20g，石韦 15~20g，白蔻 10~15g，川军 15~20g（后下）。阴阳两虚，法当或滋阴清热化浊，或益气温阳降逆。方用土茯苓、白茅根各 50~100g（先煎 1 个小时），竹茹 15g，泽泻 15~25g，茯苓 15~25g，枸杞子 25~50g，石韦 15~20g，大黄 10~15g（后下）。偏阴虚上方加黄精 25~50g，鱼腥草 50g（后下）。偏阳虚上方加肉桂末 25g 冲服，仙灵脾、仙茅各 10~15g。阴虚阳亢，法当育阴潜阳，清热化浊。方用土茯苓 100g，白茅根 100g，珍珠母 100g（先煎 1 个小时），竹茹 10~15g，益母草 100g，菊花 10~15g，夏枯草 50g，草决明 15~25g，生槐花 50g，枸杞果 50g，川军 15~25g（后下）。虚夹实，法当清热解毒化浊。方用：土茯苓、白茅根各 50~100g（先煎 1 个小时），竹茹 15g，射干 15g，山豆根 50g，鱼腥草 50g（后下），川军 15~25g（后下）。

黄锦录（长春中医学院）：慢性肾炎水肿期主要分为寒证和热证两个方面，而寒证和热证中又有轻重之别。寒证较轻者，法当温阳利湿解表，方用麻黄 10g，附子 7.5g，大毛 25g，细辛 5g，陈皮 15g，五加皮 15g，白茅根 50g，麦芽 50g，神曲 50g，海藻 25g，昆布 25g，蝉蜕 25g，水煎服。恢复期可用建中丸，其药物组成是：九香虫 2000g，陈皮 1000g，五谷虫 1500g，女贞子 2000g，枸杞子 1500g，白术 2500g，白芍 1000g，川断 1000g，当归 1000g，党参 1000g，泽泻 1000g，共为细末，蜜丸，10g 重 1 丸，日 3 次，口服。

寒证较重者，法当温运脾阳，以利运转。方用附子 15g，麻黄 15g，细辛 5g，官桂 5g，大毛 25g，陈皮 15g，半夏 15g，五加皮 15g，苍术 25g，麦芽 50g，山楂 25g，白芍 25g，水红子25g，水煎服。

实热者，法当清热利湿。方用苡米50g，马齿苋50g，石韦50g，公英50g，车前子25g，侧柏叶25g，海藻25g，昆布25g，蝉蜕25g，茯苓50g，巴戟14g，水煎服。水肿消退期亦分寒热两证候，寒证又分脾阳虚、肾阳虚，热证分为实热、虚热。脾阳虚，法当温运脾阳，健脾益气。方用藿香15g，半夏15g，草蔻15g，木香5g，苏叶15g，白术15g，厚朴15g，党参25g，黄芪50g，茯苓50g，甘草10g，水煎服。肾阳虚，法当温肾扶阳固肾。方用附子5g，干姜10g，茯苓50g，白术15g，黄芪50g，白芍15g，木香5g，补骨脂20g，山药25g，甘草15g，水煎服。虚热者，法当滋阴清热。方用菟丝子50g，益智仁25g，枸杞子50g，丹皮15g，女贞子50g，生百合50g，石斛25g，甘草15g，益母草50g，水煎服。

单守先（长春中医学院）：我运用二金荆合剂加减治疗急慢性肾炎疗效满意。方剂组成与加减如下：金灯笼30g，金钱草20g，紫荆皮20g，公英20g，连翘20g，甘草10g，水煎服。方中金灯笼利尿、除湿、清热解毒；金钱草有除湿、利水通淋、清热消肿；紫荆皮下五淋、利小便、活血通络、消肿解毒；公英除湿热，治小便淋沥涩痛，清热解毒，消肿散结；连翘清热解毒，消肿散结；甘草有清热解毒，缓急止痛，缓和药性的作用。

加减：尿蛋白多者加萆薢20g，滑石15g，白茅根20g；红细胞多者加大小蓟60g，白茅根20g，黄芩20g，黄柏20g；白细胞多者加菟丝子20g，桑椹子30g，女贞子20g，肉苁蓉20g；出现管型者加萹蓄20g，补骨脂20g；有低热者加双花30g，青黛10g，浮肿重者加茯苓皮15g；血压偏高者加夏枯草20g，牛膝20g，丹参30g，赤芍20g。

岳秀艳（长春中医学院）：近年来辨证论治慢性肾炎54例，临床疗效满意。脾肾阳虚证，法当温运脾阳，行气利水，用实脾饮加减：药用茯苓50g，白术15g，炙附子5g，干姜

10g，甘草 10g，厚朴 15g，木香 5g，草果 15g，大腹皮 25g，木瓜 15g，生姜 5g，大枣 5 枚为引，水煎服。亦可用胃苓汤加减：苍术 15g，厚朴 10g，陈皮 25g，甘草 15g，白术 20g，茯苓 50g，泽泻 15g，桂枝 15g，桃仁 15g，红花 15g，人参 15g，水煎服。偏肾阳虚者，表现浮肿，腰以下肿甚，阴囊寒冷潮湿，腰酸痛重，尿量减少，怯寒神倦，四肢厥冷，面色灰黯，舌质胖色淡，苔白，脉沉细，尺脉弱。以温肾壮阳，化气行水，或佐以活血化瘀用真武汤加减：白术 15g，炙附子 5g，白芍 15g，茯苓 50g，生姜 10g，人参 15g，桃仁 15g，红花 15g，水煎服。配合金匮肾气丸内服。

肾阴虚证，法当滋阴补肾兼活血化瘀，用益肾化瘀汤治疗，药用生地 20g，当归 25g，赤芍 15g，川芎 10g，菟丝子 25g，女贞子 25g，旱莲草 25g，丹皮 25g，山药 20g，桑椹子 50g，红花 15g，桃仁 15g，茯苓 30g，水煎服。

肾阴虚肝阳偏亢证，治以补肾养肝、活血化瘀，用益肾化瘀汤加味：药用益肾化瘀汤加钩藤 30g，杜仲 30g，牡蛎 50g，龙骨 50g，水煎服。

肾阴阳两虚兼脾虚证，治以益阴扶阳，兼补气养血。用复肾散治疗，药用黄芪 25g，白参 15g，当归 30g，赤芍 15g，熟地 20g，茯苓 25g，肉桂 2.5g，炙附子 65g，淫羊藿 20g，枸杞 20g，女贞子 20g，萆薢 30g，桑椹子 15g，覆盆子 15g，菟丝子 25g，降香 5g，共为细末，每次 5g，日 3 次口服。

陈秋澄（长春中医学院）：我用温肾健脾法治疗慢性肾炎 27 例，疗效满意。方用实脾饮合真武汤化裁：药用茯苓 50g，白术 25g，木瓜 15g，木香 10g，甘草 10g，姜皮 15g，附片 10g，腹皮 15g，淫羊藿 25g，巴戟肉 25g，水煎服。

湿热者加土茯苓 40g，连翘 40g；阴虚或阴阳两虚者，合用知柏地黄丸加减；若尿少加益母草 40g，茯苓 50g，以行气活血利水；蛋白尿明显，加黄芪 40g，莲肉 15g 或蝉蜕 15g，苏叶 15g 或金樱子 25g，覆盆子 25g，以补脾固肾摄精；血尿明显，加白茅根40g，地榆40g，以凉血止血；阴虚阳亢，肝风内动眩晕，加钩藤40g、菊花40g，以平肝清热息风；腰痛重者加狗脊40g，川断40g或牛膝20g，以补肾壮腰；失眠加丹参40g，夜交藤40g，以养血安神；恶心加陈皮15g，竹茹15g或半夏20g，以和胃降逆；热甚加连翘50g，公英40g，以清热解毒。

叶景华（上海市第七人民医院）：隐匿性肾炎病程长，每迁延不愈，尚无特殊疗法。其临床症状不典型，不明显，不做尿检查不易被发现。中医辨证时有一定困难，但患者每因劳累过度或感受外邪后，才促其病情显露而来诊治。我们体会到本病多数为虚中夹实证，单纯虚证则较少见。故运用中医辨证施治收到了一定疗效。脾肾气虚证，治宜健脾益肾，用四君子汤、六味地黄丸加减。药用党参、白术、茯苓、黄芪、熟地、山药、鹿含草、金雀根、楮实子。若舌苔白腻者为湿阻，应先化湿，方用胃苓汤加减，然后再补脾肾。

肾阴虚兼湿热蕴阻证，治宜益肾清利湿热，用知柏地黄汤加减。药用知母、黄柏、生地、丹皮、茯苓、鹿含草、白茅根、毛冬青。

湿热阻滞证，治宜清化湿热，方用三妙丸，药用黄柏、苍术、牛膝等加味。

赫令君（总后第六职工医院）：疏肝法是治疗肾炎不可忽略的一环，肾炎与肺脾肾三脏有关，然而肺脾肾与肝尤为密切。肝气开发，肺气肃降。肝对脾有疏泄作用，肝功正常，气机调畅，脾胃升降适度。肝藏血，肾藏精，肝血充盛，肾精亦充盛。肺、脾、肾，以及肝之功能正常，才能通利三焦，疏通水道，水液代谢正常，达到治疗肾炎之目的。笔者从而认为肾炎病人无论肝郁证候是否明显，均可采用疏肝利湿法治疗，有郁解郁，无郁可以协助肺脾肾调畅气机，通调水道，从而达到治疗肾炎之目的。笔者自拟柴坤汤治疗6例慢性肾炎疗效满意。药用柴胡25g，益母草50g，车前子50g，陈皮40g，青皮

15g，山药20g，白术15g，茯苓25g，甘草10g，水煎服。其意在于疏肝利湿也。

王凤材（镇赉市安广镇医院）、南征（长春中医学院）：自拟秘真汤治疗阴水97例，取得满意疗效。秘真汤药物组成：黄芪15～30g，山药15～50g，菟丝子15～25g，芡实10～20g，龙骨、牡蛎20～40g，萆薢15～40g，水煎服，日服三次。若脾肾虚合异功散；肾阳虚合桂附八味丸；肾阴虚合六味地黄丸或知柏地黄丸。尿蛋白顽固不降加韭籽、莲子肉、鸡内金；管型不消加茜草、阿胶、仙鹤草；尿素氮增高者加茅根、木贼、淡竹叶等。笔者认为慢性肾炎属中医之阴水范畴，其病位在脾肾，肾病日久，脾肾皆衰，封藏不固，摄敛失职，真微遗失，乃气血不足，继而五脏皆损，终致脾肾更衰。此乃是该病证之关键病机，亦是此证难治之主要缘故。尿中顽固性蛋白尿之出现，是肾精中真微暗遗之表现，此为"其中有精，其精至真"，其法必应秘固其真微，秘真汤其意即此也。秘真汤乃固本之剂，方中山药、芡实、菟丝子双补先天、后天之本，固摄真微；黄芪能升清降浊，利尿消肿补气，而为资脾运、补肺气、益肾水之上品，用之以达司开阖之目的。此为"溺窍开而精窍闭"也。龙骨、牡蛎收精气，秘涩下元，萆薢善能利湿，涩精秘气，分清泌浊，使脾不为湿困，则"土坚水澄"，真微自固。《本草求真》称其"即有逐水之功，复有摄精之力"。诸药合用具有补而不腻，敛而不涩，有升有降，有开有阖，培土胜湿，固肾秘真，恢复肾损之力。

李景白（科右前旗斯力很中心卫生院）：肾炎不论任何类型，都可出现蛋白尿。蛋白尿的存在与否，是证明肾炎是否痊愈的主要标志之一。治疗蛋白尿强调恢复肾功能，不能局限于蛋白尿这个症而追求专方专药。我于临床常从整体出发辨证施治，效果满意。慢性肾炎蛋白尿，瘀阻证候，法宜活血祛瘀，药用玉米须25g，赤芍15g，益母草25g，丹参15g，泽兰15g，香附15g，琥珀末（冲）15g，水煎服。慢性肾炎蛋白尿，精血亏虚证候，法宜填精补血兼利小便，药用胎盘片 12 片（冲），当归 15g，白芍 15g，生地 20g，丹皮 15g，龟板 20g，珍珠母 20g，菊花 15g，菟丝子 20g，女贞子 20g，枸杞子 20g，桑椹子 15g，地肤子 15g，水煎服。

慢性肾炎蛋白尿，气虚证候治宜益气固表兼利尿。方用：玉米须 25g，党参 20g，黄芪 20g，当归 15g，防风 10g，白术 15g，山药 15g，薏苡仁 15g，白茯苓 10g，陈皮 15g，车前子 15g，水煎服。慢性肾炎蛋白尿，脾虚证候治宜健脾益气兼顾肾阳，药用：桂枝 15g，黄柏 20g，党参 20g，白茯苓 15g，薏苡仁 15g，桔梗 15g，山药 20g，莲子 15g，砂仁 10g，扁豆 10g，车前子 15g，木通 15g，白茅根 20g，玉米须 20g，水煎服。

刘玉书等（长春中医学院）：我儿科疗区自 1984 年 4 月～1986 年 4 月共收治肾病综合征 59 例，以中药辨证治疗，取得一定疗效，现小结如下：本组 59 例中男 48 例，女 11 例，3 岁以下 10 例，4～7 岁 25 例，8～10 岁 13 例，11～14 岁 11 例，病程 1 年以内 42 例，3 年以内 14 例，5 年以内 3 例。脾肾阳虚，湿浊困顿证 36 例，初期治标为主佐以扶正，以益气化湿，温阳利水为主，药用黄芪、党参、泽泻、茅根、桂枝、商陆、猪苓、椒目、石韦、茯苓，水肿不消者加麻黄。水肿消退后以益气健脾，温肾摄精为主，药用熟地、仙茅、菟丝子、党参、黄芪、白术、枸杞子、女贞子。并发肺炎喘嗽者以宣肺利水为主，药用麻黄、杏仁、桑白皮、葶苈子、大腹皮、商陆、白茅根、白花蛇舌草；气阴两伤，肾精不固、血尿不消，治以益气滋阴，凉血止血，药用：当归、旱莲草、牛膝、藕节、小蓟、仙鹤草、黄芪、大枣、甘草、党参、女贞子；水湿稽留、正虚邪恋，治以培补精气，育阴潜阳，药用：生地、枸杞子、仙灵脾、菟丝子、旱莲草、麦冬、黄芪、当归、郁金、牛膝，血尿不消者加小蓟、藕节，胆固醇高者加仙茅、山楂；久用激素，阴津耗伤，湿壅热生，以育阴潜阳，清热利湿为主，药用生地、枸杞子、石斛、黄柏、知母、地骨皮、泽泻、白花蛇舌草、白茅根、牛膝、益母草；高血压者加杜仲、龙骨、牡蛎。经治疗显效 31 例，占 52.5%，有效 27 例，占 45.8%，无效 1 例，占 1.7%，总有效率为 98.3%。久服激素，克伐阴津，阴虚内热虚火妄动者药用黄柏、知母、地骨皮、石斛、生地等养阴清热之品有效。

岳秀艳等（长春中医学院）： 1987 年 7 月～1988 年 10 月，应用肾病系列药 1 号治疗 32 例肾阳虚候慢性肾风，其中西医诊断为慢性肾炎普通型 18 例，肾病者 12 例，肾性高血压者 2 例。

肾病系列药 1 号系丸药，1 日 3 次口服，每次 2 丸，温开水送下，30 天为一个疗程。经治疗，本组完全缓解 10 例（31%），基本缓解 6 例（18%），好转 12 例（38%），无效 4 例（13%），总有效率为 87%。

本方药物组成：黄芪 30g，党参 30g，附子 10g，肉桂 10g，五加皮 30g，木香 10g，白术 20g，茯苓 50g，葶苈子 7g，芡实 20g，金樱子 15g，枸杞子 30g，白芍 15g，生地 15g，车前子 20g，共为细末，炼蜜丸，每丸重 10g。如病情较重，浮肿明显者，改用汤剂，待浮肿消退后再用丸剂，1～2 个疗程结束后，再行复查，判定疗效。

王德润等（四平市中医院）： 我们从 1985～1989 年共收治 100 例慢性肾功能衰竭病人，均采用自拟口服汤剂"肾衰 1 号"并用肾衰 2 号汤灌肠的方法，在改善临床症状，减少死亡率，延长病人生命方面收到了比较满意的疗效。

肾衰 1 号汤组成：白人参 25g，附子 15g，仙灵脾 35g，山楂 15g，白茅根 25g，何首乌 25g，生地 25g，知母 15g，全蝎 5g，青风藤 15g。加减：头晕目眩加钩藤、石决明、杜仲。尿少浮肿加泽泻、猪苓、车前子、商陆。心悸失眠加炒枣仁、夜交藤、珍珠母。食少恶心呕吐加半夏、陈皮、竹茹、佩兰。皮肤瘙痒加地肤子、蛇床子、蚕砂。

肾衰 2 号灌肠方组成：大黄 30g，丹参 30g，黄芪 30g，附子 15g。

肾衰 1 号汤每剂煎至 150ml，每日 1 剂，早晚分 2 次口服。肾衰 2 号灌肠方每剂煎至 100ml，在清洁灌肠基础上，每日 1 次保留灌肠（药温在 30℃左右），一般保留 20～30 分钟，15 天为 1 个疗程，一般可用 1～3 个疗程。

100 例中，显效 39 例、占 39%，有效 42 例、占 42%，无效 19 例、占 19%，总有效率为 81%。

白拟肾炎 1 号汤口服剂，方中白术、人参、附了、仙灵脾、甘草温补脾肾，扶正达邪；白茅根利水消肿；山楂、全蝎、青风藤活血化瘀通络；生地、知母补肾滋阴，从而达到调整脏腑气血，协调阴阳的目的。在肾衰 2 号灌肠方中，我们用大黄、丹参、附子、黄芪配伍，意在用黄芪、附子扶正固本的前提下，通过大黄通腑泄浊，丹参活血化瘀，增加肠的蠕动，防止肠道内毒素吸收，促使体内有毒物排出，减少其毒害，降低尿素氮，从而起到了类似结肠透析的作用。

阎俊杰（河北省肃宁县中医整骨医院）：肾盂积水是现代医学病名，类似中医"腰痛"、"淋证"、"积饮证"等，乃因肾气不足，气化失常和湿热之邪蕴结下焦，而致水湿停留而发为斯病。常用五苓散合八正散增损，药用萹蓄、瞿麦、滑石、金钱草、猪苓、泽泻、车前子、栀子、阿胶、延胡索各 10g，大黄、桂枝、生甘草各 6g，水煎服。方中萹蓄、瞿麦、滑石、金钱草、猪苓、泽泻、车前子利水通淋，栀子清热，大黄泄热通便，桂枝助阳化气，阿胶滋阴养血，延胡索化瘀止痛，生甘草缓急止痛，兼调诸药，全方共奏利水通淋，滋阴清热，温阳化气之功。药证相符，故收良效。

【按】慢性肾炎与中医的"水"、"风水"、"水胀"、"石水"、"肾风"有关，有些症状较为相近。

《素问·水热穴论》云："肾者，胃之关也，关门不利，故聚水而从其类也。"《灵枢·水胀篇》曰："水始起也，目窠上微肿，如新卧起之状，其颈脉动，时咳，阴股间寒，足胫肿，腹乃大，其水已成矣。以手按其腹，随手而起，如裹水之状，此其候也。"其治疗《素问·汤液醪醴论》提出"去菀陈莝……开鬼门，洁净府"的基本原则。

张仲景在《金匮要略·水气病脉证并治》中曰："诸有水者，腰以下肿，当利小便，腰以上肿，当发汗乃愈"。并拟定了越婢汤、越婢加术汤、防己黄芪汤、防己茯苓汤、甘草麻黄汤、麻黄附子汤等治疗本病的有效方剂。

隋·巢元方认为本病的病机是营卫否涩，三焦不调，腑脏虚弱所生。唐·孙思邈首先提出治疗本病必须忌盐的正确主张，这条经验为后世医家所肯定。元·朱丹溪首次提出"阳水"、"阴水"的分类方法，慢性肾炎尤为与"阴水"相近。明·张景岳在《景岳全书·肿胀》中曰："水肿证以精血皆化为水，多属虚败，治宜温脾补肾，此正法也"。张氏此主张，对慢性肾炎的治疗，至今亦有相当重要的指导意义。清·李用粹在《证治汇补·水肿》中认为：治分阴阳，治分汗渗，湿热宜清，寒湿宜温，阴虚宜补，邪实宜攻。并指出治湿利小便虽大法，但渗忌太过，往往耗伤正气。李氏对本病治疗的大总结，可谓经验之谈，是我们研究本病的重要文献资料。

对本病的现代研究，取得了一定的成绩和进展。1965年全国慢性肾炎中医研究座谈会提出以肾的病理分为肾阳虚、肾阴虚、阴阳俱虚。1977年全国肾炎座谈会对慢性肾炎分为正虚与病邪两大类，正虚又分为气虚（气阴不足）、阳虚（脾肾阳虚）、阴虚（肝肾阴虚）；病邪方面分水湿、湿热、血瘀等。

对本病的中医中药治疗，已由五十年代单纯的温补脾肾发展到目前的温补、养阴、清热解毒、活血等方法。不少学者认为利尿消肿是治标，温补肾阳、气血双补，恢复肾功、消除蛋白尿是治本。所以治疗上除用茯苓、泽泻、猪苓等利尿药外，为防止排尿利水后正气衰弱，加用附片温阳和参芪益气药。滋阴补肾法应用于肾炎并发高血压，或利尿出现的伤阴患者。

近年来用活血化瘀法治疗肾炎取得了一定疗效。有效验方有益肾汤（当归、赤芍、川芎、红花、桃仁、益母草、板蓝根、银花、白茅根、紫花地丁），肾炎化瘀汤（当归、川芎、赤芍、桃仁、红花、益母草）等。

消除蛋白尿，是治疗本病中的一个难题。近年来不少学者研制出不少有效方剂。如用蝉衣、益母、小蓟、首乌、黄精、杜仲、核桃肉、补骨脂、细辛、覆盆子。又用地榆、鹿衔草、马鞭草、益母草、海金沙、贯众、菟丝子、天葵子、蝉衣、红枣。又用黄芪、防己、葶苈子、麻黄、防风、苍术、大腹皮、川朴、赤小豆、鲜茅根、茶树根、熟附子。又用蝉衣、元参、蛇舌草、七叶一枝花、大蓟、蒲公英、益母草、石韦、防己、知母、黄柏、覆盆子。又用肾炎合剂（雷公藤、鸡血藤、甘草）。也用雷公藤与昆明山海棠消除肾炎蛋白尿，是近年来较有苗头的新进展。

本节收集了范国梁等 14 篇治疗慢性肾炎的经验，其共同点是突出了辨证论治这个特色，辨证精，用药准，当然获得良效。

南征（长春中医学院）

尿毒症证治

岳秀艳（长春中医学院）：尿毒症似属中医的"肾厥"、"关格"、"水肿"等范畴。《内经》云："肾气虚则厥"，肾厥是指肾气衰竭，阴阳不化，气闭不通，浊气水毒弥漫于机体内外而成。而"关格"相当于晚期尿毒症的临床表现。笔者从1974～1980年间，以中医辨证论治为主治疗尿毒症45例，疗效较好。脾肾阳虚，治宜补脾益肾，温阳利水。药用：熟地30g，黄芪30g，肉桂10g，赤芍15g，茯苓50g，蜂房20g，生姜皮30g，附子15g，防己20g，白术20g，枸杞30g，水煎服。肝肾两虚（包括阴虚阳亢）证，治宜育阴潜阳，安神息风。药用：熟地40g，枸杞30g，巴戟天30g，石斛30g，木贼30g，蝉蜕20g，白芍30g，龟板50g，淡菜30g，紫贝齿30g，白蒺藜30g，龙齿10g，珍珠母30g，菊花30g，钩藤30g，水煎服。羚羊角丝5分，水煎频饮。神昏谵语，烦躁不安，有热者加牛黄安宫丸、牛黄至宝丹；有寒者加苏合香丸治之。阴阳两虚（包括气血两虚），治宜益气养血，利水消肿，健脾和胃。药用：鲍鱼50g，鹿角霜200g，狗肾2具，紫河车1具，海马50g，枸杞100g，山萸肉50g，猪睾丸14个，当归30g，茯苓50g，砂仁30g，海参100g，党参30g，共为细末，每服10g，1日3次。配用全鹿丸，每次1丸，日3次，口服。肾阳虚证，治宜温肾壮阳，化气行水，活血化瘀。药用：茯苓50g，附子20g，党参30g，红花20g，桃仁20g，阳起石20g，黄芪50g，泽泻20g，白芍30g，水煎服。生硫黄粉5g，分三次冲服，鹿茸粉5g，分10次冲服。湿浊内蕴证，治宜健脾导滞，降逆和胃，芳香化浊。药用：土茯苓400g，枸杞子20g，白茅根200g，女贞子20g，腹皮20g，炙大戟15g，藿香15g，砂仁20g，水煎服。如效果不显，可用胃苓汤加减，药用苍术20g，厚朴 15g，木香 5g，茯苓 50g，泽泻 15g，桂枝 30g，白术 20g，猪苓 30g，陈皮 30g，木瓜 20g，防己 20g，半夏 10g，砂仁 20g，水煎服。可配合用健中丸汤。

笔者还认为，肾性高血压，继发性贫血之尿毒症，死亡率较高，其因是由于命门之火不足，肝阳上冒，症见眩晕，耳鸣，胁胀，易怒，少寐多梦，口苦等，方用驯龙汤。（龙齿 10g，珍珠母 40g，羚羊角 7.5g，菊花 10g，生地 30g，当归 10g，白芍 10g，薄荷 10g，沉香 5g，川断 10g，独活 5g，红枣 10 枚，钩藤 20g，水煎服）

张亚芝（扶余县中医院）：用宣肺利水，温阳益气法治疗慢性肾炎尿毒症，疗效满意。一患姓付，女，19 岁，证见面肿、全身浮肿，畏寒肢冷，恶心厌食，手足抽搐，尿少，大便溏，血压 20.8/14.7kPa。化验示：尿蛋白（＋＋＋＋），二氧化碳结合力 6.7mmol/L，尿素氮 118.88mmol/L。方用：麻黄 10g，杏仁 10g，陈皮 10g，白术 15g，茯苓 15g，熟地 15g，甘草 10g，干姜 10g，大枣 5 枚，水煎服。进药 3 剂，小便仍少，守原方加木通 15g、车前子 15g（包煎），又进 3 剂，尿量增加，脉沉缓，原方去麻黄、杏仁，加黄芪 50g、当归 10g、川芎 10g、山药 10g、泽泻 15g。又进 4 剂后，神爽，胃纳较好，腹部舒畅，四肢仍欠温，久坐腰酸软，尿量增多，浮肿明显减轻。上方去当归、川芎加菟丝子 15g，巴戟天 15g，附子 15g，进 6 剂，肿退，二便通调，血压恢复正常，化验检查均正常。继续投金匮肾气丸 50 丸，以善其后。随访多年，身体健康。笔者认为本方用生肺金，健脾土，制肾水三法合治，方中麻黄、杏仁宣肺治高源之水；白术、山药健运中焦；菟丝子、巴戟、泽泻、熟地、附子配伍补肾通阳；当归、川芎调益气血；车前子、木通、茯苓利水去标邪，其疾自愈。

申长征（乾安县中医院）：我治尿毒症，运用中药灌肠法，疗效满意。于患，男，58 岁，1982 年 11 月 17 日经某医院诊断为慢性肾炎尿毒症。化验结果示：尿蛋白（＋＋＋＋），尿素氮

72.83mmol/L。证见全身水肿，有腹水及少量胸水，心包积液等。恶心、呕吐、不能口服中西药。故改用中药灌肠：药用大黄50g，牡蛎50g，栀子30g，益母草30g，水煎浓缩50ml，用大号导尿管插入肛门内30cm，缓慢注入药液，每天1次，灌后抬高臀部，取左侧卧位，灌肠后10～20分钟，解稀水样大便3～4次，无不适感。第二次灌肠后，恶心，呕吐停止。第四天诸证缓解，复检尿素氮32.13mmol/L，继用16天后，检查尿素氮6.43mmol/L，病愈出院。尿毒症系以湿浊为其病理基础，日久湿热蕴结，热毒入血，病成尿毒证（水毒证），故方用大黄泻下降浊，栀子凉血泻火，益母草通阳利水，诸药配合有利于泻下降浊，清除肠道毒物，故能治疗尿毒症。尤其对不能口服药物的重患来说，灌肠法更是一个有效之法。

谭福天（辽源市人民医院）：尿毒症依其临床表现，分以下证候论治。湿热蕴结，累及肝肾证候，常见于急性肾功衰竭而造成的尿毒症。其发病乃湿热蕴结，累犯下焦，伤其肾之阴阳，失其主水之机，波及于肝而失条达之力，以致三焦气化不利，水液代谢失调，故现尿少、浮肿诸症。自拟之龙胆清肾汤有清热利湿降浊之效，药用：龙胆草10g，栀子15g，黄芩10g，柴胡根20g，生地20g，泽泻10g，车前20g，当归10g，双花50g，公英50g，陈皮10g，半夏10g，水煎服，日饮4次。

湿浊犯胃，升降失调证候，属于慢性肾功衰竭所致的尿毒症酸中毒症候。其发病乃由湿浊中阻而成，故和胃降逆，升清降浊为其治则大法。方用自拟升清降浊汤，药用陈皮20g，半夏10g，茯苓20g，甘草20g，竹茹20g，枳实10g，生姜15g，官桂10g，滑石10g，水煎服，日饮4次。

湿浊内蕴，水邪泛滥证候，多见于慢性肾功衰竭所致的尿毒症。表现高度水肿、氮质血症等。此乃脾肾阳虚而成，法当温阳利水，行气化瘀。药用自拟温阳利水汤：炙附子10g，桂心10g，干姜10g，茯苓15g，白术10g，木瓜15g，腹皮15g，甘草10g，木香10g，草蔻20g，厚朴15g，郁金20g，丹参

20g，水煎服，日饮 4 次。

脾肾阳虚，精血不足证候，多属尿毒症恢复期之表现。在临证中以虚证为主，治则为健脾益肾，培补精血。方用人参养荣汤加减。药用生黄芪 50g，当归 25g，生熟地各 40g，白芍 15g，党参 15g，白术 15g，甘草 10g，枸杞 10g，五味子 10g，肉桂 10g，水煎服，日饮 4 次。

阴虚阳亢，肝风内动证候，多属尿毒症危候，治则为滋阴潜阳，息风安神。为抢救病危，缓解症状，常用羚羊钩藤汤加减，并酌情服用安宫牛黄丸，疗效甚为明显。

刘玉英（长春中医学院）：辨证治疗慢性肾功不全 25 例，疗效较满意。25 例中脾肾阳虚 15 例，治以温肾健脾，化湿止呕。药用附片、肉桂、茯苓、党参、黄芪、巴戟、淫羊藿、苍术、白术、竹茹、半夏。阴虚阳亢 4 例，治以育阴潜阳、滋补肝肾。药用生地、枸杞、钩藤、牛膝、石决明、羚羊、菊花。湿热互结、气阴两虚 6 例，治以清热通腑养阴，药用知母、茵陈、大黄、枳实之类。笔者认为本证发病与肺脾肾相关，治疗当以治理脾肾为本，开发三焦，行其水湿为标。如此疗效大多满意。唯阴虚阳亢者在治疗中颇棘手，虽经滋阴潜阳，平肝息风等法治疗，却难获满意疗效，应加以重视。本证治疗中利湿法始终不变，但应谨防利湿太过，伤阴耗液。恢复期要注意清利湿浊，避免留邪，熟地、山萸肉之辈不宜用之过早或过量。总之利湿不伤阴，滋阴不碍湿为宜。本病迁延日久，耗散正气，易出现阳亡于外或阴竭于内之危候。心为君主之官，脾为后天之本，肾则性命之根，固护心脾肾之阳气，是治疗本病成功之关键。

陈秋澄（长春中医学院）：我们采用吉林省通化地区民间用于治疗肾炎的药用真菌——耙齿菌进行深层发酵，制成肾宝多糖（商品名为肾炎康），从 1984 年始试用于临床，经 349 例临床疗效观察，总有效率为 85.96%。对 48 例氮质血症病人，32 例尿素氮恢复正常，占 62.5%，8 例尿毒症病人 4 例有不同程度下降，4 例降至正常。

张坚石（长春市中医院）： 我用扶正祛邪法治疗慢性肾功能衰竭 20 例，疗效满意。依据慢性肾衰的病机和临床表现，可分以下证候治疗：

脾肾气阴两虚，湿浊络阻证候，治宜补肾健脾、化湿降浊、养血通络等法。补肾健脾法药用生晒参、黄芪、白术、山药、陈皮、茯苓、生地、枸杞子、首乌、黑大豆、川断、寄生，偏阳虚加仙茅、仙灵脾；偏阴虚加女贞子、旱莲草。化湿降浊法以黄连温胆汤为主，药用黄连、竹茹、枳壳、茯苓、大黄。养血通络法以四物汤为主，药用当归、生地、川芎、赤芍、丹参、益母草、白茅根。

肝肾阴虚，湿浊化热证候，方用建瓴汤（《医学衷中参西录》方）。药用山药、怀牛膝、代赭石、龙骨、牡蛎、生地黄、白芍、柏子仁，铁锈水煎服。可加生石决、珍珠母，配合化湿降浊和养血通络法化裁。

笔者还认为：尿毒症时肾络瘀阻与血虚并存，而血虚严重往往掩盖了舌象，使舌质有时表现不出明显紫暗与瘀点。在辨证时只要发现面色晦滞无华即为肾络瘀阻之征。在治疗时应在补肾健脾的同时加入养血通络药，常可提高疗效。可以说湿浊内蕴成毒和血虚肾络瘀阻贯穿了此病的始终。脾肾衰败为本，湿浊内蕴成毒，肾络瘀阻为标。本虚标实，由虚生实，再由实改虚，虚中夹实是本病的主要病机特点。因此积极防治并发症是尿毒症治疗成败的关键。尿毒症是一种综合证候群，变证蜂起。由于脾肾衰败，日久可以波及心、肝、肺三脏，形成五脏俱损。加之气血阴阳俱衰，正气大伤，外邪易侵。因此，常并发水气凌心射肺证，肝风内动昏迷证，外邪袭肺证等等，故阻断发生并发症的途径，是本病治疗成败的关键。

朱恒才（洮南中医院）： 我用"去菀陈莝"之法，中药口服与灌肠相结合，使氮质代谢产物通过肠道排出，以清除三焦壅塞湿毒之邪。近几年来治疗不同程度的尿毒症 12 例，疗效满意。自拟口服方，药用：大黄20g，陈皮15g，附子10g，泽泻15g，党参20g，生芪40g，石韦15g，萆薢15g，车前子20g，甘草10g，水煎日服1剂。高血压加夏枯草、牛膝、杜仲；血尿重者加茅根、小蓟、紫珠草；尿蛋白高者加山药、黄柏；恶心呕吐重者加半夏、竹茹。灌肠方：川军30g，煅牡蛎50g，益母草30g，煎汤浓缩至1000ml、药温在39℃为宜。每天1次，5天为1个疗程，休息1天后可进行第2疗程。

张维廉（长春中医学院）： 水毒证脾肾阳虚候，治以温补脾肾，化湿降浊，药用土茯苓、白茅根各100g，佩兰30g，藿香、生晒参20g，泽泻、红花、竹茹、生姜各15g，淡附片、肉桂、甘草各5g，黄芪50g，通草10g，水煎服。

水毒证脾肾阳虚，浊阴上逆候，治以温补脾肾，泄浊止痉，处方：干姜、大黄、半夏、菖蒲各10g，附子5g，党参、竹茹、胆星、泽泻、车前子10g，猪苓30g，僵蚕10g，水煎服。

任继学（长春中医学院）： 水毒证的辨证论治，大致分以下三种证候：气阳两伤，治宜温阳益气、芳香化浊，方药用真武汤、五苓散、苓桂术甘汤等；气阴两伤，治宜益气养阴，芳香驱腐，方药用六味地黄丸加炙黄芪、党参、太子参、半夏、牛膝之属；风阳妄动，治宜潜阳息风，方药用制半夏、天竺黄、旋覆花、菖蒲、陈胆星、赭石、煨天麻、茯神、竹茹、钩藤、珍珠、犀角，水煎服。有一患姓柳，女，干部，52岁，1987年9月初诊，患水毒证10余年，血压21.3/14.7kPa，尿蛋白（＋＋＋），尿素氮24.99mmol/L，二氧化碳结合力17.96mmol/L，颜面苍黄虚浮，舌淡体胖，舌苔厚腻，诊断为气阴两伤水毒证，法当温阳益气，芳香化浊，解毒消肿，方用爵床茯苓汤。药用爵床30g，土茯苓100g，白茅根50g，竹茹15g，车前15g，泽泻15g，仙茅15g，茜草15g，杷叶30g，藿香30g，附子5g，甘草5g，水煎服，共服20剂，诸症消除，脉症舌色均恢复正常，尿素氮、二氧化碳结合力均恢复正常范围，病愈，随访一年半病未复发。

时振声（中国中医研究院研究生部）：尿毒症根据临床不同表现，可称为"关格"或"水毒证"。慢性肾功不全阶段，气阴两虚为多见，至尿毒症期则阴阳气血俱衰为多见。气阴两虚中偏气虚者用参芪地黄汤，偏阴虚用大补元煎，心气虚者合用生脉散，肺气虚者重用黄芪，脾气虚者加苍术、白术、砂仁、蔻仁，肾气虚者加菟丝子、沙苑子。至于阳虚水泛，水蓄成毒者，治宜温阳利水，用济生肾气丸加减，滋肾平肝，用建瓴汤或三甲复脉汤加减。辨证治疗除扶正一面，还要重视邪实一面。可在扶正的基础上酌加活血、清利、利水、化湿、祛风等品。慢性肾功不全屡遭外感，正不胜邪，痰热壅肺，病情恶化转为尿毒证，治宜清热化痰，可用枣仁消石汤加味；如湿浊上逆，用小半夏汤加茯苓汤，继用温脾汤；若湿浊化热，治宜苦辛开泄，用苏叶黄连汤，继用黄连温胆汤加大黄；若是水气凌心，急宜温阳蠲饮，兼顾气阴，方用苓桂术甘汤、生脉散、葶苈大枣泻肺汤，甚者合用参附汤。尿毒证期尤应重视调理脾胃，可有以下五法：健脾益气，方用香砂六君子汤；芳化健脾，方用藿朴二陈汤；升阳健脾，方用升阳益胃汤、羌活胜湿汤；苦辛开泄，方用半夏泻心汤；升清降浊，方用旋覆代赭汤。

段成功（长春中医学院）：笔者之父研究尿毒症数十年，积累了丰富的经验。先父根据临床表现，将本病分为肾病传脾，心脾肾同病，肾病传心，肾病及肺，肝肾阴虚，肾阳虚，肾病兼表证等。治疗总以通达胃络之郁闭，清肾之郁热，补肾之阴阳，健运脾肾兼补血，强心、利水、渗湿为要。主方为自拟复肾汤，药用：生地 35g，附子 10g，枸杞子 40g，干姜10g，远志 10g，桂枝 10g，知母 20g，公英 10g，黄芩 10g，党参 20g，黄芪 15g，甘草 10g，五味子 10g，葶苈子 8g，杏仁10g，黑丑 8g，大枣 18 枚，水煎服。方中生地、附子、枸杞滋肾阴、温肾阳；干姜、桂枝、远志辛温宣通以达脉络之郁闭，配用知母、公英、黄芩以清热，寒温并用，温通而不助热，清热而不凝闭。复用党参、黄芪、甘草、大枣补脾；葶苈子、杏仁、黑丑降逆祛水，如此则升中有降，降中有升，补而不滞，祛水而不伤正，又用五味子一味酸敛滋肾，以防辛散药物耗伤阴敛之力。

范国梁（长春中医学院）：治疗尿毒症常以解毒救急以治其标，缓以芳香化浊，攻补兼施以治其本。对气阳两伤，治宜温阳益气，芳香化浊为法，方用真武汤；气阴两伤，治宜益气养阴，芳香驱腐为法，方以四君子汤合六味地黄汤加半夏、藿香、砂仁治之；风阳妄动，治以育阴潜阳息风为法，以《张聿青医案》方主之。血极气散者，治以益气补血，解毒化浊为法，方以回神散，内补散主之。我常用自拟益气渗湿解毒饮与蟾蛋合剂治之，善后以延龄长春丹收功。必要时以降浊驱腐煎保留灌肠，药用大黄、生槐花、双花、附子、连翘、白鲜皮、柴胡、泽泻、苕条，日1~2次，3~5天为1个疗程。

【按】"尿毒症"是现代医学病名，是急性肾小球性肾炎失治误治所造成。慢性肾小球肾炎由于治疗不当，促使病情恶化演变成肾功能衰竭，发展成尿毒症。此外慢性肾盂肾炎、肾结核等，亦能演变成此病。今就肾炎所致之尿毒症一病略述几则管见。

肾炎，虽名曰"炎"，其实质并非炎症，因此按炎症治疗是难以收效的。但医者在治疗上执迷不悟，仍然坚持用抗生素、激素，甚者用所谓免疫抑制剂如环磷酰胺等等的不当治法。亦有失治和误治者，如长期用苦寒药以消所谓的"炎症"，造成肾气受伤，肾体受损，脏腑皆摇，从而导致尿毒症发生。真是悲天悯人之愤事。

尿毒之名，不如水毒之名恰如其分。因气、血、水也是人体生命活动的三宝，水火又是生命活动之本源。故《素问》说："水精四布，五经并行"，便是此义。水为肾所主，肾气败伤，肾体已坏，失去作强之用，伎巧不出，封藏无权，水失其制，又失其约，则水不下流，归于膀胱。浊者经气化作用而为溺，清者为津液，上升而为生理之水，若反而内浸外溢，则为浊为毒。久则渗入营血，中犯于胃，促使胃气上逆而生腹胀、恶心、呕吐。下犯肝肾则肝不调血、不藏血；肾不藏精，精亏不能生髓，髓虚不能生血，血少不能养心，则见心悸、怔忡、短气等证。上犯于肺，肺失肃降，则呼吸气促，或鼻衄，重则因血少而致脑髓失养，加之水毒上逆犯脑，则眩晕、耳鸣、眼视物不清，危则水精极、血极、水毒盛极，弥漫全身呈现高度浮肿，从而引起阳虚、气耗、命火亏乏、相火欲息，或阴虚、血虚、真精欲枯等一系列不可逆转的病理变化。为挽救重危之急，延缓其生命，治此应遵《内经》："辛胜酸，辛以润之"，"精不足者，补之以味"之旨，以及陈心典所示："虚极之候，非无情草木所能补，必须用血肉有情之品治之"和苏轼所言："至虚有盛候"的辨治原则。

余治此病常用如下处方以延天年。药用紫河车、海狗肾、海马、鹿角胶、龟板胶、西红花、鳖甲胶、淡菜、广砂仁、清半夏、鹿内肾、人乳拌黄精、鲍鱼干、鹿角菜、净纯山萸肉，共15味，研为细面，每服10g。晚期病人日服3次，病情重而不甚者，日服2次，白开水送服之。

此篇内所录北京时振声氏之病、证、理、法、方、药之验，长春岳秀艳氏等学者的治疗经验，皆为我们治疗此病提供了宝贵的新经验和可师之法。

任继学（长春中医学院）

再生障碍性贫血证治

王圭一、刘大同（吉林省医院）：中医学中"虚劳"、"亡血"、"血证"等，可包括本病。本病与心、肝、脾、肾等脏之虚有着密切关系。故"补脾肾"是治疗本病的大法。其理论根据是："脾为气血生化之源"，血者，水谷之精也，生化于脾，"肾主骨"，"骨生髓"，"肾藏精"，"精化血"、"气之源头在于脾，血之源头在于肾"。关于其分证候的问题，我们通过一段临床实践，认为可分肾阳虚、肾阴虚两证候较为优越。其特点是第一，能紧紧抓住"肾虚"这一本质原因，辨证和用药较为集中。第二，分证候简化易于掌握。第三，其他各证候均可由此演化。如兼肝阴不足，可演化为肝肾阴虚；兼脾阳不振则可演化为脾肾阳虚；肾阳肾阴俱不足，又可定为阴阳两虚证候。分证候并非固定不变，可相互转化，更不能机械地分什么型，贻误病机，而应随证加减，灵活变通，方可获得较好疗效。在用药方面我们综合各地经验归纳如下：增加红细胞及血红蛋白药物有：鹿茸、鹿角胶、紫河车、驴皮胶、鸡血藤、人参、黄芪、党参、首乌、枸杞子、熟地、龙眼、当归、夜交藤、四叶参、补骨脂、锁阳、巴戟天、陈皮、茯苓、白术；增加白细胞药物有：蘑菇粉、人参、西洋参、鸡血藤、丹参、虎杖、穿山甲、乳香、没药、五灵脂、蟾酥、麝香、抽葫芦、石韦；增加血小板药物有：当归、白芍、生地、熟地、龙眼、大枣、紫河车、山萸肉、三七、藕节、白及、仙鹤草、水牛角、黄柏、连翘、肉苁蓉、狗脊、羊蹄、大黄、黄精、花生衣、柿树叶、水胶膏、鼹鼠粉等。

张荣久（梨树县人民医院）：我们对16例再生障碍性贫血患者进行辨证论治，获满意疗效，16例中基本缓解8名，近期治愈率为50%，明显好转2例，占12.5%，稳定1例，占 6.25%，无效 5 例，占 31.20%。气血两虚宜补气养血，平补脾肾。方用归脾汤加减：黄芪 50g，党参 50g，白术 25g，桂圆肉 25g，黄精 25g，首乌 25g，熟地 20g，阿胶 15g，大枣 5 枚，水煎服。

阴虚治宜滋阴清热止血，用生地 25g，枸杞 50g，菟丝子 15g，首乌 50g，黄精 25g，女贞子 15g，地骨皮 25g，沙参 50g，藕节 50g，白茅根 25g，神曲 15g，内金 10g；阴虚火旺加知母、黄柏、旱莲草；阴虚阳亢加生龙骨、生牡蛎。

阳虚宜补脾温肾，药用人参 15g，黄芪 50g，巴戟 20g，羊藿叶 15g，首乌 50g，白术 25g，补骨脂 20g，茯苓 50g，菟丝子 25g，水煎服。

阴阳两虚，治宜平补阴阳气血，药用党参 50g，黄芪 50g，菟丝子 25g，首乌 25g，白术 25g，生地 25g，补骨脂 20g，阿胶 15g，水煎服。

瘀滞证候，治宜补气血，活血化瘀，药用生芪 50g，丹参 50g，红花 10g，赤芍 15g，鸡血藤 25g，丹皮 15g，枸杞 50g，枳壳 15g，当归 25g，首乌 50g，水煎服。

笔者进一步认为控制出血和感染是治疗再障过程中的重要环节。若热迫血行，治宜清热凉血，常用银花、公英、大青叶、板蓝根、生石膏、生地、旱莲草、黄连等；若阴虚内热出血，治宜滋阴清热止血，常用生地、黄柏、茜草、旱莲草、仙鹤草、藕节等；若气虚不能摄血，治宜补气摄血，常用人参归脾汤加阿胶、藕节，妇女月经量多加煅龙骨、煅牡蛎，血尿加炒大小蓟、便血服三七粉，眼底出血加石决明、薏仁。防治感染，如全身感染（败血症），死亡率高应更加重视。常用中药有银花、连翘、公英、地丁、大青叶、栀子、黄连等。口渴重加石膏，神昏加菖蒲、玳瑁，严重时可选加羚羊、犀角、重楼等。其他感染如口腔、扁桃体、肺部等感染，可随时根据病情对症施治。

孔令举（大安县中医院）：我用中药治疗 10 例再障贫血，

总有效率为80%。治疗方法：中药：自拟治障汤。药用：党参，当归，生地，白芍，女贞子，枸杞，白术，丹皮，阿胶，甘草，水煎服。加减：出血者加大小蓟、茜草、灶心土、仙鹤草；并发感染加双花、公英、地丁；并发骨髓抑制加丹参、首乌；阳虚加巴戟、肉桂、补骨脂。可并用西药常规治疗方法。

江崇我（集安县中医院）：我用疗障汤治疗急性再障1例，共服20剂病愈，现介绍疗障汤组成及服用法如下：熟地30g，炙芪20g，覆盆子20g，黄精20g，枸杞30g，巴戟20g，山药20g，锁阳20g，女贞子15g，肉苁蓉20g，菟丝子20g，赤参15g，沙参15g，丹参15g，丹皮15g，五味子25g，杜仲15g，白芍15g，山萸肉15g，金银花20g，水煎服。1头牛的骨髓熔化后，每次用3酒盅（约60~90毫升）和汤剂一起服下。此方具有补精添髓，补气养血，滋阴健肾之功效。

于爱芬（中国煤矿工人大连疗养院）：笔者用自拟补血汤和生血散辨证治疗再障25例，其中17例基本治愈，缓解5例，明显进步1例，无效2例，总有效率92%。补血汤药物组成是：生地，鳖甲，龟板，白芍，丹皮，黄芪，白术，党参，五味子，大蓟，何首乌，枸杞，鸡血藤，山药，茯苓，茜草，日1剂，水煎服，日服2次。

生血散药物组成是：人参，杜仲，三七，阿胶，鹿茸片，鸡内金，共为细末，日服2次，每次10g。

郑宝成（中国人民解放军237医院）：我用活血补血汤治疗再障贫血，获满意疗效。活血补血汤处方：鸡血藤50g，丹参40g，何首乌40g，丹皮15g，当归30g，川芎10g，白芍15g，熟地25g，茯苓15g，白术15g，水煎服，日2次口服。本方具有活血化瘀，改善骨髓微循环，对促进造血微环境的恢复有一定作用。

陆永昌（山东中医学院）：本病属于中医学"虚劳"、"血极"范畴。其病因病机与心、肝、脾、肾、气血精髓有关，与脾肾关系尤为密切。劳倦内伤，饮食不节，病后失调，禀赋不足，致使脾肾虚衰，是本病的主要病因病机。肾为先天之本，真阴真阳之所，内寓命门、相火，为气血生化之根，藏精主骨生髓；脾为后天之本，运化水谷精微，是气血生化之源。精亏不能生血，血虚无以化气。气虚者阳必不足，血虚者阴亦必虚。阴损可以及阳，阳损亦可及阴，因而阳气失于温煦，精血不得濡养，以致阴阳气血俱虚而发为本病。治疗必本"损者益之"，"劳者温之"和"形不足者温之以气，精不足者补之以味"为基本法则。而调补脾肾又为治疗本病的关键所在。此外还须注意：①补肾应防补阳伤阴或滋阴抑阳；②本病多以补虚为主，用药须防滋腻碍胃；③治疗本病须半年至一年方能奏效，故用药贵在守方；④治疗期间，若见出血或发热等症，可按急则治其标的原则随证治之。我常用归脾汤合鹿茸散、二至丸加减化裁方。药用：生黄芪30g，焦白术、茯神、当归、桂圆肉、女贞子、阿胶（捣碎烊化）各12g，生地、熟地、旱莲草各15g，广木香、炙甘草各9g，水煎温服。另用鹿茸1.5g，人参2g（2味研细粉，2次冲服），每日各服一剂。方中人参、黄芪、白术、甘草补气健脾，以助气血生化之源；当归、地黄、阿胶、女贞子、旱莲草、桂圆肉滋阴养血，生精髓固根本；鹿茸乃血肉有情之品，能固冲元而益精血，木香行气导滞，以防滋腻之品壅中碍胃，使其补而不滞，特别在患者口腔黏膜和皮下出血时，加红月季花、玫瑰花、丹参、丹皮、白茅根以活血化瘀，凉血止血，不仅使瘀血得祛，而且新血得生。诸药相伍，共奏阴生阳长，气充血旺之功。

【按】"再生障碍性贫血"是现代医学疾病名称，但从中医四诊合参和治疗经验的总结中，经系统分析，此病当属中医四大难证中"虚劳"的范畴。其病之本是精极，其病之标是血极。就其病因病机而论，既有先天之因，又有后天之损。先天之因，多由禀赋不足而生；后天之损，多由六淫之邪乘虚入侵，或由疫毒之气内犯而成。更有饮食失调、劳逸失度、或误诊误药而致者，尤其是当代化学药品诱发本病已成为重要因素之一。

　　本病发病的主要病机是脾胃受损，中轴气化功用虚馁，升降机能无力，运化无数，精微不生，久则肾精失充，造成精虚不能生髓，髓虚不能生血，从而破坏了"生化于脾，藏受于肝，统运于心，宣布于肺，施泄于肾"的生血过程。此为本病的病机核心，故本病的治则是治脾补肾为主。若病现阴虚者，必宜滋阴为法；证见阳虚者，必宜温阳为治，此为见血休治血，见气休治气的准绳。临床更现"至虚有盛候"之象，因此，处方遣药，必用刚柔相济，开合动静之剂；选药应以血肉有情之品为主，如紫河车、海马、淡菜、龟鹿二仙胶以及动物骨髓、海狗肾、乌鸡之类，适当选用虽为草木无情之品，却有补益之力者，如人参、黄芪、当归、生地、熟地、黄精、首乌、枸杞子、冬虫草、山萸肉、白芍、三七、藏红花之类，食疗亦在必用之内。

任继学（长春中医学院）

紫癜证治

赵洪斌（吉林省医院）：血小板减少性紫癜，是临床上常见的一种出血性疾病。多见于青年及儿童，尤以青年女性罹病为多，本病在中医学中可归于"发斑"、"肌衄"、"红疹"等疾患之中。我们自 1964 年至 1980 年间，运用中医辨证论治方法治疗 48 例血小板减少性紫癜，均收到了较好的疗效。48 例中热毒内蕴证候 22 例，其中治愈 16 例，好转 4 例，无效 2 例；胃热灼阴证候 15 例，其中治愈 11 例，好转 2 例，无效 2 例；脾肾虚证候 11 例，其中治愈 8 例，好转 2 例，无效 1 例。本文中作者提出了治疗血小板减少性紫癜基本方（自拟"白仙消癜汤"）。其药物组成为：白鲜皮 50g，血见愁 30g，茜草 25g，仙鹤草 50g，丹皮 20g，地榆炭 20g，生地炭 20g，双花 20g，丹参 30g，三七 20g，羚羊角 10g（研细末），紫草 20g，水煎服，每日 1 剂，分 3 次口服。辨证加减是：热毒内蕴者加黄连 10g，虎杖 25g，生石膏 25g（先煎），栀子 20g；胃热灼阴者加生石膏 50g（先煎），石斛 25g；脾肾虚者加党参 30g，茯苓 25g，山药 20g，白术 20g，枸杞子 30g；鼻衄不止者加栀子 20g，白芷 20g，黄柏 20g，重用白鲜皮，仙鹤草；紫斑，瘀斑不消者加牛蒡子 25g，蒺藜 30g，重用白鲜皮；血瘀者加红花 20g，赤芍 20g。

　　笔者还认为：本病发生之原因和机理是或风热或热毒之邪伤于肌腠，留而不去，郁而化热，灼伤脉络；或热毒内蕴，热淫腠理，伐营动血，迫血妄行，血瘀肌腠，发为紫斑；或热毒深入，伤及脏腑，脾气受伐，脾不统血，故血溢于脉络间，遂斑癜成矣。故在治疗上"急则治其标，缓则治其本"为其原则。本病每现出血症急迫时，应以止血为主，扶正固本为辅。亡血家正气伤则热毒之邪乘虚伤络，迫血妄行，血随气逆易成变症。故当凉血，清热，止血为其主治法。因此，在本病治疗中坚持审因辨证，灵活加减，每取显效，一俟血止标缓，即应扶正以固本，以防标变。切忌过用寒凉收涩之品，以防凝蓄成瘀，新血不生变症丛出。

南征、任喜尧（长春中医学院）：血小板减少性紫癜，多是由于热毒内陷，伤及营血，血渗于肌肤所致。急当清热凉血解毒。常用自拟羚羊地黄汤治疗，药用：羚羊角 3g（单煎），生地 60g，白芍 20g，丹参 20g，丹皮 20g，玄参 15g，石膏 100g，知母 20g，黄芩 10g，甘草 10g，水煎服。方中羚羊角清热凉血解毒，生地养阴清热凉血，丹皮凉血散瘀，玄参清营解毒，白芍和营泄热，重用石膏则使甚者先平，达诸经之火自灭，进而消紫癜之目的。

孙富秀（怀德县卫生局）：我用犀角地黄汤治疗血热引起的发斑。其加减方如下：犀角 5g，生地 5g，赤芍 5g，黄柏 5g，紫草 5g，茜草 5g，山栀子 3g，黄芩 5g，水煎服，日 2 次。病情有好转改服六味地黄汤加减，药用生地 20g，熟地 20g，茯苓 10g，泽泻 5g，枸杞 10g，丹皮 5g，山药 10g，茅根 10g，阿胶 10g，水煎服。后期可改服六味地黄丸，以善其后。

张荣久（梨树县中医院）：血小板减少性紫癜，属于中医"血证"范畴。目前认为本病发病与免疫因素有关。笔者运用中医辨证治疗本病 24 例，疗效满意。24 例中基本治愈 9 例，明显好转 11 例，无效 3 例，死亡 1 例。其辨证治疗如下：

1. 血热证候可分实热与虚热。实热治宜清热凉血止血，用清热凉血汤。药用生地、金银花、连翘、丹皮、仙鹤草、槐花、白茅根、茜草、羊蹄根等，壮热者加大青叶、板蓝根、生石膏等。虚热治宜滋阴清热止血，用知柏地黄汤加减，药用知母、黄柏、生地、旱莲草、槐花、仙鹤草、藕节、白茅根、炒茜草等。

2. 气血两虚证候，治宜补气养血摄血，用人参归脾汤加减。药用人参、黄芪、白术、当归、熟地、仙鹤草、阿胶、藕

节、白茅根、槐花等。随证加减如下：便血用三七粉，每次
2.5~5g 口服；眼底出血加石决明、龟板、蕤仁；月经量多加
煅龙骨、煅牡蛎；阴虚阳亢者加生赭石、生龙骨、生牡蛎。

李维学（四平市妇婴医院）：近几年来，笔者用自拟消斑
汤加减治疗 50 例过敏性紫癜，疗效满意。50 例均治愈。其辨
证用药加减如下：消斑汤药用丹皮、生地、赤芍、黄芩、栀
子、当归、茜草、槐花。发热加金银花、板蓝根、连翘；鼻衄
加玄参、藕节；便血加地榆、炒蒲黄、血余炭；尿血加茅根、
大小蓟、琥珀；腹痛加白芍、延胡索、木香；关节肿痛加防
己、乳香、没药；浮肿加车前子、泽泻、竹叶、茯苓皮；病程
迁延，气血不足，重用黄芪、党参、当归、阿胶。

林泽森（大安县中医院）：过敏性紫癜，从临床症状看，
其以热毒蕴结证候居多，而寒湿凝结，脾虚证候则少见。多因
热郁于经络，迫血妄行而溢于肌肤和内脏所致。故治宜清热解
毒，凉血活血化瘀，作者临床常用自拟清热逐瘀汤加减治疗。
清热逐瘀汤药用生地 20g，丹皮 15g，金银花 30g，大小蓟各
20g，桃仁 15g，红花 15g，赤芍 15g，当归 15g，紫草 30g，甘
草 15g，落花生衣 10g，大枣 15g，每日 1 剂分 2 次水煎服。热
盛者加生石膏、大青叶、元参；气滞加青皮、陈皮、枳壳；气
虚加黄芪、党参、黄精；腹痛腹泻加白术、薏苡仁、白芍；尿
检有改变加白茅根、土茯苓；关节疼痛加防风、五加皮、防
己。本方具有清热凉血，解毒化瘀之功。笔者从 1970 年以来
用此方治疗过敏性紫癜 31 例，其中治愈 29 例，好转后转院 2
例，追访至今均无复发，疗效颇佳。

朱淑贞（长春一汽职工医院）：自 1981 年以来，笔者采
用以凉血化瘀法为主治疗 16 例住院患者，疗效较好，16 例中
治愈 11 例，好转 5 例，总有效率 100%。本组病例紫癜证候均
较重，多为血热妄行所致。故其治则，初宜凉血化瘀泻其实
热，后期由血热所伤，多见虚候，当宜扶正以善其后。初用白
鲜皮、丹皮、赤芍、白薇、生地、黄芩、藕节、荷叶、甘草，

水煎服，日服3次。加减：症见发热加柴胡，呕吐加竹茹，腹痛加白芍，关节痛加茜草，紫斑重加黄药子，便血加槐花，尿血加侧柏叶或旱莲草。后期：多为紫癜恢复阶段，治宜养血益气，方用八珍汤加减，药用当归、党参、黄芪、白术、大枣、旱莲草、阿胶、乌梅等。

闫喜久（大安县中医院）：近年来，我们采用槐花散加减治疗过敏性紫癜15例，其中临床治愈12例，显效2例，中途停止治疗1例，疗效比较满意。本组全部病例均用槐花散加减治疗。处方：槐花30g，侧柏叶20g，枳壳15g，生地20g，小蓟25g，丹皮15g，赤芍15g，每日1剂，水煎内服。实火者加双花、连翘，阴虚血热者加沙参、元参、旱莲草；脾虚者加党参、白术、黄芪；血瘀者加桃仁、红花；胃肠出血者加白及、地榆；腹痛加当归、香橼；关节痛加鸡血藤、桑枝、威灵仙。槐花散有疏肝祛风，清肠解热，理血止血之功。再加生地、丹皮、小蓟、赤芍以增强凉血解毒，活血化瘀之功效。一般服2～6剂紫癜停止再发，原有紫癜渐消退，12～16剂左右治愈。临床疗效较好。

吴运莉、李宏伟、冯晓纯（长春中医学院）：我科从1984年至1986年初，共收治小儿过敏性紫癜24例，总有效率为100%。其辨证治疗如下：血热妄行证候，治宜清热凉血止血，药用生地、丹皮、紫珠草、白鲜皮、石韦、白芍；风热伤络证候，治宜祛风清热，凉血止血，药用黄芩、双花、生地、连翘、白鲜皮、丹皮。偏于风热夹湿者，可加苍术；气不摄血证候，治宜益气凉血止血，药用党参、当归、生地、紫珠草、白鲜皮、丹皮、甘草；阴虚火旺证候，治宜滋阴凉血止血，药用生地、丹皮、玄参、白鲜皮、知母、茜草。笔者在临床实践中体会到：治疗过敏性紫癜过程中适当兼用活血化瘀药，如丹参、红花、丹皮、当归等，使疗效明显提高。同时也注意到本病为变态反应性疾病，而许多清热解毒，祛风除湿药具有免疫抑制作用。如白鲜皮一味，用于各种证候紫癜均有效。特别值得提出的是，本组有 6 例并发紫癜肾，经用凉血、活血、止血法治疗，3 例治愈，3 例好转，其效相当可观。

马绍飞（吉林省松江河林业医院）： 笔者以自拟消瘀化斑汤治疗小儿过敏性紫癜 12 例，疗效颇佳。消瘀化斑汤药用当归 10g，桃仁 8g，赤芍 10g，牛蒡子 15g，茯苓 20g，浮萍 25g，防己 15g，甘草 10g，水煎服。兼发热恶寒者加防风 8g，桂枝 10g，潮热颧红者加丹皮 15g，生地 20g，白茅根 50g。方中当归、桃红活血化瘀，通络止痛；赤芍凉血活血；牛蒡子疏散风热，解毒消斑；浮萍祛风消肿，止血；茯苓利湿消肿；防己通膝祛风，消肿止痛；甘草调和诸药，解毒泻火。诸药协同，奏清营化瘀通络，疏风祛邪化斑之效。

南征（长春中医学院）： 血液溢出于肌肤之间，皮肤表现出青紫斑点或斑块的病证，称为紫斑。紫斑证血热妄行者治宜清热解毒，凉血止血，方用犀角地黄汤，可合十灰散。热毒炽盛，发热，出血广泛者，加生石膏、龙胆草、紫草，冲服紫雪丹。

阴虚火旺，治宜滋阴降火，宁络止血。方用葛根散加减。

气不摄血，治宜补气摄血，化瘀消斑，方用归脾汤加减。可加仙鹤草、棕榈炭、地榆、茜草根、紫草等。

总之，紫斑证可由外感内伤等等多种原因引起，而基本病机可归纳为火热熏灼及气虚不摄两大类。在火热之中有实火，虚火之分，在气虚之中有气虚和气损及阳之别。证候之虚实方面，由火热亢盛所致者属实证，由阴虚火旺及气虚不摄所致者属虚证。治疗紫斑证主要应掌握治火、治气、治血三个原则。实证当清气降气，虚证当补气益气；实火当清热泻火，虚火当滋阴降火。具体治疗时可酌情配用凉血止血，收敛止血或活血止血之方药。尤其对急、重证，应予以重视，并积极抢救。

赵正东（长春一汽职工医院）： 过敏紫癜属中医"血证"范畴。近几年来，我们运用中医辨证施治的理论，对 18 例门诊病人采用中药治疗，获得了满意疗效，总结如下：本组 18

例中男 11 例，女 7 例，13～18 岁者 13 例，21～30 岁者 2 例，45～50 岁者 3 例，伴肾损害者 8 例。

外感内热，治以疏风清热，凉血解毒，方用连翘败毒散加减。药用：双花、连翘、防风、荆芥、生地、丹皮、茅根、茜草。

湿热蕴结，治以清热凉血解毒、方用二妙散加味。药用苍术、黄柏、升麻、赤芍、土茯苓、薏苡、蝉蜕、茅根。

气血两虚，治以补血摄血，方用归脾汤，药用党参、白术、黄芪、当归、甘草、茯神、远志、酸枣仁、木香、龙眼肉、生姜、大枣。

阴虚火旺，治以滋阴降火，凉血止血。方用知柏地黄汤，药用生地、山萸肉、山药、知母、黄柏、丹皮、鳖甲、茜草、女贞子、旱莲草。诸症中若有便血者加地榆炭、蒲黄炭；尿血者加血余炭、大小蓟；紫癜量多伴出血难以止者，酌加云南白药，伴气血瘀滞证候者，可选用煨木香、三七粉等药物。

治疗结果显效 13 例，占 72.2%，好转 5 例，占 27.7%，总有效率为 99%。

【按】紫癜亦称紫斑，紫斑是以血液溢出肌肤之间，皮肤呈现青紫斑点或斑块为临床特征，并常伴有齿衄、鼻衄的一种疾病。

本病论述，首见于《金匮要略》一书。本书中"百合狐惑阴阳毒病"篇里所谈到的阴阳毒病，与本病颇为相似。本篇曰："阳毒之为病，面赤斑斑如锦纹，咽喉痛，唾脓血"，"阴毒之为病，面目青，身痛如被杖，咽喉痛"。

《小儿杂病诸候·患斑毒病候》曰："斑毒之病，是热气入胃，而胃主肌肉，其热挟毒蕴积于胃，毒气薰发于肌肉，状如蚊蚤所啮，赤斑起周匝遍体"。明确地指出热毒蕴积于胃，是发斑的主要病机。在临床症状方面《伤寒阴阳毒候》曰："身重背强，喉咽病，糜粥不下，……心腹烦痛，短气，四肢厥逆，呕吐，体如被打发斑，此皆其候"。在治疗方面《时期发斑候》曰："凡发斑不可用发表药。令疮开泄，更增斑烂，表虚故也"。在预后方面《伤寒阴阳毒候》说斑色红者预后较好，斑色黑者预后较差。"若发赤斑，十生一死，若发黑斑，十死一生"即此意。

宋《圣惠方》及《三因方》大多以清热解毒，清泻胃热，凉血消斑及通腑泄热为主要治法。元·朱丹溪认为："内伤斑者胃气极虚，一身火游行于外所致"。《丹溪手镜·发斑》说："发斑、热积也。舌焦黑，面赤，阳毒也。治宜阳毒升麻汤、白虎加参汤。"明《医学入门·杂病风类》曰："内伤发斑，轻如蚊迹疹子者，多在手足，初起无头痛，身热，乃胃虚火游于外"。清代对发斑的认识和治疗又有了新的进展，尤其是由于湿热病学的发展，对于发斑的认识和治疗，又有了新的提高。

近代，不少学者应用中医有关发斑的理论和治法，对原发性血小板减少性紫癜和过敏性紫癜进行治疗研究，取得了良好效果。中医对原发性血小板减少性紫癜进行治疗时一般分三个证候，即血热（血热毒蕴）、阴虚（阴虚胃热）、气虚（脾虚气弱），分别以清热解毒凉血，养阴清热止血及益气健脾止血为其主要治则。有的提出初期以清热解毒，凉血清营为主，中期以益气养阴，后期益脾统血为主等等。总之，清热解毒，凉血养阴是本病的主要治则。为此，常用的方剂有犀角地黄汤、清营汤、白虎汤、黄连解毒汤、茜根散、玉女煎、增液汤、归脾汤等。近几年来报道的临床有效方剂有：升麻鳖甲化斑汤（升麻、鳖甲、玄参、生地），凉血散（茅根、藕片、白及粉），羚羊三黄汤（羚羊角、生地、黄柏、黄连、栀子、白芍、金银花、丹皮、陈皮、茅根、甘草、阿胶），水牛角片、及水牛角注射液、水牛角粉胶囊并发仙鹤草、大枣花生衣胶囊等等。在治疗过敏性紫癜方面，有分热毒蕴结、寒凝经脉、脾虚血冷者，也有分为风热搏结，热盛迫血，湿热交阻，脾虚失统，肝肾阴虚等，但以热毒炽盛所致者多见，故以清热解毒，凉血化瘀为其重要治则。另外个别病例有中焦虚寒，以附子理中汤加减治疗而获痊愈者。近年来报道中有效方剂有五根散（白茅根、板蓝根、瓜蒌根、槐花、地榆、茜草根、紫草根、丹皮），抗紫癜方（银花、蒲公英、紫花地丁、土茯苓、白鲜皮、丹参、地肤子、萆薢、赤芍、蝉衣、防风、泽泻、白芷、甘草）。

以上赵洪斌自拟白仙消癜汤，南征等自拟羚羊地黄汤，李维学自拟消斑汤，林泽森自拟清热逐瘀汤，马绍飞自拟消瘀化斑汤等均具有较高的临床疗效，为治疗紫癜病提供有效方剂，可供同道们参考。

南征（长春中医学院）

脊髓空洞症证治

陈永厚（长春市中医院）：脊髓空洞症是一种先天性发育异常性的疾病。其病理特征主要是脊髓内有空洞形成及神经胶质增生。为一种退行性病变。临床主要症状是受损节段分离性感觉障碍，肌肉萎缩，肢体瘫痪与营养障碍，可分以下证候进行辨证论治。脾虚肉痿证候：由于病变通常侵及颈下及胸上部脊髓节段，出现一侧上肢及躯干的肌肉萎缩，尤其是大小鱼际肌肉萎缩明显。检查呈多数节段感觉分离现象及运动障碍。舌质胖淡，舌苔白，脉沉细无力。

肺气不足证候：由于病变侵及脊髓侧角而引起植物神经功能障碍，受损节段的皮肤发硬粗糙，多汗或少汗。病变的手或手指粗大。有时出现关节增大，变形。舌质胖淡，舌苔淡白，脉沉细无力。

肾虚血滞证候：由于病变侵及脊髓前角、后角而出现某一种肢体或躯干节段性感觉分离，自发性剧痛或麻木，舌质淡，或有瘀斑，舌苔少，脉细或涩。

基本方：党参20g，茯苓15g，白术15g，枳壳15g，川断15g，狗脊15g，羌活15g，当归15g，枸杞子50g，鸡血藤50g，木瓜15g。脾虚肉痿证候重在健脾，肺气不足证候重在益气补肺，肾虚血滞证候重在补肾化瘀。

张继有、傅国治等（吉林省中医中药研究院）：脊髓空洞症是一种原因不明的慢性进行性疾病，其证属中医"痿证"范畴。曾治魏患，男，23岁，工人。1984年4月4日初诊。一年来左足发麻，逐渐上行至腿、臂及头部，双上肢不知痛痒，不能持物，左腿麻木不仁，时轻咳有痰，呼吸不畅。经某医院神经科确诊为脊髓空洞症，治疗未效，故求治于笔者。查舌红苔白，脉弦滑。辨证认为：气虚痰郁，经络受阻，治宜益气祛痰，通经活络。处方：黄芪50g，党参50g，丹参20g，赤芍20g，桂枝15g，蒲黄15g，郁金15g，清半夏15g，陈皮15g，蝉蜕10g，僵蚕10g，甘草5g，4剂，水煎服。二诊：症无进退，上方加蜈蚣1条，6剂，水煎服。症状减轻，又进72剂，双上肢及左腿已知痛痒，但双上肢仍无力，脉见细而无力，证属阳气虚弱，血行不畅，治宜益气温阳，和血活络。方药：党参50g，黄芪50g，桂枝15g，丹参20g，菖蒲15g，郁金15g，寸冬15g，五味子10g，鸡血藤25g，全蝎6g，蜈蚣2条，土虫10g，共服270剂。双上肢感觉基本恢复正常，手可持重20余斤，左腿尚有轻度麻木感。本案乃阳虚痰郁，窍络受阻所致。张景岳认为内脏精血虚耗，使血虚不能灌养筋骨肌肉促成其疾。今取《内经》"治痿独取阳明"之旨，用参芪等益气温阳，脾健胃津充旺则筋脉得以濡养，更用丹参、赤芍、鸡血藤活血养血，桂枝通络，寸冬、清半夏、郁金、陈皮等化痰以开郁，蝉蜕、僵蚕、蜈蚣、全蝎舒筋通络，补中兼通，病因得清，连续治疗，痼疾终得痊愈。

段奇玉（长春中医学院）：脊髓空洞症、脊髓侧索硬化症、脊髓蛛网膜粘连均是一种慢性进行性疾病，临床治疗较难。长春中医学院阎洪臣教授根据中医"肾主骨，生髓"的理论，采用益髓填精法，制成"益髓冲剂"（辉南参茸制药厂试制），对此类疾病进行了探索性治疗。五年来共治104例，其结果显效38例，占36.6%，有效46例，占44%，无效20例，占19.3%，总有效率80.6%。

1989年创办了我国第一家治疗脊髓病的专科医院，广泛收治来自全国各地脊髓空洞症患者。在办院过程中由于阎教授的精心研究，并按着中医辨证论治规律，又将"益髓冲剂"改为"益髓一号"、"益髓二号"、"益髓三号"系列方，配服"填髓二号"、"填髓三号"、"助髓丹"、"兴髓丹"等，提高了疗效。目前共收治了289名患者，据住院200例脊髓空洞症患者统计，临床痊愈23例，显效130例，有效44例，无效3

例。总有效率为98.5%。

益髓冲剂，虽早已通过成果鉴定，并4次获奖，但深入研究仍属国家重要科研课题，因此具体方药不便介绍，请读者见谅。求医者可与长春中医学院脊髓病医院联系。

【按】陈、张氏等介绍的治疗脊髓空洞症经验，无论是辨证分型，还是立法选方，都有其独到之处，值得学习。从脊髓空洞症所出现的肢体麻木，痛温感觉丧失，肌肉无力、萎缩，甚或瘫痪看，确实属于中医"痿证"范畴，与"筋痿"、"肉痿"、"骨痿"有些症状相似。如《素问·痿论》曰："肺热叶焦，则皮毛虚弱急薄，著则生痿躄也。……肝气热，则胆泄口苦筋膜干，筋膜干则筋急而挛，发为筋痿。脾气热，则胃干而渴，肌肉不仁，发生肉痿。肾气热，则腰脊不举，骨枯而髓减，发为骨痿。……有渐于湿，以水为事，若有所留，居处相湿，肌肉濡渍，痹而不仁，发为肉痿。……治痿者独取阳明"。又，《素问·生气通天论》也说："湿热不攘，大筋緛短，小筋弛长，緛短为拘，弛长为痿。"主要指邪热伤精和湿热浸淫致痿证。肺热伤精者，病初发热，热退后即出现肢体痿软无力，兼心烦，口干而渴，小便黄，大便干，舌红脉细数，宜清热润肺，益胃，清燥救肺汤主之。经言"治痿者独取阳明"多指此而言。湿热浸淫者，肢体痿软而肿，肌肤麻木，以下肢多见。或发热，小便黄少，舌苔黄腻，脉濡数。治以清热利湿，用二妙散加味。《丹溪心法》载："痿证有湿热湿痰气虚血虚瘀血。"基此，后世又将痿证分为脾胃虚弱与肝肾亏虚两型。痿证日久，气血循环障碍，可形成瘀血，故血瘀亦能成为痿证的一个证型。脾胃虚弱者，周身肌肉无力，食少纳呆，面色少华而虚浮，时而便溏，舌淡苔薄白，脉沉缓无力，宜健脾益气，用参苓白术散加味。肝肾亏虚证，肢体痿软无力，腰膝酸软，兼眩晕、耳鸣、潮热，或遗精，舌红无苔，脉细数。治以滋补肝肾，用虎潜丸。

肺热伤精之痿，小儿多发，与现代医学"急性脊髓灰质炎"相似。先发烧及肢体疼痛,后出现瘫痪。发烧的初期阶段,用清燥救肺汤。中期见瘫痪而余热尚存者,宜"独取阳明",用养阴益胃法,投加味叶氏养胃汤。后期瘫痪,兼潮热、盗汗者,宜养阴活络,用桃红四物汤加减。瘫痪伴肢冷、自汗者,宜益气通络,投芪精五物汤。凡瘫痪期均可少入化瘀药,并加入炙马钱子面,成人每次用汤液冲服半分至一分。脾胃虚弱痿废者,可用补中益气汤加味治之,成人每次仍可冲服炙马钱子面半分至一分。

上述可见,《内经》论痿证之病因病理及后世对痿证的分型,显然与脊髓空洞症的发病、临床表现不尽相同,故不适宜于清热生精,更不能投以清热利湿之品,健脾益气也非治本之法。从滋补肝肾论治,尚有可取之处。

脊髓空洞症,多系先天亏损,发育异常,或髓内异常改变,如肿瘤、血管畸形、脊髓损伤出血等形成。病位在肝肾,而累及于后天脾胃。故发病多兼有腰酸腿软,眩晕,耳鸣,或滑精,阳痿,气短乏力,自汗,盗汗等肾虚脾弱之表现。详辨之,又有阳虚、阴虚与阴阳两虚之别。肢体痛温感觉迟钝或消失、肌肉萎缩、无力为共性证。阳虚者,兼形寒肢冷,自汗或滑精、阳痿,溲频,舌淡苔薄白,脉沉而无力;阴虚者,伴潮热、盗汗,或眩晕耳鸣,舌红无苔,脉细数;阴阳两虚者,益寒益热证俱见,故用药有所差异。无论阴虚,阳虚,都可能出现肌束震颤,自发性疼痛或肢体肥大等,治疗时可兼顾标本而调之。余根据"肾主骨生髓"、"脾主肌肉"理论,拟补肾填精,健脾益气法,阳虚温阳,阴虚滋阴,阴阳两虚则阴阳并补而治之,收到了满意效果。自1970年至今,共治疗近千例,总有效率达95%以上。采用同样法则,试治了部分脊髓炎后遗症,进行性脊髓性肌萎缩及侧索硬化症等,也有一定疗效。但施方须结合具体病证,有针对性地加入某些药物。

阎洪臣(长春中医学院)

头痛证治

刘冠军（长春中医学院）：头痛可分外感头痛与内伤头痛。还有外伤头痛、鼻炎性头痛、三叉神经痛等。

外感头痛，凡痛在前额，可针印堂、阳白、上星、攒竹，循经可取合谷、内庭；痛在侧头，针率谷、悬颅；循经可取外关、足临泣；痛在枕项，针百会、前顶、后顶，循经可取太冲、涌泉。兼心烦者加公孙，兼干呕加内庭。善怒针行间、失眠针神门、目眶痛加攒竹、鱼腰。若系偏头风取中渚（双）、列缺（双）、头维（患侧）、风池（患侧）、后溪（双）、太阳（患侧）、痛甚不可忍取患侧太阳穴，一针直刺，一针向颧弓斜刺2寸，偏头痛初得可取太阳、头维、风池、列缺；病久可刺风池、风府、太阳、头维、昆仑、金门、列缺，内服川芎、细辛、白芷、全蝎、蜂房，水煎服。

内伤头痛：①肝亢头痛：早期先取大椎点刺出血，加拔火罐；泻太冲、侠溪、行间，并可刺头部络脉怒张处放血；便秘加支沟，耳鸣加中渚、风市；间日于背部督脉、膀胱经沿经部打梅花针（充血为度）。平素常灸石门穴。中期局部取风池、百会、悬颅，循经取侠溪、行间加太溪、三阴交、神门等。末期局部取百会，循经取合谷、太冲、加太溪、涌泉；痰盛加丰隆，呕吐加内关，惊厥加人中，阳衰加灸关元、气海。②血虚头痛：补气海、百会、合谷、足三里。若失眠针神门、三阴交、足三里，还可临睡前按摩上睛明穴；头痛头眩、失眠加针太冲、行间、太溪、三阴交，兼内服山栀、酸枣仁，水煎服。白天多寐，晚上不眠针人中、合谷，兼服生枣仁、茶叶。如心脾两伤针心俞、内关、三阴交。如心肾不交针心俞、关元、神门、太溪。贫血针灸膈俞、足三里，月经不调针地机、交信等穴。

外伤头痛：如脑震荡后遗症，可取人中、中冲、百会、内关；加中脘止呕；或取百会、风池、风府、鸠尾，沿经叩打梅花针。伤后头痛头眩、失眠可取百会、天柱、列缺、印堂、神门、三阴交，兼服磁石散（磁石、王瓜子、血竭、天麻、三七、钩藤），每服10g，日三次，白酒冲服。

鼻炎性头痛：局部取迎香、鼻通，循经可取合谷。属风寒所伤加列缺、风门。热移于脑加风池、通天、印堂、侠溪；亦可用吸剂（辛荑心、白芷、茶叶、玉米须、梅片），有分泌物味腥臭，用熏剂（花生米、梅片）。

三叉神经痛：第一支近取攒竹透鱼腰，太阳、阳白透鱼腰；远取合谷。第二支近取四白透迎香、翳风、巨髎，远取内庭。第三支近取大迎透承浆、颊车；远取太冲。兼风寒外感针风池，肝胃火郁加行间穴，阴虚火升加太溪穴。可用其他疗法：①30%碱水半碗浸泡苏叶2小时，用苏叶涂患处。②生香附末、蛋清调饼贴足心，一昼夜取下。③可服立愈汤，药用白芍50g，甘草20g，蜈蚣2条、全虫7个、枣仁50g，水煎服。胃热口臭加生石膏50g、阴虚加黄芩25g。如有面肌痉挛针合谷、太冲、风池、风府、百会、四白、地仓；血虚针肝俞、膈俞、足三里，阴虚加太溪、三阴交。

李基云（烟台大学卫生所）：偏头痛多为病久血虚生风所致，又称偏头风。我曾治2例，均获痊愈。我常用内服方，药用当归25g，川芎15g，荆芥15g，防风15g，细辛5g，白芷15g，羌活20g，龙胆草20g，栀子15g，柴胡15g，菊花15g，延胡索15g，甘草10g，水煎服。天麻15g，研末随汤药分3次冲服。外用方：苍耳子30g，水煎30分钟，将药与药液同时倒入锅内，乘热熏前额部。注意事项：①屋内门窗紧闭，勿令透风；②在用熏药时把病人用薄被盖好；③药液凉了可重温后再用，直至出透汗为止；④逐渐揭去被子，待汗慢慢自消，万不能汗出受风。方中天麻平肝潜阳，黄芩清火专理上焦，龙胆草、栀子降肝火，荆芥、防风、羌活为祛风之品，柴胡理气舒肝，当归引药归经，川芎独治头痛，活血祛风，菊花散热祛风，白芷开窍止痛，延胡索行气镇痛，甘草调和诸药，外用苍耳子祛风，使余邪从毛窍而出，群药配伍，内外夹攻，邪去正复，痼疾乃除。

郭乘璘（集安县医院中医科）：神经性头痛，是比较常见的一种疾病。近几年来，笔者用自拟芍虫芎芷汤治疗本病，收到满意疗效。笔者自拟芍虫芎芷汤，药用白芍 30g，甘草 15g，蜈蚣 2 条，全蝎 4 个，白芷 15g，川芎 10g，水煎服。方中芍药、甘草缓急止痛，配以蜈蚣全蝎通络化瘀止痛，白芷通九窍治头痛，川芎味辛上行，善治诸经头痛，众药相伍，相得益彰，疗效甚佳。若见肝阳上亢加石决明 50g，珍珠母 50g，钩藤 20g，夜交藤 30g；血瘀加桃仁 15g，红花 15g，赤芍 20g，丹参 30g。肝火上炎加龙胆草 15g，栀子 15g，黄芩 15g，柴胡 15g；气虚加党参 30g，黄芪 30g，白术 15g，陈皮 15g；血虚加当归 15g，熟地 20g，龙眼肉 20g，木香 5g；痰湿加半夏 10g，白术 15g，陈皮 15g，茯苓 20g；肾虚加首乌 30g，山萸肉 15g，枸杞子 20g，杜仲 15g。此外失眠心悸可加炒枣仁、五味子；多梦加丹参、夜交藤；腹胀嗳气加陈皮、香附、枳壳；记忆力减退加龙眼肉、阳痿加淫羊藿、仙茅、沙苑子；遗精加山萸肉、金樱子；尿频加桑螵蛸、覆盆子。

李永才（长春中医学院）：笔者于 1979 年 3 月～1982 年 5 月用调中益气汤治疗血管性典型偏头痛 36 例，效果较好，介绍如下：本组 36 例中男 6 例，女 30 例。13 岁以下 2 例，13～30 岁 26 例，31 岁以上 8 例。首次发病年龄 6 岁 2 例，13 岁至 20 岁 26 例，31 岁至 36 岁 8 例，20 岁以前发病率为 70%以上。

调中益气汤系《增补寿世保元》方：由黄芪、人参、甘草、苍术、川芎、升麻、柴胡、陈皮、黄柏、蔓荆子、当归、细辛等组成。肝肾阴虚、阴虚火旺加熟地、黄肉、龟板、黄芩，去苍术、升麻、陈皮；肝气郁结、肝阳上亢加草决明、牡蛎、香附；失眠多梦加夜交藤。

治疗结果一般用 15~30 剂偏头痛不再发作，追访 2~3 年不再复发者 22 例，1~2 年未复发者 6 例，以症状消失后 1 年不复发者为痊愈，计 28 例，治愈率 77.7%，观察半年者 8 例。

张伟（中国人民解放军 208 医院）：笔者采用按摩方法治疗头痛 54 例，其中发作期 42 例，结果痛缓率达 90% 以上，无效 4 例，均系高血压病所致。

按摩部位：太阳穴、双攒竹穴、双风池穴内 0.5cm 处，上述各穴均有明显压痛点。

手法：用双手拇指按压太阳、攒竹、风池，先轻揉 1~2 分钟后，继以重揉 1~2 分钟，使疼痛由剧烈转为轻微为止。

一患刘某，女，42 岁，工人，患偏头痛 11 年余，疼痛以左侧为著，阵发性加剧，月经前后尤重，发作时间无规律可循，需常年服用止痛药，1983 年 5 月 18 日初诊。运用上法治疗，痛苦若失，再嘱患者按上法自行按摩，每日 2 次，后经追访，未见复发。

徐德新（白城地区医院）：我用龙胆泻肝汤加味治疗 20 余例偏头痛患者，均获满意疗效，现介绍如下：

常用加减方：药用龙胆草 15g，黄芩 15g，栀子 15g，柴胡 10g，泽泻 10g，木通 10g，当归 15g，白芍 100g，菊花 50g，钩藤 25g，全蝎 15g，蜈蚣 3 条，生石膏 30g，升麻 10g，水煎服。头痛如裂加白芍、菊花、钩藤，尤其是白芍用量可增大；头痛久治不愈加全蝎、蜈蚣、地龙、僵蚕；伴牙痛加生石膏、升麻；肝阳偏亢加龙骨、牡蛎；痰盛加胆草、半夏、竹茹等。

一患齐某，男，69 岁，住院号 8918，1980 年 6 月 7 日初诊。该患阵发性偏头痛已 5 年余，近日加重，服止痛药无效故来院入院治疗。发作无明显诱因，持续时间短，发作后如常人。数日发作 1 次，每次发作 2~3 分钟，近日每日发作数十次，伴左侧牙痛，每因张口、咀嚼、洗脸等加重。诊见：面红目赤，痛苦面容，痛作时左侧面肌抽搐，舌质红，苔薄黄，脉弦数，证属肝经风火上攻于头目，窍络被扰乃成，治宜清肝泻火，息风镇痛，方用龙胆泻肝汤加味，服 4 剂，头痛大减，服 10 剂诸症消失出院，半年后随访无复发。

王文明（大庆市红岗区医院）： 笔者自 1983 年 12 月至 1985 年 12 月采用自拟芎牛琥珀汤治疗血管性偏头痛 54 例，效果较好，现报告如下：

本组 54 例中男 16 例，女 38 例。年龄 20 岁以下 4 例，21～30 岁 32 例，31～40 岁 12 例，40 岁以上 6 例。其中最小 17 岁，最大 65 岁。多数在 21～40 岁之间，病程 2 个月～15 年。头痛部位左侧 20 例，右侧 12 例，两侧交替不定者 22 例。

芎牛琥珀汤药用：川芎 20～30g，牛膝 30～45g，琥珀 5～10g（冲服）蔓荆子 10～15g，僵蚕 5～10g，生石决明 20～50g，水煎服、日 1 剂、本组平均 7 剂获效。

治疗结果：痊愈 44 例、占 81.5%；有效 8 例，占 14.8%，无效 2 例，占 3.7%，总有效率为 96.3%。

本方中琥珀重镇平肝安神，活血清热，生石决凉肝、平肝潜阳；白僵蚕平肝息风止痉，兼以化痰活血，三者共为辅药。复用蔓荆子质轻上升，祛风清头明目，利九窍，止眩晕，以为佐使之药。诸药合用，共奏平肝潜阳，活血祛风，安神镇痉止痛之效。

啜焕章（长春中医学院）： 我治 1 例偏头痛，方用天麻钩藤饮、血府逐瘀汤、芍药甘草汤加减。获痊愈。介绍如下：张患，女 42 岁，农民，家住乌兰浩特市，1978 年 3 月来长春治疗。该患偏头痛 4 年余。现证，偏头痛，伴有恶心、呕吐、口苦、多梦、胸闷、心烦、易怒，两目干涩而痛，精神苦闷，面色发青、舌质红绛、舌苔薄黄、脉沉弦。诊断为气郁化火，肝风上扰，清窍不利之偏头痛，治宜平肝息风，驱寒通络，缓急止痛。处方：天麻 15g，钩藤 25g，川芎 15g，赤芍 15g，桃仁 15g，菊花 25g，夏枯草 15g，甘草 15g，白芍 30g，细辛 5g，川乌 10g，胆草 10g，荆芥 10g，全蝎 5g，僵蚕 10g，蜈蚣 3

条，水煎服，上方服 8 剂，诸症悉除，随访一年未复发。方中天麻、钩藤平肝潜阳，川芎、赤芍、桃仁活血化瘀通络，夏枯草解肝郁，菊花、荆芥引药上升、散风止痛，甘草、白芍酸甘化阴，缓急止痛，细辛、川乌以驱内寒、胆草以泄肝火，用全蝎、姜虫、蜈蚣以驱散风邪，诸药配合、具有平肝息风；驱寒和缓止痛之作用。

康英等（蛟河县中医院）： 笔者用血府逐瘀汤为主治疗血瘀头痛 120 例收到较好疗效，现介绍如下：

本组 120 例中，男 42 例，女 78 例，年龄 25～33 岁 65 例，35～45 岁 45 例，48～69 岁 10 例。

常用方药加减以血府逐瘀汤为主，药用当归、丹参、生地、红花、川芎、赤芍、天麻、蔓荆子、菊花、双花、连翘、甘草，水煎服。方中当归、红花、川芎、赤芍活血化瘀止痛，生地、丹参凉血生新化瘀止痛，天麻、蔓荆子通络养血止痛，菊花、双花、连翘清热凉血，诸药共奏活血化瘀，佐以清热凉血之功效。

治疗结果：以 2 周为 1 个疗程，在本组 120 例中痊愈 72 例，占 60%，好转 46 例，占 38%，无效 2 例，本组有 24 例血管弹性明显改善，占 20%。

程运文（安徽省黄山新安医学研究所）： 我常用头痛治痰三法，现介绍如下：

一、温化寒痰法：适用于寒痰内留，盘踞于头而致头痛。方用白术半夏天麻汤加熟附片、干姜、桂枝、吴茱萸、黄芪、党参等。头痛剧烈者加川芎、白芷。

二、清化热痰法：适用于热痰内留，盘踞于头而致头痛。方用芩连温胆汤加味。

三、化痰逐瘀法：适用于痰瘀互结，盘踞于头，脑络不通，而致头胀刺痛。常用半夏、橘红、浙贝、延胡索、川芎、三七、桃仁、红花、枳壳、蔓荆子等。

王淑琴（白求恩医科大学三院中医科）： 神经官能性头痛

于临床较为多见，笔者自1959年至1986年10月用5%奴佛卡因穴位封闭治疗本病168例，总有效率达96%，现报告如下。

本组168例中男女之比为44：124；年龄最小11岁，最大68岁，平均33岁；病程最短3天，最长23年。

治疗方法：偏头痛取太阳穴后上方凹陷处，头顶、前额及后头痛取天柱穴，常规消毒后用银针刺入，得气后留针30分钟作为对照组；常规消毒后，穴位注射0.5%奴佛卡因0.5～1ml作为治疗组，全头痛患者取上述两个穴位。治疗组隔日1次，3次为1个疗程，治疗一个疗程仍无好转者则停止治疗。

治疗结果：治疗组168例中治愈109例，占65%，好转52例，占31%，无效7例，占4%，总有效率为96%。对照组107例中治愈48例，占44.8%，好转43例，占40%；无效16例，占15%，总有效率为84.8%。结果显示，治疗组之治愈率及总有效率均明显高于对照组（分别P＜0.01、P＜0.05）。

孙岩等（辉南县第一人民医院中医科）： 我们在临床实践中，运用自拟止痛方治疗顽固性头痛150例，疗效较满意。介绍如下：

本组150例中男32例，女118例，年龄9～17岁16例，18～40岁116例，41岁以上18例；病程1年以上至23年不等，偏头痛27例，双侧头痛或前额痛84例，三叉神经痛39例。

止痛汤药用：生石膏25g，郁金10g，白芍15g，菊花15g，僵蚕10g，蔓荆子20g，炒枣仁20g，夜交藤50g，龙骨30g，山栀15g，红花15g，石斛25g，水煎服。阴虚内热加知母，并重用石斛清热滋阴；肝胆火盛加龙胆草清热泻火；阳明胃热盛重用生石膏、山栀；血瘀加桃仁、赤芍活血化瘀通络。

治疗结果：150例中显效15例，占10%；痊愈126例，占84%；无效9例，占6%。总有效率为94%。一般服药1～2剂见效，多数2～4剂显效。

袁博渊（四川省开江县普安镇卫生院）：我曾用针刺悬钟穴的方法，治疗 1 例左侧偏头痛。何某，女，38 岁，农民。该患 10 年前患左侧头痛，时发时止，发作时疼痛剧烈，久治不效。现左侧疼痛一天，痛苦病容，余均正常。当即用 2 寸毫针，刺患部同侧悬钟穴，平补平泻，疼痛立刻减轻，留针 3 分钟。10 年痼疾一针而愈，随访至今未复发。用此法，已治 30 余例偏头痛，均获痊愈。

悬钟穴，也称绝骨，足外踝上缘上 3 寸，腓骨后缘和腓骨长肌之间。针刺此穴治疗偏头痛，历代医籍皆有所载。该穴为足三阳之大络。又是足少阳胆经的本穴。三阳经皆行头部，胆经行头侧，"上抵头角，下耳后"，故对治疗偏头痛有效。又髓会绝骨（悬钟），髓络脑，久病入络入脑故头痛，针此穴疗效佳。

【按】头痛，是临床常见病，多发病。一些病人，多是购买正痛片、索密痛、米古来宁、克感敏、强痛定等镇痛药自行治疗。虽能药进痛止，但药后痛复，反复发作，迁延不愈的长达 10 年之久，不能根除。患者在身心上遭受痛苦的折磨，在经济上遭受损失，影响正常工作、生产及生活。头痛病，为什么久治不愈？这主要是治病不求其本，而是头痛医头，治其标。

《素问·脉要精微论》上说："头者精明之府，诸阳之会"。五脏精华之血以润之，六腑清阳之气以养之，经络之血以濡之。手足三阳经的经脉循头面，厥阴肝脉与督脉络于巅顶则阴阳相会，络脉相滋，自无症状可查。若风、寒、湿、热淫邪外袭，上犯于头，所致头部脉络失和，清阳受阻，气血逆乱所出现的头痛，多为外感性头痛。其特点是，病程短，痛势剧烈，痛无休止多属实症。外邪犯人，必挟于风，故有风寒、风热、风湿等头痛。若因气血虚弱，肾水不足，肝阳上亢，肝郁，肝火，肝寒，血瘀，痰浊等因所致清窍失养，脉络不和而发生的头痛，多为内伤头痛，其特点是病程长，病势徐缓，时痛时止，多属虚证；其瘀血、痰浊所致头痛，多为虚中夹实。在病机演变过程中，如外感实证，头痛日久，所致体虚，则转为内伤虚证；内伤体虚，易感外邪由虚转实。这虚中有实，实中有虚，寒热错杂，阴阳交变的病理变化，必须认真地辨证论治。即《内经》所说："虚则补之，实则泻之，热则清之，寒则温之。"恰中病机，病因根除，则头痛痊愈。

余在临床治愈多例顽固性，久治不愈的头痛，病况简述如下。

例1：孔某，男，29岁。家住长春市南关区幸福乡光明11队。患剧烈头痛，2年之久，经医大一院确诊为：结核性脑膜炎。1988年7月2日初诊，头痛剧烈，颈项强直，两手捶头，摇晃不安，大声吭叫不止，时而头汗大出，时而恶心呕吐；时而昏厥欲死，不省人事。服镇痛药不计其数，而痛不缓解。前医令服价值40元的安宫牛黄丸，日服3丸仍不见效。余诊其面色通红，舌红绛，苔黄腻，六脉浮洪。问其痛点，自诉前额痛甚。据其面色舌脉，断定为阳明经风热头痛。以清热息风为法，方用川芎石膏汤（《医宗金鉴》方）：川芎20g，白芷20g，生石膏50g，羌活15g，菊花15g，藁本15g，细辛5g，蔓荆子15g，白芍50g，甘草25g，地龙25g，乌蛇15g，姜虫15g，全蝎5g，水煎服，3剂。服后头痛消失，病告痊愈。

1989年12月21日复诊：病情反复，头痛如故。又投原方4剂，服之疼痛不减。详查其病情：问其痛性，痛如针刺，诊其舌有瘀斑，面色晦滞，脉沉涩不畅。据其症状舌脉，辨证为脉络瘀血，所致头痛。故以活血化瘀为法，方用血府逐瘀汤：当归15g，生地15g，桃仁30g，红花15g，甘草15g，枳壳20g，赤芍15g，柴胡20g，川芎15g，桔梗15g，怀牛膝50g，生石膏50g，白芷15g，3剂，水煎服。药到病除，头痛消失。随访至今，病未复发。

例2：陈某，男，26岁，工人，头痛6年余。现症：头痛牵连项背，遇寒则痛重，得热则痛缓。常有恶风、畏寒、久治不愈，痛时必服索密痛，药后 2 小时，疼痛又作，一年之内服索密痛、正痛片等镇痛药，约有一面袋，但头痛逐渐加重。痛苦之极，不可忍受。余根据上述症状，诊其舌脉，舌淡苔薄白，脉浮紧，确诊为太阳经风寒头痛。即其病位在足太阳膀胱经，其病性为风寒，风寒之邪阻遏太阳经气不通，故长期头痛不愈。以疏风散寒为法，方以川芎茶调散加味治之。

川芎 20g，白芷 20g，薄荷 15g，甘草 15g，羌活 15g，细辛 50g，荆芥 15g，防风 15g，半夏 15g，人参 15g，吴茱萸 10g，生姜 20 个，大枣 8 枚，水煎服，4 剂。药后复诊疼痛大减；精神振奋，神采奕奕，迫切要求再服前方 4 剂。按初诊原方不加不减又投 4 剂，病告痊愈。随访一年未复发。

例 3：李某，男，36 岁。1988 年 10 月 20 日初诊。主诉：3 年前无明显诱因而致头痛，久治不愈，特闻名前来诊治。现症：头脑疼，伴有眩晕，耳鸣，腰酸无力。时而遗精，早泄，少寐多梦，五心烦热，舌红少苔，脉沉细无力。根据症状及舌脉，诊断为肾阴虚头痛。以滋阴补肾，清头明目为法，方以加味杞菊地黄丸治之：山萸肉 15g，山药 40g，茯苓 25g，丹皮 15g，泽泻 10g，生地 20g，枸杞子 30g，菊花 25g，知母 10g，黄柏 10g，水煎服，4 剂。

复诊：自述：服药后，自觉身神轻爽，头目异常的清亮。现症：稍有腰膝酸软，头晕多梦感。按效不更方之常规，仍投初诊原方 4 剂病告痊愈。

综上所述：同为头痛病人，运用不同治法，不同的针灸、方药，均能治愈头痛疾病，是因辨证所得结论不同，此乃风热、血瘀、风寒、肾虚等病因不同，用其方药是针对病因而立，病因除则疾病愈。这就是同病异治的典型病例。

程绍恩（长春中医学院）

眩晕证治

陈秋澄（长春中医学院）：高血压病属于中医学中的"眩晕"、"头痛"等范畴。近几年来我们用辨证论治的方法，治疗 53 例 Ⅱ 期高血压病，疗效满意。其结果，显效 26 例，有效 23 例，无效 4 例，总有效率为 92.4%。其治疗方法：肝火亢盛用平肝泻火，佐以养血安神，药用钩藤 40g，菊花 40g，黄芩 20g，牛膝 40g，酸枣仁 20g，柏子仁 20g，夏枯 40g，桑寄生 40g，夜交藤 40g，水煎服。阴虚阳亢，用育阴潜阳法，药用白芍 40g，玄参 25g，天冬 25g，茵陈 25g，牛膝 40g，丹参 40g，生牡蛎 40g，生槐花 50g，代赭石 40g，生地 40g，茺蔚子 25g，夜交藤 40g，水煎服。阴阳两虚，法用育阴助阳，药用丹皮 20g，茯苓 30g，泽泻 25g，仙茅 25g，杜仲 20g，仙灵脾 25g，桑椹子 40g，女贞子 25g，水煎服。痰浊中阻，用健脾利湿，祛痰通络，药用半夏 20g，白术 20g，钩藤 50g，蝉蜕 15g，茯苓 30g，节菖蒲 15g，胆南星 15g，桑寄生 40g，橘络 10g，白僵蚕 15g，水煎服。大便干加草决明 50g，头痛眩晕甚者加珍珠母 50g，口干口苦加胆草 10g，口干舌燥加石斛 30g、生石膏 40g，心悸加磁石 40g、珍珠母 40g，肢体麻木加蝉蜕 15g、桑枝 30g、豨莶草 40g。

赵士魁（四平市油脂化工厂医院）：眩晕是临床常见的症状，然其致病原因较多，兼证错综复杂，辨识不易，治疗亦有一定困难。笔者临床多年，略积心得如下：眩晕证属怒伤脑府，肝脾阳虚者，宜镇脑温肝，佐以调气。给予自拟镇脑温肝汤：生龙牡各 80g，黄芪 50g，桂枝尖 20g，柴胡 10g，郁金 10g，陈皮 5g，甘草 5g，吴茱萸、生山药各 20g，生姜 5g，水煎服。方中龙牡镇脑宁肝；黄芪、桂枝、甘草、吴茱萸、山药、生姜实脾温肝；柴胡、郁金调气疏肝，肝脾阳复，诸症悉平。

眩晕肾虚失藏，泄多升少者，治当温肾固摄，存津奉脑。方用首乌枸杞汤（《冰玉堂验方》）增损：何首乌20g，枸杞25g，菟丝子20g，附子30g，乌药15g，桑螵蛸20g，熟地40g，狗脊20g，杜仲20g，水煎服。方中附子、杜仲、菟丝子、桑螵蛸、乌药温肾固摄；首乌、枸杞、熟地益阴配阳，带止血充，眩晕亦愈。

眩晕属气陷血瘀，脑失煦育者，宜举大气稍佐祛瘀。方用张锡纯氏回阳升陷汤加味：黄芪50g，当归20g，桔梗、升麻各10g，党参25g，干姜15g，鸡内金15g，水煎服。方中黄芪、桔梗、升麻、党参、干姜温补心肺，举其宗气，内金化瘀行滞，且开胃气，气复血畅，清升浊去，眩晕遂除。

李显国等（吉林铁路医院中医科）：3 年来我院中医病区辨证论治Ⅱ期高血压病44 例，取得一定疗效。44 例中肝阳上亢证候34 例，肝火亢盛证候6 例，痰浊上逆4 例。其主方是：钩藤25g，桑叶15g，菊花15g，茯苓20g，生地30g，生芍50g，生龙骨、牡蛎各50g 水煎服。上方治疗肝阳上亢。如肝火亢盛加胆草15g，栀子15g；痰浊上逆加竹茹10g，菖蒲15g，远志15g 水煎服。治疗结果：肝阳上亢34 例、其中显效28 例，占82.4%，有效4 例，占11.8%，无效2 例，占5.8%；肝火亢盛6 例，显效4 例，占66.7%，有效2 例，占33.3%；痰浊上逆4 例，显效2 例，占50%，有效无效各1例，各占25%，总有效率为93.2%。方中钩藤、桑叶、菊花性寒质轻，用量较小，意在清散在上之阳热，因非寒凉不能清热，非轻扬不足以使阳热外散。生龙牡质重性下沉，用以平肝潜阳，牛膝滋肝肾而引血下行，三药用量皆重，因非沉重不足以潜降上亢之浮阳，上逆之气血。上散、下降是为肝阳上亢气血上逆而设，为治标。生地、生芍滋肾阴养肝血，属治本。茯苓交通上下而宁神。综观全方毕竟清热、潜阳药物居多，滋养阴血药物较少，侧重急则治标。待标证缓解后，改用杞菊地黄丸滋补肝肾，侧重缓则治本。此为治疗Ⅱ期高血压病的基本方，是常法。肝火亢盛者加胆草、栀子，痰浊上逆加菖蒲、竹茹、远志，药随证变，是其变法。有常有变，药中病机疗效自佳。

侯文廉（永吉县中医院）：曾治王患，男，47岁，眩晕已年余，每遇情绪激动时加重，午后尤甚。左手有时麻木，腰酸，大便秘结。血压经常25.3/14.7kPa～21.3/13.3kPa。经某医院诊断为高血压病。近日证见眩晕，头痛加重，眼花明显，舌质红，苔薄面微黄，脉弦细而数，诊为肝肾阴虚，肝阳上亢之眩晕，治以养阴柔肝潜阳息风，佐以益肾清热。处方：生地15g，赤芍12g，白芍12g，生决明30g（先下），生赭石30g（先下），生牡蛎30g（先下），钩藤30g（后下），香附9g，泽泻10g，寄生25g，牛膝10g，荆芥10g，瓜蒌30g，水煎服。共服15剂，诸症明显减轻，改投丸剂一料。方用上方加远志10g，炒枣仁5g，夏枯草12g，红花9g，元芩10g，香附改为5g，投4剂量，共为细末，炼蜜为丸，每丸重9g，每日服2次，每次1～2丸，温开水送服，以巩固疗效。

高血压病临床以肝阳上亢、阴虚肝旺及风痰上扰证为多见。前人曾有"诸风掉眩皆属于肝"，"无火不生痰，无痰不生晕"及"无痰不作眩"，"痰因火动"等论述，证之临床，确有参考价值。本病常伴有不同程度的头痛或偏头痛，在选方用药时可加荆芥或芥穗，常可收到良效；对于肝阳上亢的高血压病人，可于方中加泽泻、山楂、首乌、地骨皮，能使上亢之阳复归于下。

宋选卿（长春中医学院）：曾治郭患，男，38岁，工人。初诊时证见：眩晕，头痛，眼花耳鸣，心悸，失眠，大便干燥。血压持续16.0/13.3kPa～24.0/14.7kPa。辨证系肝肾阴虚、肝阳上亢之眩晕，治以育阴潜阳，佐以清热润燥，方用沙参50g，生地40g，枸杞25g，菊花25g，巴戟天25g，柴胡25g，川芎15g，生槐花50g，火麻仁15g，元参25g，五味子

15g，胆草10g，水煎服。上方连服6剂，头晕减轻，睡眠好转，大便正常，仍有耳鸣心悸，血压20.0/13.3kPa。继续投上方去火麻仁加远志15g，寸冬25g，进4剂。耳鸣心悸已减，血压正常，继续投上方6剂，诸症消失而愈。

肖庆祥（农安县医院）： 曾治一患姓张，男，37岁，工人。头晕视物旋转3日。曾某医院确诊为"美尼尔氏综合征"。病人素体虚弱，经常失眠，心悸怔忡，食欲不振。查体：一般情况尚可，血压12.5/8.00kPa，神志清楚，精神萎靡，双目紧闭不敢视物，眼颤（＋＋）面色㿠白，形体消瘦，颈软，诊断眩晕症即现代医学的"美尼尔氏综合征"。治以养心健脾。方用归脾汤加减：黄芪25g，人参5g，白术15g，当归15g，甘草10g，茯神10g，远志15g，枣仁10g，桂圆肉15g，陈皮15g，水煎服，上方连服3剂后，病人自觉症状减缓，好转，嘱其服人参归脾丸缓图，以巩固疗效，经10余日后，病人恢复正常。经追访病愈后至今未复发，已有3年余。

康连智（白城市中医院）： 我院内科以滋阴潜阳法为主治疗眩晕证53例，治愈34例，好转19例，全部有效。常用方药为：石决明25g，天麻10g，生牡蛎20g，夏枯草10g，女贞子25g，杜仲15g，山萸肉15g，熟地25g，桑寄生20g。偏于火盛者加龙胆草15g，丹皮15g；心烦易怒加栀子15g；偏于风盛加珍珠母20g，羚羊角1g（研末冲服），夜不宁加夜交藤15g，茯神15g。

胡某，男，47岁，工人，某医院诊断为原发性高血压（Ⅲ期）。现精神不振，头胀痛，眩晕，视物不清，面色潮红，舌红苔白，脉弦略数，血压25.3/14.7kPa。证属眩晕证，肾阴亏虚，肝阳上亢证候，治以滋阴潜阳，佐以清热。服用上方10剂，血压降为17.3/12.0kPa，改服六味地黄丸，巩固疗效，随访9个月，血压稳定。

高血压病多属中医"眩晕"范畴，多因阴虚则肝阳上亢，血少则脑失濡养，精亏则髓海不足，从而导致该病发生。可见阴亏阳亢为眩晕证的基本病理机制，故滋阴潜阳法，收效显著。

【按】眩晕最早见《内经》。称为"眩冒"、"眩"。汉代张仲景在《伤寒论》、《金匮要略》中描述了"眩"、"目眩"、"身为振振摇"、"振振欲擗地"等等。隋唐宋代医家对眩晕的认识，基本上继承了《内经》的观点。金元时代对眩晕的认识有所发展。金·成无己在《伤寒明理论》中提出了眩晕与昏迷之区别。金·刘完素在《素问玄机原病式·五运主病》中曰："掉，摇也；眩，昏乱旋运也"。李东垣《兰室秘藏·头痛》中提出"半夏白术天麻汤"。丹溪在《丹溪心法》中提出"无痰不作眩"。明、清两代对眩晕的论述日臻完善。如明·徐春甫把眩晕分虚实。张景岳在《景岳全书》中提出"无虚不能作眩"的论点。陈修园则把眩晕的病因病机概括为"风"、"火"、"痰"、"虚"四字。总之《内经》之后，经历代医家的不断总结，眩晕一证不断得到丰富充实，现代进一步得到提高和发展，逐渐趋于条理与系统化。中医药治疗高血压病取得了较满意的疗效，在辨证论治方面多数主张可分为阳亢、阴虚阳亢、肝肾阴虚、阴阳两虚、阳虚等以及内风、血瘀、痰阻三个兼证。治疗上阳亢治以泄热平肝法，多以龙胆泻肝汤；阴虚阳亢治以潜阳育阴法，多以镇肝息风汤；肝肾阴虚治以滋养肝肾法，多以杞菊地黄汤；阴阳两虚治以滋阴助阳法，多以地黄饮子；阳虚治以补肾，多以肾气丸；兼内风加潜降息风药，兼血瘀者，加活血化瘀之品，兼痰阻者，加豁痰利气之品。

在单味药降压临床和实验方面，亦取得了一定进展。初步证明：汉防己、臭梧桐、旱芹菜、野菊花、罗布麻叶、钩藤、青木香、地龙、猪毛菜、丹皮、黄芩苷、长春花、夏天无、葵花盘、绣毛泡桐、天麻、葛根、菜菔子、杜仲、黄瓜藤、生菜子等均有不同程度的降压作用。

中医治疗内耳眩晕病（美尼尔氏综合征）方面亦取得了

一定进展。目前大多数学者认为，本病的发病机制主要是痰饮内停，上蒙清窍所致。也有肝气上逆立论而用旋覆代赭石汤加减治疗者；饮邪立论者用泽泻汤，药用泽泻 60g，白术 30g，天麻 15g，菊花 12g。亦有以息风、化痰、泻火为先，方用加味温胆汤（姜竹茹、姜半夏、陈皮、云苓、炙甘草各 10g，枳实 45g，葛根、丹参、钩藤、生磁石各 15g。）

我省名老中医张继有先生，对痰瘀阻络所致的眩晕证，常用化痰解痉，活血通络法，重用虫类药。如张老先生常用瓜蒌 40g，藁本 15g，鸡血藤 15g（后下），白芷 10g，䗪虫 5g，全蝎 7g，蜈蚣 2 条（去头足）、甘草 5g。

我省已故名老中医陈玉峰老先生治疗高血压常用牛膝、夏枯草、钩藤、地龙、草决明、茺蔚子、代赭石等。他认为牛膝补肝肾，又能引血下行，为治疗高血压之要药；夏枯草清肝泻火，并能平上亢的肝阳；钩藤、代赭石、草决明、地龙、茺蔚子能平肝阳，清头目，止头晕，辅助牛膝以平上亢之肝阳，如头晕甚加天麻、菊花；头内有灼热感加生地、知母、丹皮；大便秘结加川军；耳鸣加生石决明、生牡蛎、生白芍、龙胆草；肾阴虚加龟板、枸杞；有热加黄芩。他主张高血压忌用川芎。

以上陈秋澄等 7 位同志的文章，对眩晕病的病因病机，辨证论治等方面进行了全面系统的论述，亦介绍了验方、自拟方，其疗效相当客观。这些研究将对发展本病理论，指导临床起到一定的促进作用。

南征（长春中医学院）

肝病证治

张荣显等（中国中医研究院西苑医院）：现将我们系统治疗的病毒性肝炎，总结如下：

本组 758 例中，澳抗阴性者 438 例，阳性者 320 例；小儿病毒性肝炎 707 例，其中男 438 例、女 269 例，10 岁以下 464 例，10～14 岁 243 例，病程 6 个月以下者 310 例，6 个月～1 年者 180 例，1 年以上者 217 例。小儿 707 例中澳抗阴性者 415 例，其中急性黄胆型肝炎 127 例，急性无黄疸型肝炎 132 例，慢性活动型肝炎 156 例；澳抗阳性者 292 例，其中急性黄疸型肝炎 10 例，急性无黄疸型肝炎 41 例，慢性活动型肝炎 241 例，14 岁以上成人病毒性肝炎 51 例，男 32 例，女 19 例，澳抗阴性者 23 例、阳性者 28 例。

澳抗阴性病毒性肝炎根据临床可分为三类：

肝胆湿热：用清肝胆湿热方：药用茵陈、板蓝根、败酱草、黄连、黄柏等。

肝脾湿热：方用清肝脾湿热方，药用：茵陈、板蓝根、黄柏、苍术、白术、茯苓、陈皮、焦神曲、焦山楂、焦麦芽等。

肝经郁热：方用清肝经郁热方，药用：茵陈、豨莶草、青黛、钩藤、寒水石等。

澳抗阳性的乙型肝炎采用乙肝 I 号方（茵陈、蚤休、槟榔、土茯苓）和乙肝 II 号方（党参、茜草、枸杞子、当归）交替服用。I 号服 2 日、II 号服 1 日，两者交替。转氨酶高者加服五味子丸（五味子、大枣等），澳抗 1：512 以上者加服转阴散（龙葵、白石英等）。

治疗结果：澳抗阴性 438 例中，治愈 389 例，占 88.8%，基本治愈 44 例，占 10%，好转 3 例，占 0.68%，无效 2 例，占 0.52%，总有效率为 99.48%；澳抗阳性 320 例中，治愈 99

例、占 31%，基本治愈 66 例、占 20.6%，好转 141 例、占 44%，无效 14 例、占 4.8%，总有效率为 95.6%。

李学中（白求恩医大二院中医科）：肝脏病的免疫学研究发展迅速。用免疫学理论解释中医中药、针灸的疗效机理的研究，也都在深入进行中。近年来，我们用中医中药诊治慢性肝炎，对部分肝病患者做了免疫方面的检查，并对体液免疫，外周血淋巴细胞作了观察，从中看到、肝病的辨证分类与体液免疫反应是有一定关系的，肝病属热者（如肝经郁热、或肝胆湿热）IgG 多增高，脾虚则相反，二者有明显差异。脾虚者总补体和 C_3 正常者占多数，IgG 增高者治疗效果较差，总补体增高者疗效稍好，γ 球蛋白增高者疗效也差。与此相反，外周淋巴细胞增多者疗效好。这就使我们联想到免疫学理论与肝病的免疫反应的关系：肝病是由于免疫抑制系统受到破坏，免疫反应增强，结果是 γ 球蛋白、IgG 抗体增高，补体下降，治疗后如果 γ 球蛋白、IgG 等抗体恢复正常，疗效很满意，否则疗效多不佳。上述免疫反应的增强又和 T 淋巴细胞抑制 B 淋巴细胞的作用缺损有关。据我们观察的部分患者，中药辨证治疗确实改变了这一恶性循环，因此收到了较好的效果，尽管淋巴细胞有种种亚群，但上述结论可以解释中药在治疗慢性肝炎中的作用机制，临床实践也证明了这一点。

张庆生（浑江市人民医院中医科）：笔者应用滋阴活血法治疗慢性肝炎 20 例。

本组 20 例中男 16 例、女 4 例，年龄 20～50 岁之间者 11 例，50 岁以上者 9 例，病程最长 9 年，最短 2 年。

基本方：当归，生地，麦冬，沙参，枸杞，川楝子，生鳖甲，生牡蛎，赤芍，丹参，何首乌，水煎服。肝阴虚者重用枸杞、首乌、生地；肝经瘀阻重用丹参、赤芍、生鳖甲；兼脾虚者，加内金；兼湿热者加茵陈。

治疗结果：临床治愈 14 例；有效 4 例，无效 2 例。

袁世华（长春中医学院）：我常用橘叶饮治疗多种肝胆病

胁痛患者，疗效满意。橘叶饮药用：橘叶 15g，柴胡 15g，川芎 10g，郁金 30g，延胡索 15g，川楝子 15g，白芍 15g，鸡内金 15g，水煎服。方中橘叶疏肝理气、消肿散结，善治各种胁痛及妇人乳房胀痛。柴胡苦平、为疏肝解郁、散火止痛之要药。川芎辛温香窜，为血中气药，善行气活血止痛。郁金行气解郁、凉血破瘀，为气中血药，对血瘀气滞胁胀满、胸膜疼痛等均有很好的疗效，专治一身上下诸痛。川楝子酸苦微寒，善疏肝解郁、且可引肝胆之热下行自小便而出，配元胡名"金铃子散"止痛效果尤佳。白芍酸苦微寒，善泻肝胆之热，佐疏肝诸药以防耗散肝阴。鸡内金甘平、消食健脾，又化有形瘀积，故善治肝病癥块所致胁痛，该药对胆石亦有疗效。总之，橘叶饮具有疏肝利胆、行气活血的作用。肝气郁结加青皮 15g，陈皮 15g，香附 15g，九香虫 15g；肝血瘀阻加蒲黄 15g，五灵脂 15g，丹皮 15g，片姜黄 15g；肝胆湿热加茵陈 100g，泽泻 20g，滑石 15g，藿香 15g；肝血不足减柴胡，加当归枸杞子 30g，桑椹子 30g，五味子 25g；阴虚有热加生地 15g；纳呆加佛手 15g，五谷虫 15g，谷芽 15g；便溏加莲肉 50g，白术 15g，薏苡仁 25g。肝功有变化加板蓝根 50g，忍冬藤 50g。谷丙转氨酶高服五味子末 3g，肝硬化加瓦楞 100g，生鳖甲 50g，生牡蛎 25g，炮甲珠 15g；急性胆囊炎加黄芩 1.5g，金银花 50g，连翘 40g，生大黄 15g，马齿苋 75g；胆石症加金钱草 50g，茵陈 50g，木香 15g，枳壳 15g，大黄 15g，芒硝 15g；肝癌加白花蛇舌草 50g，半枝莲 50g，水红子 50g，急性子 15g。

蒋森（山西省临汾市人民医院）：笔者自从 1976 年至 1979 年间，以自拟健脾益肾解毒汤为主、治疗慢性乙型肝炎共 50 例，治愈 18 例，基本治愈 19 例，好转 7 例，无效 8 例，HBsAg 转阴者 16 例。在此基础上，从 1980 年至 1982 年 12 月又系统地治疗 52 例，其中男 31 例、女 21 例；病程最长者 9 年，最短者 3 个月，属于慢性活动性肝炎 39 例，慢性迁延性肝炎 13 例。

主方药用黄芪 20～30g，白术、茯苓、女贞子、菟丝子、当归、郁金、虎杖、蚕砂各 15g，桑寄生、黄精、黄柏、白花、蛇舌草、桑枝各 20g，焦三仙各 20g、水煎服。

湿热毒盛黄芪、菟丝子、桑寄生减至 10g，虎杖、黄柏加重 20g，另加茵陈、金钱草、连翘各 30g，熟大黄 12g；肝肾阴虚，方中黄芪、菟丝子、桑寄生减至 12g、女贞子、黄精加至 20 至 25g、另加沙参 15g，鳖甲 30g；气血俱虚者主方加人参、紫河车 5g（冲服）；脾肾阳虚者主方中黄柏减至 10g，加淫羊藿 15g、肉桂 9g。

本组治疗结果，治愈 20 例，基本治愈 21 例，好转 8 例，无效 3 例，HBsAg 转阴者 18 例。

通过前后 102 例的观察治疗，笔者体会到：

疫毒稽留、湿热蕴结为病。清热解毒化湿，则邪去正安；病久迁延，正虚为本、脾肾同求、则正复邪去；肝经血瘀、久积为症、宜活血养血而忌攻伐；谨守病机、辨证施治是提高疗效的关键；顾护胃气、坚持治疗、丸药缓图、以收全功。

笔者又用益气化积解毒汤，辨证治疗肝硬化 96 例、疗效较好。

本组 96 例中男 67 侧、女 29 例；13 岁至 39 岁者 47 例；40 岁至 59 岁者 43 例；60 岁至 63 岁者 6 例；其中病程最短者 13 个月，最长者 14 年。

主方药用黄芪、丹参各 20～30g，白术、茯苓、郁金、当归、生地各 12～15g，泽兰叶、鸡内金（研末、冲服）、板蓝根、败酱草、黄精各 15～20g，水煎服。紫河东（为末装入空心胶囊中、每次服 2～5g、日服 2 次）。

肝经湿热：主方中减黄芪、紫河车、加茵陈、金钱草、蒲公英、连翘。

脾虚湿盛：主方加苍术、薏苡仁。

气血双虚：主方加人参或党参、阿胶。

肝血瘀积：主方加鳖甲、三七参（冲服）、土鳖虫。

肝肾阴虚：主方减去黄芪、紫河车，加生地、沙参、鳖甲、丹皮。

脾肾阳虚：主方加附子、鹿角胶、淫羊藿。

治疗结果：临床治愈率为41.7%，显效率为29.2%，总有效率为91.7%。

宋选卿（长春中医学院）：我对门脉性肝硬化的辨证论治有以下体会：

肝郁脾虚：治宜疏肝理气，健脾和胃，用舒肝理脾汤加减：柴胡25g，郁金30g，白芍25g，生麦芽75g，丹参25g，佛手25g，青皮15g，陈皮15g，败酱25g，五味子15g，水煎服。腹水加泽泻50～150g，有热加白薇15g、黄芩10g。

血瘀脾虚：治宜活血化瘀，舒肝健脾，方用三甲汤加减：药用生鳖甲25g，甲珠10g，郁金25g，柴胡25g，生牡蛎25g，桃仁15g，红花10g，丹参25g，片姜黄20g，白花蛇舌草50g，水煎服。胁痛胀甚加三棱10g、莪术10g，如脾肿大而坚硬明显，当可兼服活血化瘀散：人参50g，血竭50g，没药25g，䗪虫25g，三七50g，五味子25g，大麦芽50g，炒干漆25g，藏红花25g，醋元胡25g，为末每次服4～5g，日2次，白开水送下。

肝肾阴虚，治宜滋补肝肾，消导和胃，一贯煎加减：药用沙参25g，玉竹25g，生地25g，川楝子25g，桑椹子50g，五味子15g，水煎服，湿热加茵陈50g，苍术25g，黄柏25g，兼有鼻衄加三七粉10g，藕节50g，茜草25g。

徐亚尊（长春市中医院）：我曾用单纯针刺疗法治愈3例急性黄疸型肝炎3例，均男性，青年战士。

选穴：大椎、肝俞、足三里、至阳为主穴。配以内关、期门、日月、肝俞、曲池。恶心腹胀等以足三里、内关为主；肝区疼痛以至阳、期门、日月为主；黄疸以肝俞、至阳、大椎为主。每日针刺1～2次，每次酌选4～5穴，除1例因体弱平补平泻法，其余均用泻法，强刺激不留针。

治疗结果：3 例均 32 ~ 40 天内出院，除 1 例稍觉乏力外，其他临床表现全部消失，肝功黄疸指数，凡登白反应、血胆红素均恢复正常。

陈国恩（通化市中医院）：我用大剂量茵陈治疗急性传染性黄疸型肝炎 84 例，总结如下：

本组 84 例，年龄最小 4 岁，最大 63 岁，以 7 ~ 40 岁发病为最多，共 66 例，占 88%。

药物组成：茵陈 500 ~ 1250g，栀子 10g，大黄 10g，龙胆草 15g，红花 10g，白茅根 50g，柴胡 15g，茯苓 20g，水煎服。热重于湿加黄柏、黄芩、丹皮；湿重于热加车前、白术、藿香，热毒炽盛加犀角、元参、双花、连翘；胆道阻滞加郁金、金钱草、延胡索、乌药；恶心加石斛、竹茹、清姜、陈皮；兼表证加苏叶、桑叶；便溏去大黄加二术、茯苓；肝区疼加白芍、延胡索、川楝子；肝脾肿大加丹皮、鳖甲、三棱、莪术。

治疗结果：84 例中治愈 72 例，占 85.7%；显效 10 例，无效 2 例。

孟践（吉林市传染病医院）：笔者从 1967 年始以瓜蒂散吹鼻治疗急性黄疸型病毒性肝炎高胆红质血症 294 例（治疗组 188 例，对照组 106 例），报告如下：

治疗方法：治疗组 188 例，保肝治疗同时以瓜蒂散 0.1g 吹入两侧鼻内，每天 1 次，3 天为 1 个疗程，需要间隔 3 ~ 7 天方可继下一疗程。对照组 106 例，继原保肝疗法。

结果：294 例经一个月观察，治疗组 188 例中显效 153 例，占 81.4%，有效 31 例，占 16.4%，无效 4 例，总有效率为 97.8%。对照组 106 例，显效 19 例，占 17.9%、有效 32 例，占 29.8%，无效 55 例，总有效率为 47.7%。经统计学处理，$P < 0.01$，两组有非常显著的差异。

瓜蒂散吹鼻不适用于儿童、高龄及体弱患者，对伴有发热、鼻腔病变和局部易出血者也不宜应用，妊娠妇女则应忌用。

单守先（长春中医学院）：笔者曾治 2 例肝硬化患者，现介绍如下：

赵某，男，42 岁，工人，1985 年 5 月 20 日初诊。1984 年初经白求恩医大确诊为肝硬化。现证见肝区刺痛，腹胀，纳呆，周身无力，口苦，两胁肋痛，面色灰褐，皮下有散在出血点，可见蜘蛛痣，肝掌，舌质紫绛，脉细涩，B 超示肝硬化症。诊断：瘀血性肝硬化，治宜清肝通络化瘀，处方：桃仁 15g，水牛角 5g，郁金 10g，丹皮 10g，赤芍 15g，白薇 15g，茜草 10g，夏枯草 20g，补骨脂 15g，急性子 10g，旱莲草 10g，甘草 10g，九香虫 10g，水煎服。连服 12 剂后又加丹参 15g、紫草 20g、继服 10 剂。二诊，主方加虎杖 20g，公英 20g，青黛 10g，金钱草 15g，水煎服。连服 12 剂后，继续以主方加马鞭草 20g、半枝莲 15g、虎杖 20g、犀角 1g、连服 26 剂后，又主方加三七尾 15g、茜草 10g、服 12 剂，1985 年 8 月 26 日复查，诸症悉除，肝功恢复正常，临床基本治愈。

又一患门脉性肝硬化，用清肝软坚消水法获临床基本治愈。处方药用白薇 15g，茜草 15g，姜黄 10g，丹皮 10g，水牛角 30g，荷叶 15g，炒栀子 15g，生地炭 20g，三七片 15g，紫珠草 15g，紫草 15g，炒莱菔子 15g，佛手 15g，香橼 15g，当归 20g，甘草 10g，胆草 15g，青黛 15g，商陆 15g，酒炙大黄 10g，金灯笼 15g，金钱草 20g，水煎服。服 10 剂后去酒军、商陆，继服 30 剂。1986 年 1 月 18 日复查、症状基本好转，腹水消，饮食增加。主方去紫草、茜草、紫珠草加内金、瓦楞子、急性子、生鹿角、白芍各 15g、连服 22 剂，后又主方去荷叶、生地，加丹参 15g、桑椹子 15g、白茯苓 30g、连服 24 剂，1986 年 3 月 10 日复查，自觉症状基本消失，肝功恢复正常，临床基本治愈。

王雨梅等（吉林省中医中药研究院）：我们肝病研究组于 1984 年 1 月至 1985 年 1 月，用肝复康治疗慢性乙型肝炎 360 例，疗效满意，现介绍如下：

本组 360 例，男 211 例，女 149 例；年龄 4～84 岁，其中小于 10 岁占 8.9%，11～20 岁占 6.1%，21～30 岁占 23.3%，31～40 岁占 27.8%，41 岁以上占 33.9%。病程 1～5 年为多，占 86.7%。

肝复康由人参茎叶皂苷 25mg、柴胡皂苷 2.5g、按 10∶1 比例，制成片剂，每片 27.5mg，每日 3～6 片，口服，1 个月为 1 个疗程，连续治疗 2～3 个疗程。

治疗结果：360 例中临床控制 66 例，显效 87 例，有效 166 例，无效 41 例，总有效率为 88.6%。HBsAg 阴转下降率为 44.7%。

我们又用复方树舌片治疗 330 例慢性乙型肝炎，痊愈 24 例，显效 82 例，有效 170 例，无效 52 例，总有效率为 84.2%。330 例中治疗前表面抗原阳性者 30 例，治疗后转阴下降率为 59.2%，330 例中 E 抗原阳性者 43 例，治疗后 E 抗原转阴下降率为 48.8%。

复方树舌片组成：树舌、人参皂苷、乌鸡浸膏、五味子按比例制为片剂，口服每日 3 次，每次 3 片。

赵国财（前郭县中医院）：笔者自拟护肝汤治疗慢性迁延性肝炎 120 例，疗效满意。现报告如下：

本组 120 例，男 74 例，女 46 例；年龄 5～15 岁 16 例，16～40 岁 42 例，41～50 岁 36 例，51～55 岁 26 例，病程 6 个月～10 年。

基本方药及加减：护肝汤组成：茵陈 25g，金银花 20g，连翘 20g，大青叶 20g，苦参 15g，黄芩 15g，蜂房 15g，板蓝根 20g，黄芪 30g，水煎服，日 1 剂，服 3 次。腹胀加厚朴 20g，肝区刺痛加丹参 30g。

治疗结果：治愈 86 例，占 71.7%，好转 28 例，占 23.3%，无效 6 例，占 5%，总有效率为 95%，服药量最少 15 剂，最多 100 剂，经随访治愈病例无 1 例复发。

护肝汤中茵陈清热利湿，退疸除黄；金银花、连翘、大青叶、板蓝根清热解毒，凉血消斑散结，苦参、黄芩、蜂房清热燥湿利尿，使邪有出路；黄芪补益中土，温养脾胃，可调节免疫功能，厚朴燥湿运脾，除肠胃滞气，消胀止痛，丹参活血化瘀，疏通微循环，诸药合之收效明显。

本病病程长，久病多虚多瘀，故笔者在注重清热利湿药物的同时，重用黄芪、丹参以益气活血，对提高疗效，起到了关键性作用。

何光荣（吉林化学工业公同第一职工医院）：我们应用消黄汤治疗急性黄疸型肝炎 96 例，降黄效果颇佳，现报告如下：

本组 96 例中男 65 例，女 31 例，年龄 1 ~ 79 岁，急性黄疸型 83 例；急性重症型 5 例，急性瘀症型 8 例。

方剂组成：茵陈 25 ~ 100g，板蓝根 20 ~ 50g，茯苓 20g，大黄 15g，栀子 15g，黄芩 15g，黄柏 15g，泽泻 15g，郁金 15g，木香 10g，水煎服。食少纳呆加三仙、内金沙仁；腹胀加莱菔子、枳实、厚朴、陈皮、草蔻；呕恶厌油加半夏、竹茹、内金、枳壳、陈皮；齿鼻衄血加藕节、茜草、侧柏叶、地榆、丹参；胁肋疼痛加元胡、川楝子、香附、白芍、青皮；肝脾肿大加鳖甲、山甲珠、丹参、三棱、莪术；转氨酶增高加五味子、龙胆草、菊花、双花、连翘、牛膝、败酱；锌浊、麝浊增高加桃仁、红花、蒲黄、五灵脂、三棱、莪术、丹参，水煎服，每日 1 剂，14 天为 1 个疗程。

治疗结果：降黄效果显效率为 92.7%。

刘庆山（白城市中医院）：笔者用自拟清肝汤降低谷丙转氨酶 31 例，小结如下：

治疗方法：均口服自拟清肝汤加五味粉。清肝汤组成：茵陈 20g，夏枯草 20g，蒲公英 20g，板蓝根 15g，陈皮 15g，红枣 3 枚，五味子粉。五味子粉装入胶囊，每日 10g，分 2 次口服。1 个月后，每日减少 3 ~ 1.5g，分 3 次口服，以巩固疗效。

治疗结果：31 例中痊愈 20 例，占 64.5%，好转 9 例，占 29%，无效 2 例，占 6.5%，总有效率为 93.5%。

　　清肝汤中茵陈清利湿热，利胆退黄；夏枯草清肝火能散郁结；板蓝根、蒲公英清热解毒，能利湿凉血；陈皮、红枣健脾益胃，能燥湿化痰。诸药合用，具有清利湿热，解毒，健脾之效，共奏降低谷丙转氨酶之功效。

　　于鲁平（四平市传染病院）：禅密功治疗慢性病毒性肝炎20例，取得良好疗效，总结如下。笔者从1987年5月始对20例病毒性慢性肝炎患者施禅密功的"筑基功"、"三圆功"为主，配合吐纳气法及余气按摩肝、脾、肾等疗法治疗3个月，结果10例临床治愈，占50%，6例显效，占30%，4人有效，占20%，总有效率达100%。

　　张博（吉林市第五医院）：笔者近几年来用灭澳灵治疗慢性乙型肝炎患者278例，收到较好疗效，现报告如下：

　　治疗方法：口服灭澳灵每次1.2g，日3次。

　　治疗结果：慢性迁延性肝炎86例，澳抗转阴率为77.9%；慢活肝138例，澳抗转阴率为81.8%；肝硬化54例，转阴率为62.9%；

　　灭澳灵由刺五加、冬虫夏草、板蓝根、双花等组成，适用于慢性肝炎脾肾阳虚、气阴两虚、肝郁脾虚及湿热未尽证候，尤其对脾肾阳虚证疗效尤佳。本方对调节机体免疫，清除病毒有显效，对肝组织有明显修复作用，对改善肝功能，提高血浆蛋白，均有明显功效。

　　高德壮（辽源市龙山区人民医院）：笔者自从1980年初至1988年末，用中医中药治疗慢性活动性乙型肝炎17例，全部临床治愈，随访1年，未复发。

　　笔者用清热解毒、健脾利湿、活血化瘀、益肾固元诸法相参运用，常用清热解毒药物有知母、柴胡、大青叶、板蓝根、栀子；健脾利湿药有白术、苍术、茯苓、泽泻、薏苡仁、山药；活血化瘀药有桃仁、红花、当归、丹参、川芎等；益肾固元药有人参、黄芪、甘草、山萸肉、枸杞子等；振奋气机之品有槟榔、桂枝、木香、香附、佛手等。

治疗结果：本组 17 例中，16 例近期治愈，1 例无效。

本组的治疗原则是根据中医传统认识与当代医学理论研究相结合而拟定的。治疗中定则不定药，这符合中医的整体治疗之理论，又兼顾了"正气"之功用，也包括卫表之职能，着眼于整体，突出于受邪之经络脏腑，灵活组方于即定原则，在临床上取得了较好的治疗结果。

李享烈（123 厂医院传染科）：笔者用自拟方，对小儿黄疸型肝炎 40 例进行治疗，疗效颇佳，报告如下：

本组 40 例：男 22 例，女 18 例；年龄 4 岁 3 例，5～7 岁 15 例，8～10 岁 12 例，11 岁以上 10 例；病程均不超过 4 日。

自拟方药用：板蓝根、白鲜皮、萱草、茜草等。毒甚血热加葛根、赤芍、紫草；食少加石斛，尿黄加车前子。毒减症缓减去赤芍、葛根，可加茵陈。

治疗结果：消化道症状平均 3 日消失，肝肿大平均 7 日回缩，肝功于 15～20 日相继恢复，40 例均获痊愈。平均治愈日数为 18 天。

【按】肝居于右胁，肝脉布胁肋，挟胃，属肝络胆。功能：主疏泄，调气血，藏血蓄精，主筋，华爪，开窍于目。在正常情况下，身轻体健自无症状可查。在疾病变化中，必有胁痛脘闷，乏力，胀满等症状出现。余在临床，根据上述理论诊治肝病疗效确切。凡急性肝病，属于湿热发黄者，用茵陈蒿汤加味 4～8 剂，则症状消失，黄疸消退。方药：茵陈蒿 50g，山栀子 20g，大黄 10g，黄芩 20g，黄柏 20g，虎杖 30g，苍术 30g，麦芽 50g，水煎服。黄疸不退者加郁金 30g，秦艽 20g。恶心或恶食者加笋根 50g，竹茹 20g。腹胀纳少者加香橼 40g、佛手 20g。胁肋刺痛者加当归 20g，丹参 50g。胁肋胀痛者加木香 10g、郁金 30g。脘腹胀满者加香附 50g、藿香 20g。上方加减得当，对急性黄疸型肝炎，或慢性肝炎活动期，服之无不见效，一用便知。

对慢性肝病，属于肝气郁结证候者，以逍遥汤、柴胡疏肝

散二方合用加减，则得心应手，立见功效。如赵义国，男，46
岁，患肝病 3 年余。病情时轻时重，反复发作久治不愈。现
症：胁肋胀痛，腹部胀满，肚大膨隆，如女怀孕状。伴有纳
少，恶心，善太息，头晕，乏力，大便不畅。望其面色晦浊，
舌红绛，苔黄腻，脉弦数。诊为肝气郁热证候，即肝气郁结，
郁久化热。

　　方药：当归 20g，茯苓 25g，白术 20g，柴胡 30g，白芍
20g，枳实 20g，甘草 15g，陈皮 30g，香附 40g，川芎 15g，丹
参 50g，三棱 10g，水煎服。

　　复诊：自诉"服药后，腹内肠鸣、排气频作，肝区痛减、
腹胀消散"。病色去大半。诊其腹部平坦柔软。尚有肝区不
适，头晕乏力肢倦等症，守前方投药备 4 剂，服后诸症消失。
又以滋补肝肾法，方用一贯煎加减善其后，病告痊愈。

程绍恩（长春中医学院）

胃脘痛证治

于厦楼（长春中医学院）：胃脘痛又称胃痛，以胃脘部经常发生疼痛为主证。本证多见于西医的急慢性胃炎、胃、十二指肠球部溃疡、胃癌、胃神经官能症等。其病因常见于病邪犯胃，肝气犯胃，脾胃虚弱，其病位在胃，且与肝脾密切。我常把胃脘痛分七个证候治疗，其基础方为"自拟养胃汤"，其药物组成为党参20g，白术15g，当归15g，莱菔子15g，水红子15g，香橼15g，寸冬15g，白芷10g，甘草10g，水煎服。加减如下：阴虚候加石斛15g、沙参15g；阳虚候加黄芪25g、桂枝15g、白芍15g；虚寒候加良姜10g、吴茱萸15g、附子15g；郁滞候去白术、寸冬，加二丑15g、青皮10g、木香10g、香附15g；郁热候加藕节100g、白及30g、地榆炭30g、茜草15g、紫草15g、当归25g、寸冬20g；血瘀候加桃仁15g、红花15g、赤芍15g、苏木15g；痰饮候加茯苓50g、桂枝20g、白术50g，水煎服。基础方中党参、白术、甘草健脾和中；当归、白芷化瘀生新；莱菔子、水红子消食导滞；香橼疏肝理气，寸冬养阴而不滋滞，并有行气止痛，共奏行瘀导滞，健脾和中之功效。

谭家兴（长春中医学院）：胃与十二指肠溃疡，属于中医学的"胃脘痛"、"胃痛"、"心痛"等范畴。本病的发生多与情志和饮食所伤关系密切。胃溃疡有进食—疼痛—缓解—进食的规律，十二指肠溃疡多有疼痛—进食—缓解的规律，并发症有出血、穿孔、幽门狭窄或梗阻等。与胃炎、胃癌、胃肠神经官能症、胆囊炎、胆石症、钩虫病等鉴别。气滞证候，治宜疏肝理气，和胃止痛方药：柴胡疏肝汤加减。郁热证候，治宜泄热和胃，养阴柔肝，方用化肝煎加减；阴虚证候，治宜养胃阴，清虚热，一贯煎治疗；虚寒证候，治宜健脾和胃，温中散寒，方用理中丸或黄芪建中汤加减；瘀血证候，治宜活血化瘀，理气和胃，方用膈下逐瘀汤加减。如并发出血多者，可配用止血粉（炒蒲黄、乌贼骨、马勃、参三七粉等量共为细末）每次 5g，日 2～3 次，或大黄粉 5g、日 2～3 次，吞服。本病多与情志有关，故注意消除病人紧张和忧虑情绪，锻炼身体，增强体质，提高抗病能力，要注意饮食卫生，避免生冷刺激性饮食和烟酒，克服不良饮食习惯，如饥饱不节或暴饮暴食等。慎用或不用可的松、阿司匹林、保泰松、利血平、咖啡因和肾上腺皮质激素等药物。

田成福（四平市第一医院）：我们从 1983 年 1 月至 1984 年 12 月采用北京中医院"舒肝和胃散"治疗消化性溃疡 10 例，疗效满意。舒肝和胃散药物有海螵蛸 50g，浙贝母 10g，鸡内金 15g，红豆蔻 10g，郁金 10g，甘草 15g，疼痛加延胡索，呕吐加半夏，腹胀加川朴、莱菔子，每日 1 剂，分 2 次煎服。总有效率为 100%。与甲氰咪胍组 10 例疗效比较无明显差异，但无副作用，止酸止痛快，药价低廉，疗效确切，药源广泛，值得推广应用。

孙柏龄等（中国人民解放军 208 医院）：自 1972 年以来，我科应用及芍合剂辨证治疗胃及十二指肠球部溃疡 54 例，取得一定疗效，现初步小结如下：本组 54 例中，男性 50 例，女性 4 例；14 岁至 40 岁者 47 例，40 岁以上者 7 例。54 例均经过 X 线钡餐透视确诊，其中复合性溃疡 11 例，十二指肠球部溃疡 38 例，胃溃疡 5 例；病程 3 年以上 22 例，3 年以内 32 例，最长病程达 27 年。及芍合剂药用白及 25g，白芍 15g，甘草 5g，陈皮 15g（散剂以陈皮为主药，汤剂去陈皮）。虚寒证候加吴茱萸、甘松、肉桂等；虚热证候加沙参、石斛、竹茹等；气滞证候加槟榔、乌药、木香、川楝等；血瘀证候加五灵脂、蒲黄、丹参、地榆等；疼痛显著者加白芍、延胡索。汤剂每 3 日内服 2 剂，早晚各服 1 次；散剂按上述比例共为细末，每服 4g，日 4 次、空腹服。治疗结果，治愈 33 例，占总例数 61.5%，其中虚寒证候 23 例，血瘀证候 3 例，气滞证候 7 例；

显效 6 例，占总例数 11%，全部为虚寒证候；好转 11 例，占总例数 20%，其中虚寒证候 7 例，气滞证候 3 例，虚热证候 1 例；无效 4 例，占总例数 7%，其中虚寒证候 3 例，虚热证候 1 例。

及芍合剂中白及生肌止痛，白芍柔肝止痛，养血敛阴，甘草生肌止痛，诸药合奏收敛生肌，缓急止痛之功效。

曹铁梅等（中国人民解放军 208 医院）：我们用益疡灵（白及、香附、五灵脂等反复醋炙，按比例制成的复方胶囊剂）治疗胃溃疡 27 例，治愈率 90.48%，总有效率为 97.62%；治疗十二指肠球部溃疡 91 例，治愈率 75.73%，总有效率为 98.03%、糜烂性胃炎 8 例，治愈 6 例，好转 2 例，治愈率 75%，有效率为 100%。"益疡灵"治疗溃疡类疾病疗效可靠，尤其对胃溃疡疗效较佳，其作用机理与该药的活血化瘀、疏肝行气、祛腐生肌的功效密切相关。叶患，男，40 岁，病案号 149618。胃痛 20 年，1984 年 9 月 12 日在 208 医院胃镜检查证实，胃体后壁可见 2 处、胃小弯可见 4 处溃疡面，诊断为胃溃疡，服用"胃疡灵"30 天，症状、体征消失，体重增加 8 公斤。10 月 15 日胃镜检查证实，原 6 处溃疡均已消失，临床治愈出院，随访 2 年无复发。

蒋森（山西省临汾市人民医院）：笔者 10 年来，以自拟芪芍及草汤（丸）为主，治疗胃及十二指肠球部溃疡 62 例，效果较好，现小结如下：本组 62 例中，男性 56 例，女性 6 例；14~25 岁 3 例，26~50 岁 51 例，51 岁以上 8 例，病程 3 年以内 33 例，3 年以上者 29 例，其中最长者 12 年。本组病例均经 X 线钡透或纤维胃镜检查后确诊，其中胃溃疡 16 例；十二指肠球部溃疡 38 例；复合性溃疡 8 例；合并慢性胃炎者 11 例，慢性乙型肝炎 3 例。芪芍及草汤（丸）药物有黄芪、海螵蛸各 20~30g，白芍 15~18g，白及、甘松、鹿角胶（冲）延胡索各 12~15g，甘草 6~9g，水煎服。每日 1 剂，或研细末炼蜜为丸（每丸重 9g），每次 1 丸，日服 2~3 次。脾胃虚寒加党参、桂枝、干姜；肝胃不和加香附、佛手；血瘀阻络加三七（冲）蒲黄；胃阴不足加沙参、寸冬、石斛。治疗结果临床治愈23例，显效35例，无效4例，总有效率为93.5%。

芪芍及草汤，重用黄芪、甘草健脾益气以固本源；甘松、延胡索理气活血止痛；白芍、甘草缓急止痛；黄芪、鹿角胶、白及生肌愈疡；佐海螵蛸制酸止血。

金庆文等（吉林医学院）：我们用茶芪散为主临床辨证加减，治疗51例胃、十二指肠球部溃疡，均取得满意疗效。现总结如下：本例中男27例，女24例，共51例。年龄23～65岁之间，病程短1年半、长者10年。中医分证候，肝气郁滞16例，脾胃虚寒20例，胃阴虚10例，血瘀5例；胃溃疡21例，十二指肠球部溃疡30例，合并胃下垂3例，胃窦炎5例。茶芪散药有儿茶500g，川楝子250g，黄芪800g，五倍子250g，白及500g，海螵蛸500g，木香250g，砂仁250g，共为细末，每服10～15g，日2～3次，1个月为1个疗程。脾胃虚寒用甘草干姜汤送服茶芪散，胃阴虚主方加沙参、玉竹、黄精，血瘀用蒲黄、三棱煎汤送服茶芪散，肝气郁滞仅用主方即可。治疗结果：临床治愈19例，显效17例；有效12例；无效3例，总有效率94.1%。

翟跃（通榆县中医院）：笔者几年来，应用七味散治疗胃及十二指肠球部溃疡92例，疗效满意。现介绍如下：本组男71例，女21例，年龄在19～56岁间，病程最短6个月，最长19年，全部病例均有明显的临床症状，并经X线钡透后确诊。其中气滞证候24例，脾胃虚寒32例，胃热12例，寒热错杂24例。七味散系北京市验方，药用荜茇、鸡内金、肉桂、佛手、木香、良姜各9g，洗净烘干，粉碎灭菌，过100目筛，加入碳酸氢钠257g，碱式碳酸铋43g，混合均匀，装入胶囊，每粒含药0.5g，每次服4粒，日3次，1个月为1个疗程。治疗结果气滞24例中治愈17例，有效4例，无效3例；脾胃虚寒32例中治愈24例，有效4例；胃热12例中治愈2例，有效 3 例，无效 7 例；寒热错杂 24 例中治愈 10 例，有效 4 例，无效 10 例，总有效率为 73.9%。

七味散中木香、佛手行气止痛；肉桂、高良姜、荜茇温里祛寒止痛，内金消食健脾；碳酸铋有收敛之功，碳酸氢钠中和胃酸，而起止痛之效。诸药协同具有调整胃肠功能，收敛制酸之能，故对溃疡病的痉痛、腹胀、吞酸、嗳气等均有疗效。

陈渭凌等（长春空军医院一内科）：几年来，我们用溃疡散 1 号治疗胃、十二指肠球部溃疡 68 例，现将观察结果小结如下：68 例中男 27 例，女 5 例，年龄最小者 20 岁，最大为 46 岁，胃溃疡 8 例，十二指肠球部溃疡 20 例，复合性溃疡 4 例。治疗结果观察组 32 例中治愈 26 例，有效 2 例，无效 4 例。西药组 36 例中治愈 24 例，有效 4 例，无效 8 例。两组比较，中药组比西药组治愈率高 14.6%，平均治愈天数缩短 10.1 天。

溃疡 1 号药用海螵蛸 0.8g，延胡索 0.6g，枯矾 0.5g，甘草 0.5g，乌药 0.5g，痢特灵 25mg，利眠灵 3mg，共为细末。每服 3g，1 日 4 次，口服。方中海螵蛸、枯矾制酸、收敛、止血；乌药、延胡索寒止痛；甘草制酸收敛，减轻水肿，保护黏膜，痢特灵抗酶，促进蛋白合成，上皮细胞再生；利眠宁镇静。本方药源广泛，副作用较少，可广泛推广使用。

李兴楼等（舒兰县人民医院中医科）：几年来，我们运用自拟溃疡汤治疗 30 例胃、十二指肠球部溃疡，疗效较满意，现总结如下：本病 30 例中男 22 例，女 8 例，胃溃疡 11 例，十二指肠球部溃疡 19 例，其中 20～30 岁 3 例，31～40 岁 9 例，41～50 岁 13 例，51～60 岁 5 例，其中 31～50 岁为最多，占 73%；病程长短不一，最长者 20 余年，最短者 2 年，一般 2～8 年之间。30 例病人均经过化验室便潜血检查及 X 线钡餐透视，分别确诊为胃或十二指肠球部溃疡。30 例中临床治愈 7 例，有效 20 例，无效 3 例，总有效率为 90%。自拟溃疡汤药用海螵蛸 50g，酒炒大黄 5g，黄芪 25g，白术 15g，乳香 15g，

没药 15g、陈皮 15g、炒五灵脂 15g、炒延胡索 15g、煅瓦楞子
50g、降香 15g、郁金 25g、赤石脂 15g、甘草 25g，水煎服，每
日服 2~3 次。气滞加香附、青皮；虚寒加肉桂、干姜；血瘀
加赤芍、红花。方中乳香、没药、延胡索、五灵脂、瓦楞子、
郁金、降香等止痛效果较好，用之止痛以治标，黄芪、白术能
健脾胃，为治疗本病之主药。海螵蛸、煅瓦楞子、陈皮、郁金
等有制酸健胃舒肝之功用，乳香、没药、赤石脂具有生肌止痛
之功，从而收到了良好疗效。

程远大等（中国人民解放军 206 医院）：我们从 1980 年 3
月至 10 月间，用自拟健胃汤加味，治疗慢性胃、十二指肠炎
62 例，并设对照组观察，疗效较满意。现小结如下：62 例中
浅表性胃炎 49 例，肥厚性胃炎 2 例，单纯性十二指肠炎 11
例，其中虚寒 49 例，阴虚 6 例，气郁 7 例；对照组 39 例，其
中浅表性胃炎 25 例，肥厚性胃炎 2 例，单纯性十二指肠炎 5
例，虚寒 25 例，阴虚 4 例，气郁 3 例。观察组用健胃汤，辨
证加减投药，对照组均口服 204 胃药片。自拟健胃汤药用白芍
25g、白芷 15g、党参 25g、延胡索 15g、陈皮 20g，水煎服。虚
寒加附子 5g、干姜 10g、白术 25g；阴虚加寸冬 15g、石斛
20g、沙参 20g；气郁加香附 15g、柴胡 15g、枳壳 15g、旋覆花
15g、木香 5g。水煎成 100ml，1 日 2 次温服。1 个月为 1 个疗
程。治疗结果，观察组治愈率 50%，有效率 88.7%；对照组
治愈率 6.2%，有效率为 49.3%，经统计学处理，两组疗效差
异显著，观察组明显优于对照组（$P < 0.01$）。

章永红（南京中医学院）：胃脘痛初病多实，久病则由实
转虚，每多先伤胃气，后伤胃阴。如果禀赋不足，阳气衰微，
则寒自内生，阳损及阴，最后形成阴阳两虚之证。此证每以阳
虚为主，辨证要点为隐痛绵绵，喜按喜暖，常伴四肢不温或心
下动悸，故治疗当以建中益气为法，常用小建中汤合异功散加
味。如慢性胃脘痛属气虚者，亦当补气为主。胃痛之虚，自当
甘温通过补为治，此为正治。胃脘痛初病在气，久病则多及

血，故慢性胃脘痛及血者居多。气滞可致血瘀，郁可化火，从而导致瘀热内生，疼痛反复发作。辨证要点为胃脘痛呈持续性发作，或疼部位较固定，呈刺痛、灼痛感，舌常有紫斑，苔黄或薄黄，治疗当以化瘀清热为主，常用失笑散合青蒲饮加味，或用海浮散合百合汤加味。肝气犯胃，木乘土，气滞日久，郁而化火生热。火热之性易灼伤阴津，从而导致肝胃之阴亏耗。阴津亏损，胃络失养，则疼痛屡发难愈。辨证要点为舌红少苔或无苔，或有裂纹，胃脘阵阵作痛，有挛急感，口干欲饮，或伴有胃脘嘈杂善饥，大便干结。故宜用酸甘化阴之法，取酸能柔肝，甘令津还，用芍药甘草汤合乌芍散加味，可用乌梅、芍药、甘草、木瓜为基本方加味，果亦佳。肝胃阴津亏耗之慢性胃脘痛，常可致大便干结难解，肝胃之阴得复，便自通畅，大便之通畅又有利于肝胃阴之恢复，脘痛自得解除。故治疗时需要注意大便情况。

对慢性胃脘痛的临床治疗中用药问题，需要特别强调的是性平之药不伤人之正气，又不碍邪，对脾胃尤其有利。若药性偏香燥则伤胃阴，偏滋腻则留脾湿，偏苦寒则伤胃气，故用药力求温而不燥，补而不滞，滋而不腻，以维护胃气为要。

慢性胃脘痛患者除了服药外，饮食的调养十分重要。以淡素为宜，以易消化而又营养丰富为佳。切忌一切辛辣刺激之品，生冷滋腻之物及烟酒均应避免为宜。

张继有（吉林省中医中药研究院）：我治疗胃脘痛常用方剂有：脾困失运方用藿香15g，佩兰15g，厚朴15g，木香10g，苏叶10g，白芍25g，莱菔子15g，佛手15g，茯苓25g，当归15g，三仙45g，薄荷7.5g；脾虚失运方用党参20g，当归15g，陈皮10g，佛手15g，厚朴15g，枳壳15g，黄连7.5g，木香10g，茯苓25g，佩兰15g，香附15g，莱菔子15g；肝失调达方用陈皮15g，白芍25g，厚朴15g，佛手15g，枳壳10g，莱菔子15g，佩兰15g，香附15g，焦栀子10g，薄荷7.5g，党参15g，茯苓25g；肝气犯胃方用藿香15g，厚朴15g，陈皮

15g，白芍25g，茯苓25g，党参25g，清半夏10g，香附15g，木香10g，焦栀子10g，薄荷7.5g，川楝子6g；气郁化热方用香附15g，川楝子15g，白芍25g，陈皮15g，枳壳10g，当归20g，炙大黄7g，黄连7g，焦栀10g，薄荷7.5g，佛手15g，莱菔子15g。

王庆文（吉林省中医中药研究院）：胃脘痛辨证要点是一要辨缓急。凡发病急骤，疼痛剧烈，变化迅速者多由寒邪直中，恣食生冷，暴饮暴食，积而不化所致；凡发病缓慢，病势较缓者，多由肝木克土、脾胃虚弱而成。二要辨寒热。寒痛又要辨虚实，实寒者胃脘部暴痛甚，得温痛减，遇寒痛甚，拒按脉紧；虚寒者疼痛多隐痛，喜温喜按；热痛者多为肝郁化火，恣食辛辣所致。胃脘热痛，得冷痛缓；三要辨虚实。寒邪犯胃，饮食所伤，肝气犯胃，瘀血停着多属实证，脾胃虚弱，胃阴不足多属虚证。凉而拒按者多实，温而喜按者多虚，新病多实，久病多虚；四要辨在气在血，初病在气，久病在血。胀而窜痛者在气，刺而定痛者在血。

在治疗方面，肝气犯胃，气机郁滞者，以理气和胃为法，柴胡疏肝散治之。寒客胃腑，凝滞气机者，治以温胃散寒，方用良附丸加味。对于瘀血停积，阻滞气机者，以活血化瘀为法，方如失笑散、丹参饮等。另若见虚证胃痛，如脾胃虚寒，治宜益气补中、温阳止痛法，方用黄芪建中汤加味。胃阴不足，法宜养阴和胃，润燥止痛，方用益胃汤加味。

杜去非（通化市中医院）：我们用平胃散加味治疗胃脘痛59例，疗效满意，现总结如下：本组59例，其中男23例，女36例，年龄16～35岁35例，36～60岁24例，诊断单纯性十二指肠溃疡15例，慢性胃炎31例，十二指肠炎13例，病程1年以内32例，2～4年20例、5～8年7例，59例中气滞证候20例，火郁证候6例，血瘀证候15例，胃热证候3例，脾胃虚寒证候15例。治疗结果：痊愈43例，占72.9%，好转9例，占15.3%，无效17例，占11.9%，总有效率为 88.1%。

平胃散药用苍术、厚朴、陈皮、甘草、槟榔、香附、乌药、砂仁、莱菔子、水煎服，每日 1 剂，早晚各服 1 次。气滞加苏梗、白豆蔻、郁金；火郁减苍术、香附、榔片，加大黄、栀子、玄参；血瘀去苍术、槟榔、香附，加白芍、白及、藕节；胃热加黄芩、柴胡、黄连；虚寒加半夏、藿香、桂枝。

王德贤（扬州医学院）： 笔者从 1985 年 4 月至 1986 年 10 月，辨证治疗慢性胃炎 35 例，获得满意疗效。今报道如下：本组 35 例中男 19 例，女 16 例，年龄 25～79 岁，病程 1 年以内 24 例、1～5 年者 7 例；5 年以上者 4 例。属慢性浅表性胃炎 32 例、慢性萎缩性胃炎 3 例，合并轻度胃下垂 1 例。服药 30 天为 1 个疗程，一般治疗 2 个疗程。脾胃阳虚，治宜健脾益气法，用香砂六君子汤加味。气虚夹瘀加红花、桃仁、丹参、延胡索；阳虚夹瘀加桂枝、高良姜、细辛、赤白芍；兼气滞加香橼皮、佛手、玫瑰花、砂仁，重者选用枳实、乌药；夹胃热者，宗东垣甘寒泻火法用升阳益胃汤加减。脾胃阴虚，治宜养阴和胃，佐以活血化瘀，用叶氏养胃汤加减治疗；夹瘀加丹皮、赤芍、泽兰；夹胃热加黄连、蒲公英；出血加三七、白及等。肝胃不和，治宜舒肝和胃法，方用四逆散加减；脾胃气虚加太子参；脾胃阴虚合养胃汤；肝火犯胃加左金丸；肝胃阴虚用叶氏酸甘济阴法，药用芍药、甘草、石斛、木瓜等。经治疗治愈 25 例，有效 6 例，无效 4 例。

李述文（镇赉县中医院）： 笔者自 1981 年 5 月至 1987 年 12 月，用自拟溃疡膏治疗十二指肠球部溃疡 50 例，疗效确切，兹将治疗情况介绍如下：

方剂组成：党参、茯苓、山药、生谷芽、甘草、当归、白芍、鹿角霜、乌贼骨粉各 50g，生地、酸枣仁、柏子仁各 100g，蜂蜜 1000g，脾虚胃寒用原方；肝胃不和加香附 30g、川楝子 100g；寒热错杂加焦栀子 50g、黄芩 50g；兼停饮加服茯苓饮；兼血瘀加服三七白及粉 5g（三七 2 份、白及 4 份、炒大黄2份共为细末)。

将上药粉为粗末，加水3000ml，慢火煎30分钟，过滤去渣，再浓缩至250ml，加蜜做膏，贮于清洁容器内备用。每次服用20ml饭前半小时温开水冲服，日3次，重者睡前加服30ml，禁忌辛辣刺激性食物及浓茶。

【按】胃脘痛又称胃痛，以胃脘部经常发生疼痛为主证。临床须与真心痛、胁痛、腹痛相鉴别。此证包括西医学的急慢性胃炎、胃十二指肠溃疡、胃癌、胃神经官能症等。

本病病因证型较多，病机亦较为复杂，临床以寒邪、气滞、食积、热郁、血瘀者为多见，但如脾胃虚寒和胃阴亏虚之胃痛，临床亦不鲜见。本证虽病位在胃，但与肝、脾有着极为密切关系，临床须审证求因，辨证施治。如证属病邪阻滞者，当辨之以祛其邪；如属肝气郁滞者，当疏肝理气；属食滞中阻者，当消导以和中；如属脏腑失调者，亦当细辨以调理之；如属脾胃阳虚者，当温补脾阳；属胃阴不足者，又当益胃养阴；疼痛日久不愈，化火伤阴或血瘀所致者，亦当分别应用清火、养阴、化瘀等法。上述医家之证治，即依"审证求因、辨证而治"，理法方药各有奇功。由此可见，胃痛治法，虽有"通则不痛"之治则，但绝不可限于"通"之一法。

南征（长春中医学院）

结石症证治

赵洪斌（吉林省人民医院中医科）：我用消石汤治愈 6 例泌尿系结石，均获得满意疗效。泌尿系结石为中医之"石淋"范畴，为肾亏阴虚所致，肾之虚则膀胱生热，故治疗上皆以清热利湿、通利水道、消除砂石为主。

消石汤药物有金钱草 50g，鸡内金 50g，滑石 30g，甘草 10g，木通 20g，萹蓄 20g，灯芯 10g，川断 15g，三七 20g，水煎服。方中滑石、甘草、萹蓄、木通、灯芯为清热利湿，通利小便之品，是治石淋之要药。内金、金钱草不独有助消化之功，且有消磨砂石之能，三七有消瘀止痛、活血通经的作用。对高位结石不嵌顿者，可加火硝末 2.5g，冲服，效果更佳。

毛雪梅等（沈铁吉林中心医院）：我们近十多年来用大柴胡汤加减治疗胆囊炎合并胆石者 10 例，疗效满意。常用大柴胡汤合茵陈蒿汤，药用：柴胡、半夏、木香各 10g，枳实、大黄、黄芩、栀子、青皮各 15g，茵陈、金钱草各 50g，白芍、川楝、延胡索各 20g，金钱花、公英各 25g，芒硝（冲服）10g，水煎服。

宗言顺（北京联合大学中医药学院）：泌尿系结石属中医石淋、砂淋范畴。近年来治疗 32 例泌尿系结石，疗效满意，经治后全部病例均排出结石，X 线复查结石阴影消失。常用方为通淋涤石汤，药用：芒硝 12～15g，鸡内金 12～15g，鱼脑石 12～15g，金钱草 30～60g，萹蓄 20～30g，瞿麦 20～30g，海金沙 12～15g，冬葵子 12～15g，生地 10～15g，甘草 10～12g，水煎服。脐腹痛或绞痛加木香、延胡索、郁金、炒川楝子；小便涩痛加重或尿涩不畅者加琥珀，并重用萹蓄、瞿麦，或加车前子、木通等；尿血加白茅根、大小蓟或地榆炭、槐花炭，并重用生地；肾虚腰痛加寄生、川断、菟丝子等；肝肾阴虚加心烦燥热者加丹皮、地骨皮等；气虚体弱者加生芪、党参、白术、山药等。血虚脉细加当归、白芍等。

李杰（江苏省宝应县中医院）：沁尿系结石辨治四法为湿热蕴结下焦，清利通淋排石；气滞瘀阻少阴，行气化瘀通石；日久脾虚气弱，益气健脾化石；病久肾阳虚弱，温肾壮阳溶石。清热通淋排石，方用八正散加减；行气化瘀通石，方用小蓟饮子合沉香散加减；益气健脾化石，方用补中益气汤加减；温肾壮阳溶石，方用右归饮合二仙汤加减。

李家祥等（镇赉具中医院）：我们用三联法治疗50例胆石症患者，疗效满意。经治疗50例中治愈28例，占56%，显效22例，占44%，总有效率为100%。三联法为：①口服中药煮散，每服15g，1日2次，药物有柴胡15g，白芍30g，枳实15g，大黄15g，黄芩15g，白芍30g，枳实15g，大黄15g，半夏15g，生甘草15g，郁金20g，片姜黄20g，元明粉15g，木香5g，金钱草20g，海金沙20g，共为细末。②旋转磁场，以CL－7B型磁疗仪之旋转磁头，置于胆囊体表投影区或胆区疼痛最显著部位，施治20~30分钟，病情轻者每2日1次，重者每日1次。③磁珠压耳；以直径2mm左右的磁珠，置于耳之胰、胆、脾胃、小肠、大肠、神门、交感、内分泌、皮质下、心肾、肺等穴位，以2日1次，左右耳交替压耳。以上三种方法同时进行，此为三联法。

王炳恒等（大庆市第一医院）：我们用耳穴压迫法治疗泌尿系结石41例，疗效满意。经治疗后，有21人排石，最大结石为0.7cm×1.0cm。其中11例经X线腹部平片或B超复查，证实结石阴影消失，尿常规和肾图已恢复正常，临床症状消失，定为痊愈占27%；10例已排出部分沙石样结石，临床症状基本消失，定为显效，占24.4%；8例经X线腹部平片或B超复查，结石部位分别下移2~3cm，定为有效，占15%；无效12例，占29%，总有效率为71%。治疗方法是，取耳穴之肾穴、膀胱穴、输尿管穴、尿道穴、三焦穴、外生殖器穴等，于穴位局部放置王不留行籽，每穴 1 粒，用胶布固定，每日压迫 5 次，压迫时用拇指和食指于籽上依次频频按压，直至压穴处有微痛感为适度，每次时间为 30 分钟，3 天换药籽 1 次。治疗中停用一切其他治疗。嘱病人在耳压前 20 分钟饮水250～500ml，并适当增加活动量，以促排石。

曹铁梅等（中国人民解放军 208 医院）：我们认为泌尿系结石性状与中医辨证分证候之间有较密切的关系。在 15 例患者中 5 例实热证候者，其性状是质硬或略硬；湿热证候 7 例，其结石质地为硬疏相兼；虚热证候 3 例，均为质疏组。质硬组为褐色，或灰褐相兼，多为圆形边缘多无毛刺，质地较硬，指力难以粉碎者；质疏组色淡黄，或淡黄、灰白相间，状如细沙堆积，部分边有毛刺，其质疏，轻轻碰即能粉碎；硬疏相兼组其色泽以褐、黄、灰相兼，大小形状不一，其色深部分次质坚硬，色浅部分质地较疏，边有毛刺。

杜怀棠（北京中医学院东直门医院）：全国著名老中医董建华教授治疗石淋证经验极为丰富。他对湿热蕴结下焦，积久成石者，治以清热利湿，消石通淋。常用处方：金钱草 60g、鸡内金、木通、酒大黄、乌药各 5g，车前子（包煎）、火麻仁、萆薢 12g，泽泻、甘草梢、赤白芍、丹皮各 10g，水煎服。湿热蕴积则"小便如粟"，此石淋也。临床常用八正散加减治之，但因各患兼证不同，可随证加减：痛剧不能转侧，可加赤白芍、乌药、丹皮以活血理气；若是素有胸痹兼纳谷不香加郁金、枳实、腹皮以行气解郁；若是小便涩痛，尿中带血，加首乌、寄生、牛膝以壮腰补肾，加生地、元参以凉血止血。若是如此灵活化裁，标本兼顾，能收到良效。

孙连礼等（吉林化工医院）：我们从 1980 年至今，运用重剂加减八正散治疗泌尿系结石 34 例，疗效满意。经治疗排石者 21 例，结石下移 2cm 以上者 9 例，总有效率为 88.3%。共排出结石 28 块，平均排石时间为 62.2 天，其中最短为 3 天，最长为 108 天。常用基本方：药用海金沙 50g，金钱草

50g，牛膝 30g，滑石 50g，大黄 20～30g，木通 15g，车前 20g，萹蓄 20g，瞿麦 20g，石韦 20g，甘草 10g，水煎服。消石散：地龙、内金、琥珀，按3:2:1比例配制共为细末备用。脾虚加白术、山药；肾阳虚加菟丝子、补骨脂、肉苁蓉；肾阴虚加女贞子、知母、生地；气血虚加黄芪、党参、当归、熟地；腰痛加杜仲、枸杞子、桑寄生、川断；血尿加大小蓟、白茅根；血瘀加王不留行、三棱、莪术、桃仁、红花、赤芍。

王建中（榆树县双井公社双井大队卫生所）、王希廷（舒兰县太平中心卫生院）：王建中自拟方治疗肾结石，疗效满意。自拟处方，药用石见穿 15g，白商陆 10g，海浮石 10g，海金沙 10g，黄芩 20g，金钱草 50g，硝石 5g。水煎后冲鸡内金粉 50g，琥珀粉 20g，日 3 次口服。王希廷用胆道排石汤治愈胆石症多例，均获显效。常用方是金钱草 50g，茵陈 50g，延胡索 20g，枳壳 15g，郁金 15g，大黄 10g，黄芩 15g，栀子 15g，木香 10g，芒硝 10g（冲），水煎服。

李晓春等（白求恩医大一院中医科）：近 8 年来，我们采用耳压法对胆石症 86 例进行了临床疗效观察，疗效满意，近期治愈 12 例（13.9%），好转 65 例（75.6%），无效 9 例（10.5%），总有效率为 89.5%。

耳压法具体操作如下，工具：将治疗用的王不留行籽，浸泡于75%酒精中消毒，24 小时后捞出晾干，放入耳压板方格孔内，用绊创膏胶布粘好备用。取穴：主穴选用肝、胆、胰、脾、胆$_1$、胆$_2$、胃三角。配穴选三焦、大肠、交感、前迷走、后迷走。取穴前先用北京产的"多用电子穴位探测仪"探测耳穴部位敏感点进行组穴，主穴取 4～5 个穴位，配穴取 3～4 个穴位即可，同时再根据病人的临床症状进行加减其主穴位。如胁部胀痛明显者，加压皮质下；有畏寒发热者，加压肾上腺、退热点；神疲乏力者，加压疲劳消除区。操作：治疗前用75%酒精消毒按压耳郭前后，然后用备好的王不留行籽，贴压于耳穴部位，双耳交替，隔日 1 次，15 次为 1 个疗程，治疗期间停用一切利胆排石药物，治疗中要求病人进高脂饮食（每日一个猪蹄）吃猪蹄后 20 分钟，左侧卧位，腰部垫高用手不断按压右上腹部，以促进胆汁分泌，提高排石能力。

朱显富（前郭县中医院）： 肝内胆管结石、胆囊炎患者，男，44 岁，1988 年 9 月 1 日初诊。该患上腹部疼痛 12 年，屡治无数而来求诊。症状有右上腹部刺痛、向后背放散，两胁作痛倦怠无力，头晕恶心，便秘，脉沉弦。B 超提示：肝右叶肝内胆管结石、胆囊炎。综合脉证属肝胆郁结，拟疏肝利胆汤：茵陈 40g，柴胡 10g，黄芩 15g，大黄 10g，水煎服。6 剂后又加郁金、香附，进药 18 剂，最后又投行气活血化瘀方：柴胡 10g，白芍 150g，枳壳 10g，白芥子 15g，乳香 15g，木香 5g，桃仁 15g，药进 2 剂痛减，共服 20 剂，痊愈出院，随访 1 年未复发。方中选用柴胡、枳壳、木香、疏肝行气，乳香、桃仁、白芥子开郁散结，重用白芍以助柴胡之平肝，配伍得当，故收速效。

于福年等（黑龙江中医学院）： 马骥教授妙用芒硝治疗泌尿系结石。马老治疗该病，屡用自制"化石汤"和"化石散"二方，或单用或并用，收效极速。

化石汤方：生地 25g，四川大叶金钱草 50g，冬葵子 25g，胡桃肉 50g，石韦 15g，滑石（包煎）25g，瞿麦 20g，炒车前子（包煎）25g，川牛膝 25g，生甘草 10g，净芒硝 20g，（另包，分 3 次服，若服泻甚者，可适当减量），水煎日 1 剂分 3 次温服。

化石散方：琥珀 30g，芒硝 100g，硼砂 20g，海金沙 100g。将上药研成极细末，每日服 5g，日三次。一般服化石散或汤即可，若证情较重者，二方可以同时服用，分次频服，效果较为显著，无任何副作用。

方中芒硝有软坚消石之功，《神农本草经》载：芒硝"能化七十二石"，有泻热通结、破五淋、利二便之作用。配伍海金沙、冬葵子、石韦、滑石、瞿麦等通淋排石之药，则效果更佳。芒硝初服缓泻，余无不良反应，是治疗结石症的灵效之药。

【按】结石症为现代医学名词，中国古代无此病名。据其临床症状，可于中医的胁痛、黄疸（胆系结石）、石淋（泌尿系结石）等病证中找到相应的证候与治法。

肾结石及尿路结石，属中医的"石淋"（砂淋）范畴。《中藏经》对其成因、发病等已有较全面的认识，如"砂淋者，腹脐中隐痛，小便难，其痛不可忍，须史，从小便中下如砂石之类"，并指出此乃"虚伤真气，邪热渐强，结聚而成砂"。唐·孙思邈《千金要方》已有治疗砂淋的专门方药。宋·《太平惠民和剂局方》的石韦散，是后世治疗此病的常用方，其基本功能为清热利湿、补肾通淋。明清时代治砂淋之方剂多是在此基础上化裁而成，常用中药有：石韦、滑石、瞿麦、木通、车前子、冬葵子、王不留行等。清·沈金鳌《杂病源流犀烛》载"二神散"（海金沙、滑石），为近代治疗泌尿结石之先河。

胆石症，属中医"黄疸"、"胁痛"范畴。多由气血郁滞、肝胆湿热所致，故治疗多以清热利湿，行气化瘀为法，常用方剂有龙胆泻肝汤、大柴胡汤、茵陈蒿汤等。

近代治疗结石症比古代医家疗效显著，方药除上述清热利湿之剂外，经临床观察，筛选有效排石中药多味，对治疗结石症有较大突破，如海金沙、金钱草、鸡内金、玉米须、鱼脑石、大黄、芒硝等，均具有较好的排石功能，在临床上已收到较为理想的效果。另外，运用针刺疗法及耳穴压迫法促进排石，疗效亦很肯定，已为临床广泛采用。

以上 10 篇治疗结石症的文章，各有其特点，然其基本治则，仍以清热利湿、化瘀排石为主。读者从中可获得治疗方面的教益与启迪。

宗媚娟（《吉林中医药》编辑部）

消渴证治

盖国忠（长春中医学院）：笔者随师侍诊，每见任继学教授诊治消渴病，别出心裁，诊有特色，治具枢机。任继学教授认为，治疗消渴病补阴养津不能成为正法，必须先辨明其阴虚、阳虚，然后再补。阳虚补阳，以动配静，于"阴中求之"，则阳动阴生，阴津自足；阴虚补阴，以静配动，于"阳中求之"，则阴静阳复，阴液乃化；动静结合，终使"阳化气，阴成形"，阴阳协调，津血自复，燥邪当除而病乃愈。故肺胃阴虚者，宜滋阴润燥，生津止渴，方选白虎人参汤；肺胃阳虚者，当补阳生阴，化液润燥，方用双补丸（鹿角胶、人参、茯苓、薏苡仁、熟地、肉苁蓉、当归身、石斛、黄芪、木瓜、五味子、菟丝子、覆盆子、沉香、泽泻、麝香）；肝胃阴虚者，法取养阴平肝、益胃生津，方选柳氏方（生地、沙参、知母、天花粉、生石膏、生甘草、麦门冬、五味子、牡蛎、茯苓、川黄连）；肝胃阳虚者，用补阳暖肝、温胃生津法、方选滋膵饮（生黄芪、生地、生山药、净山萸肉、生猪胰子）加肉桂、附子、炒川椒；肝肾阴虚者，法用滋肾养肝、生津润燥、方选乌龙汤（龟板、生地、天冬、沙参、蛤蚧粉、女贞子、料穞豆、山药、茯苓、泽泻、车前子、藕节）；肝肾阳虚者，法当温肾暖肝、化液生津、方用金匮肾气丸、加鹿茸粉。任老常用自拟消渴方，此为治疗消渴病基本方，药用知母30g，黄精、天花粉各15g，生山药、生地、天冬各25g，大队养阴清热、生津润燥之品为君，辅以附子2g，肉桂3g，温阳化气，生津化液，即取"阳生阴长"之意，加少许红花以畅经络之瘀，佐山萸肉10g，石斛10g，以助肾统五液之能，上药合用共奏津生燥除之功效。

李育才（长春市宽城区糖尿病研究所）：我们用自拟降酮

汤治疗糖尿病酮症 33 例，疗效较好。33 例中显效 22 例，有效 6 例，无效 5 例。降酮汤组成有：生芪 40g，山药 30g，元参 35g，苍术 20g，黄芩 15g，黄连 15g，黄柏 15g，栀子 20g，生地 30g，当归 20g，川芎 15g，赤芍 15g，茯苓 20g，生牡蛎 50g，水煎服。头晕头痛加夏枯草、钩藤、生龙骨、菊花；渴饮无度加生石膏、知母、天花粉、海蛤粉；视物模糊加青葙子、枸杞子、草决明、茺蔚子；恶心呕吐加陈皮、半夏、竹茹、佩兰；小便频多加桑螵蛸、覆盆子、菟丝子、五倍子；尿中有蛋白加川续断、白花蛇舌草、重用黄芪；昏睡加郁金、菖蒲、远志。

朱秀峰（公主岭市中医院）：我们用"降糖 1 号"和降糖丸"，治疗糖尿病 32 例，收到较好疗效。本组 32 例，男 24 例，女 8 例，年龄 24～74 岁之间，病程 6 个月～5 年，32 例中 27 例出现明显多饮，多食，多尿，消瘦乏力等症状。尿糖（＋＋＋＋）23 例，（＋＋＋）5 例，（＋）4 例。空腹血糖 210～350mg% 18 例，210mg% 以下 16 例。

降糖 1 号由黄芪、玄参、麦冬、生地、石斛、石膏、花粉、五味子、玉竹、山萸肉、枸杞子、龟板、黄连组成。属上消重用花粉、生地、麦冬；属中消者重用石膏、黄连，加山药；属下消者，减玄参、生地、麦冬、黄连、加熟地、附子、肉桂、巴戟、肉苁蓉。视物模糊者重用枸杞子，加入蒺藜。阴虚阳亢者加石决明、白芍，有瘀象者加丹参、川芎、益母草。上药水煎服，日 1 剂，3 个月为 1 个疗程。

降糖丸：鸡鸭肫各 50 个（焙干研末），人参 20g，龟板 30g，知母 50g，石膏 100g，上药共为细末，装入胶囊，每粒 0.5g，日服 3 次，每次 10 粒，每 2 个月为 1 个疗程。

治疗结果：1 个疗程获效 12 例，2 个疗程获效 14 例，3 个疗程获效 4 例，2 例无效，总有效率为 94%。

杨淑清（镇赉县医院中医科）：我用辨证施治的方法治疗糖尿病 35 例，治疗结果：35 例中除 1 例因酮症酸中毒死亡和

1 例无效外，其余 33 例自觉症状基本消失，尤其三多证消失更为明显。对 33 例病人均停药 1 周后复查空腹血糖与尿糖、血糖正常、尿糖阴性者 23 例，血糖升高者 5 例，尿糖改变者 2 例。本组病人最多疗程 50 天，最少 7 天，平均疗程为 1 个月。

本组 35 例，男 18 例，女 17 例，年龄 21～30 岁 6 例，31～40 岁 1 例，41～50 岁 7 例，51～60 岁 19 例，61～74 岁 2 例，平均年龄 54 岁。辨证：阴虚燥热者 9 例，气阴两虚 26 例，合并高血压病 7 例，冠心病 6 例，动脉硬化症 5 例，肺气肿 1 例，双下肢纤维毛细血管瘤 1 例，肝硬化 1 例，酮症 3 例，白内障 1 例。35 例病人在控制饮食情况下，空腹血糖为 160～470mg%，尿糖（＋＋＋～＋＋＋＋），病程 6 个月至 15 年，平均 7 年。

辨证治疗：阴虚燥热，治宜甘寒滋阴，生津止渴，方用生地 30g，天冬 30g，麦冬 30g，天花粉 30g，玄参 25g，石斛 5g，知母 10g，石膏 40g，枸杞子 15g，沙参 15g，黄连 5g，水煎服。气阴两虚，治宜温阳健脾，补肾固涩，方用：黄芪 30g 或用红参 30g，女贞子 25g，熟地 25g，生山药 50g，天冬 30g，麦冬 30g，附子 1g，金樱子 25g，知母 15g，葛根 15g，天花粉 20g，丝饼 20g，当归 15g，水煎服。

徐晨（吉林省人民医院）：复方人参降糖素是吉林人参研制的一种新的降血糖药，由人参、知母、五味子、干姜等药物组成。我对 19 例糖尿病患者进行治疗，结果临床症状消失，空腹血糖下降到正常或比治疗前下降 50mg% 以上者 7 例（显效）；临床症状基本消失，空腹血糖比治疗前下降 30～49mg% 者 6 例（好转）；无效 6 例，总有效率为 68.42%。

本组 19 例中男 10 例，女 9 例，年龄在 22～66 岁之间，病程 1～13 年，空腹血糖治疗剂在 156～385mg% 之间，其中 156～250mg% 7 人，251mg% 以上者 12 人。

复方人参降糖素为胶囊，日 3 次，1 次口服 5～8 粒，治疗观察 1 个月。

王建中（榆树县双井卫生院）：笔者用猪胰麦芽汤治疗糖尿病 2 例，均获满意疗效。

猪胰麦芽汤组成：生猪胰 150g、麦芽 300g 加水 1000～1200ml，煎成 600～800ml、当茶温服、每次 200ml，渴时即饮。本方中猪胰补胰滋阴，麦芽助消化，《本草经疏》谓："主开胃补脾、消化水谷"，张锡纯谓其："能通利二便"。两药配合有补胰敛阴液，消阳热偏盛之功，补中有滋，消中寓敛故疗效显矣。

一患姓黄，男，49 岁，农民，1981 年 7 月 4 日来诊。从 1980 年患糖尿病，用本方 5 剂治愈，1984 年 3 月 8 日随访，病无复发、参加正常劳动；又一患姓曹，男，51 岁，教师，1980 年 3 月 9 日来诊。1979 年患糖尿病，用本方 6 剂治愈，1984 年 4 月追访，无复发。

刘之谦（吉林省中医中药研究院）：我院名誉院长张继有主任医师有一个滋阴降火、生津止渴为主治疗糖尿病的方剂，即党参 15g，麦冬 20g，五味子 10g，天花粉 25g，石斛 20g，女贞子 25g，枸杞子 25g，生石膏 50g，知母 25g，生地 20g，甘草 10g，金樱子 25g，水煎服，日 2 次，2 剂服 3 天。阴虚为主，胃热不甚，渴饮不剧者，可减轻或减掉石膏、知母，即去白虎汤之清泄阳明，而加重滋肾之品；血糖不降加苍术、玄参；尿糖不降加黄芪、山药、草薢；心火盛加黄连、白薇等。方中生脉散与天花粉、石斛益气生津止渴，玉泉散与知母、生地滋阴清热，女贞子、枸杞子、金樱子补肾阴。滋阴治本，清热治标，则燥热渐清，肾阴渐复，消渴渐愈。临床遂收到较好疗效。

董治中（扶余市中医院）：笔者用人参白虎汤治疗糖尿病 8 例，均获临床治愈。本组 8 例中男 6 例，女 2 例，年龄最大者 82 岁，最小者 40 岁，病程长者 6 个月，短者 2 个月；疗程长者 60 天，短者 28 天。人参白虎汤药用生石膏 50g，知母 15g，白参 10g，大米 10g，甘草 15g；水煎服。每日 1 剂分为 2

次服。加减：饮多者加石斛 15g；尿多者加覆盆子 15g、桑螵蛸 15g；舌质暗红者加丹参 25g。

本组 8 例患者，临床症状全部消失，空腹血糖降至 120mg% 以下，尿糖连续 3 次呈阴性，经追访半年以上无复发，全部治愈。

本方以石膏为君清肺胃之热邪，且石膏为甘寒之品，具清内热而养其阴之效；配知母清热而养阴；人参益气生津；大米代粳米生胃津、益胃气；甘草和胃养阴，诸药协同兼随证加减，故能效如桴鼓。

田永淑（河北医学院二院中医科）：我院从 1978 年以来，用自拟抑糖汤为基本方，辨证加减治疗 215 例糖尿病患者，疗效较满意，现总结如下：本组 215 人中男 103 例，女 112 例，年龄 20 岁以下 3 例，21～40 岁 38 例，41～60 岁 150 例，61 岁以上 24 例。

抑糖汤组成：生石膏 30g，生山药 30g，麦冬 20g，天花粉 20g，熟地 20g，石斛 15g，萆薢 15g，芡实 15g，覆盆子 15g，菟丝子 15g，桑螵蛸 15g，益智仁 10g，五倍子 6g，水煎服，每日 2 次。久病体虚加党参 15g，黄芪 20g，枸杞子 15g；口干渴重者加花粉、麦冬适量，山萸肉 20g；饥饿感甚者熟地用至 60g；发疖肿加金银花、连翘、公英、地丁各 10g；兼泌尿系感染加萹蓄 30g，瞿麦 30g，黄柏 10g。治疗结果痊愈者 62 例，好转 88 例，无效 65 例，总有效率为 70%。

刘国英（吉林省劳改中心医院）：笔者临床多年，用中药治疗糖尿病 104 例，效果满意。自拟方药用黄芪、薏苡仁、山药、玄参、花粉、苍术、五味子、龙骨、牡蛎。若肺胃阴虚加沙参、生地、百合、石斛、当归、白芍；肺肾阴虚加女贞子、首乌、杜仲、菟丝子、枣仁；气滞血瘀、气阴两伤加丹参、桃仁、红花、五灵脂、香附、川楝子；兼有冠心病、高血压加葛根、夏枯草、石斛、生山楂、丹参；心悸失眠加枣仁、首乌、远志、石菖蒲、龙骨、牡蛎；尿糖不降重用花粉、生地、加乌梅或五味子；血糖不降加党参、知母、生石膏、旱莲草；阴阳俱虚加羊藿叶、补骨脂、巴戟天、附子、肉桂、或用锁阳、阳起石等。

经治疗痊愈 39 例，占 37.5%；好转 51 例，占 49%；无效 14 例，占 13.5%，总有效率为 86.5%。

【按】消渴是指以多饮、多食、多尿、形体消瘦，或尿有甜味为特征的疾病。一般认为多因饮食不节或情志失调所引起。

消渴一词，首见于《内经》。《素问·奇病论》曰："此人必数食甘美而多肥也。肥者令人内热，甘者令人中满，故其气上溢，转为消渴"。又称之为"消"，《素问·阴阳别论》曰："二阳结谓之消"。更多的称为"消瘅"，如《灵枢·五变篇》曰"怒则气上逆，胸中蓄积，血气逆留，髋皮充肌，血脉不行，转而为热，热则消肌肤，故为消瘅"。又谓："五脏皆柔弱者，善病消瘅"。其他尚有"膈消"、"肺消"、"消中"等不同名称。

消渴之病因，如上所述，《内经》认为多是数食甘美，或情志失调（怒则气上逆），或五脏柔弱等。其病机主要为中满胃热所致，如：《灵枢·师传篇》曰："胃中热则消谷，令人悬心善饥"。"二阳结谓之消"，张璐注曰："二阳者，阳明也。手阳明大肠主津，病消则目黄口干，是津不足也。足阳明胃主血，热则消谷善饥，血中伏火，乃血不足也。结者，津液不足、结而不润，皆燥热为病也"。可见《内经》述消渴症之病机，概括起来就是热结肠胃，耗伤津液，故消谷善饥，为脾胃之疾也。《内经》又有所谓"肺消"者，《素问·气厥论》云："心移寒于肺，肺消。肺消者，饮一溲二，死不治。……移热于肺，传为膈消"。王冰注曰："心为阳脏，反受诸寒，寒气不消，乃移于肺，寒随心火，内铄金精，金受火邪，故中消也。然肺脏消铄，气无所持，故令饮一而溲二也……心热入肺，久久传化，内为膈热，消渴而多饮也"。《内经》所述，即是后世所谓上消、中消之先河。

《金匮要略》有"消渴小便不利淋病脉证并治篇",其中有:"男子消渴,小便反多,以饮一斗,小便一斗,肾气丸主之","渴欲饮水,口干舌燥者,白虎加人参汤主之"。这就明确指出,消渴症的病机除胃热之外,尚有肾虚,故首创肾气丸以治之,如此补充了《内经》关于消渴只论及肺胃之不足。至此,上消属肺,中消属胃,下消属肾,消渴症三消分治的理论已基本形成,为后世医家治疗此病提供了理论基础。

魏晋以降,对消渴症之认识及治疗,在《内经》和《金匮要略》的基础上,不断有所发展,理、法、方、药日臻完备。隋代巢元方《诸病源候论》有"消渴病诸候"。唐代孙思邈《千金要方》亦有"消渴"专章论述。收载治疗消渴方剂达52首,用天花粉、瓜蒌根、天门冬、麦门冬、地黄、黄连等清热滋阴、生津止渴之品治疗消渴,实为孙氏之首创,至今仍不失其应用价值。

宋金以后,众说纷纭。有主张"燥热"者(刘河间),有倡导"阴虚"者(朱丹溪)。在治法上有补肺益气(戴之礼),降火滋肾(赵养葵),调养脾胃(周慎斋),化痰利湿(费伯雄)等等。清人程钟龄在《医学心悟》中提出了较为公允的治法。他说:"三消之症,皆燥热结聚也。大法:治上消者,宜润其肺,兼清其胃,二冬汤主之;治中消者,宜清其胃,兼滋其肾,生地八物汤主之;治下消者,宜滋其肾,兼补其肺,地黄汤、生脉散并主之。夫上消清胃者,使胃火不得伤肺也;中消滋肾者,使相火不得攻胃也;下消补肺者,滋上源以生水也。三消之治,不必专执本经,而滋其化源,则病易瘥矣"。

以上盖国忠等10篇治疗消渴病之经验,其共同之特点就是守古法而有创新,精辨证而获良效。任继学教授治消渴之经验,尤为可取。不能见消渴便补阴养津,必先辨证,然后议方。此正所谓:"法无定法,非法法也"。

高光震(《吉林中医药》编辑部)

高热证治

南征（长春中医学院）：笔者不用西药，只用中药汤剂治疗高热证取得疗效，介绍如下：

风热发热，宜辛凉解表：双花 30g，连翘 15g，山豆根 15g，射干 15g，杏仁 10g，薄荷 10g，大青叶 30g，板蓝根 30g，水煎服。

少阳发热，宜和解退热：柴胡 15g，黄芩 10g，姜夏 5g，炙甘草 10g，菊花 50g，川芎 15g，生姜 5g，大枣 5 枚，水煎服。

真寒假热，宜引火归原：附子 10g，肉桂 5g，熟地 15g，山萸肉 25g，巴戟 15g，砂仁 15g，益智仁 15g，水煎服。

气虚发热，宜甘温除热：党参 15g，黄芪 50g，白术 15g，陈皮 15g，升麻 5g，柴胡 5g，茯苓 15g，甘草 5g，水煎服。

血分实热，宜凉血清热：羚羊角 3g（单煎），生地 60g，白芍 20g，丹参 20g，丹皮 20g，玄参 15g，石膏 100g，知母 20g，黄芩 10g，甘草 10g，水煎服。

张庆生（浑江市医院中医科）：达原饮出自吴又可的《温疫论》，有开达膜原、辟秽化浊之效。笔者用此方治疗 1 例无名高热，现简介如下：一患徐某，女，26 岁，工人，1982 年 7 月初诊。现证：每日午后高热（39℃～41℃之间），经住院检查各项化验及其他检查，未能确诊。形体消瘦，神疲，少气懒言，先恶寒战栗须臾发热。1 时许大汗出，体温逐渐降至正常，口微渴，但不欲饮，伴有头痛身重，胸闷不舒，恶心欲吐，纳呆，便秘，舌红，舌体胖嫩，苔白厚，脉弦滑略数。证属湿热郁遏气机而致高热症，治宜逐秽解毒、疏利气机，用达原饮化裁：槟榔 15g，厚朴 15g，草果 10g，知母 15g，黄芩 10g，白芍 15g，甘草 10g，青皮 10g，生大黄 15g，水煎服，日分2次温服。共服3剂，体温恢复正常。方中加大黄、青皮、使湿热秽毒之邪，从便而解之意，这种治疗高热之法对高热症临床很有启迪。

何永泽（大同医专）：我校门纯德副教授，在对高热病审症求因，辨证论治方面，取得较好的疗效。

一患姓付，男，6个月，发热十余日，体温39.5℃。证见：高热，意识朦胧，面色苍白，唇青指绀，鼻翼煽动，额头冷汗，脘腹胀满如鼓，水便自流，四肢厥逆，指纹淡紫直透三关。此证为热毒内陷，正气欲脱，急以扶正，兼以清解。处方：红参3g，茯苓6g，白芍3g，半夏2g，黄芩3g，甘草2g，生姜1片，大枣1枚，水煎服。2剂、每日服1剂，日服3次。

二诊：神清热减，治以健脾、祛湿、解毒，药用参苓白术散加黄芪3g、生姜1片、大枣1枚，3剂。水煎服。

三诊：体温恢复正常，痊愈出院。

苏患，男，21岁，工人，诊断急性白血病合并绿脓杆菌性败血症。证见：高热灼手，面色萎黄，腹胀纳呆，大便四日未行，小便短赤，舌淡苔黄干，脉滑数，此为热毒炽盛，充斥三焦、耗伤气阴，治以清热解毒，滋养气阴。处方：第一方：银花90g，芦根60g，冬瓜皮12g，薏苡仁50g，桃仁9g，鱼腥草12g，甘草9g，水煎服。第二方：玄参30g，麦冬60g，银花30g，生地18g，黄芪15g，太子参12g，桑叶12g，杷叶9g，水煎服。此二方各服1剂，体温降至37.6℃，大便通，舌脉同前。再以清热化痰，处方：黄连6g，半夏9g，瓜蒌20g，栀子9g，淡豆豉9g，水煎服。又方：麦冬30g，川贝12g，银花30g，杏仁9g，冬瓜皮9g，紫菀9g，百部9g，桑叶12g，杷叶9g，淡豆豉9g，水煎服。各服1剂。

四诊：体温正常，10日后血、痰培养阴性告痊愈。

王患儿，女，2岁，诊断肺炎，体温39.5℃～41℃，时而抽搐，病情危重。呼吸困难，身无汗，腹胀满，四肢凉，二便失禁，舌质淡，苔少，脉沉细。此为寒邪闭郁于表而发热，寒邪闭肺而咳喘,寒邪入里而伤于阴,治宜扶阳解表,温经发汗,方用麻黄细辛附子汤治之。此方服2剂(水煎服),身微有汗,继续服上方2剂,体温降至37℃,二便正常,此乃阳气已复,表邪已解,但脾肺气阴未复。处方:生脉饮加芦根、黄芪、玉竹1剂,继之以人参、白术、茯苓、甘草、半夏、陈皮、黄芪1剂、水煎服。病愈出院。

高患,男,18岁,高热,体温39.5℃已21天,经中西医救治,高热仍然不退。舌干少津,舌尖赤,大便干,脉虚数。阴虚发热,治宜养阴之法。处方玄参90g,生地60g,麦冬60g,当归10g,甘草6g,2剂水煎空服。药尽热退,转危为安。

马患,男,7岁,诊断:变应性亚败血症。体温40.7℃,皮肤红疹,关节疼痛,无汗,二便尚可,舌淡胖,苔薄白,脉洪大。初诊用小柴胡汤、麻杏石甘汤、桂枝芍药知母汤均无效。复诊:细审病情,患儿体温虽高,反欲着衣;热势虽重,但不欲饮;关节疼痛,痛处不热,脉虽大,按之微弱,身热已久,舌无热象,此系内有真寒,外有假热。易以温经助阳,驱寒逐湿之法。方以仲景三乌头桂枝汤、乌头汤为主。处方:第一方:生白芍12g,川乌6g,桂枝6g,炙甘草6g,生姜片3片,大枣4枚,加蜂蜜15g,同煎。第二方生白芍12g,黄芪12g,麻黄3g,川乌6g。上方递服三轮。服二轮体温渐退、三轮体温降至正常。调治月余,热未再起,后长期随访,康复如常。

尤洪全(河南太康县城关回族镇黉学医院):我用补中益气汤治疗1例高热证,疗效甚佳。患者姓齐,男,84岁,农民,1987年8月2日初诊。持续发热4年,每年7、8、9三个月加重。近15天体温持续在39℃以上,甚时可达41℃。证见:发热有汗,口干喜饮,二便正常,四肢不温,神疲无力,时而烦躁,形体消瘦,舌苔薄白,脉沉数而弱,此乃高龄老年人气虚发热,治宜甘温除热,补中益气汤主治。处方:黄芪

15g，党参 12g，当归 9g，陈皮 10g，升麻 5g，柴胡 12g，白术 15g，青蒿 10g，地骨皮 15g，每日 1 剂，水煎分 2 次服。服 3 剂体温降至 38.3℃，四肢仍欠温，上方减去地骨皮、青蒿继服，又进 5 剂，体温降至 37.4℃，诸症消失。

杨淑荣（长春市中医院）：王患，女，32 岁，住院号 57732，该患入院前 40 天因冒雨涉水，恶寒发热，体温 38 ~ 40℃之间，曾经两家医院用抗生素治疗，高热仍不退。于 1986 年 7 月 18 日急诊入院。证见：体温 38.6℃，形体消瘦，颜面潮红，汗出如洗，意识朦胧，时有谵语，四肢厥冷，口渴，尿赤，6 日未大便。立即口服牛黄安宫丸 1 日 2 丸、已服 3 日。现神志清醒，大便通，但高热仍不退。舌红苔黑，脉弦大。热炽阳明，气阴两伤、当清气扶正保津为主，投人参白虎汤加味：白人参 10g，知母 15g，生石膏 20g，生山药 20g，石斛 15g，甘草 10g，生地 20g。服药 2 剂头身重痛、苔由黑干转腻，此为湿热互结于阳明，当以分利湿热法治之，上方加苍术 15g，粳米 15g，竹叶 10g，每日 1 剂，水煎服。服上方 4 剂热退身轻，唯口舌生疮，汗出，午后潮热，舌红苔薄，脉细数。余邪未尽，正气已伤，益气养阴兼清湿热法治之：人参 10g，当归 15g，黄芪 15g，白术 15g，青蒿 20g，地骨皮 15g，石斛 20g，生地 15g，知母 15g，白芍 15g，茯苓 15g，服上方 3 剂，体温正常，诸症消失，治愈出院。

舟方泊（扶余县第一医院）：我科于 1975 年春季，收治重证肺炎高热证患者 68 例，进行分组治疗观察，其中 25 例应用清营解毒为主治疗，效果较好，简介如下。本组 25 例中男 16 例，女 9 例，年龄 1 岁以内 2 例，1 岁者 12 例，2 岁者 8 例，3 岁者 3 例，发病 3 ~ 7 日后由本组治疗。25 例均有发热、体温 38℃ ~ 40℃，干咳，喘憋，鼻翼煽动，面红，嗜睡，精神萎靡，烦躁抽搐。舌苔白厚，舌质赤或红绛，脉数，治疗用清营解毒汤加减治疗。药用金银花、连翘、板蓝根、大青叶、生地、丹参、玄参、羚羊、僵蚕、瓜蒌。热甚者加柴胡、黄芩；咳重加川贝、痰壅加葶苈子；喘促加苏子；便干加枳实；
溲赤加车前子；呕吐加竹茹；口渴加花粉；心力衰竭加人参；
呼吸衰竭加五味子；脑病加服安宫牛黄丸。治疗结果：治愈
17 例，好转 6 例，死亡 2 例。

一患王某，男，16 个月，1975 年 4 月 12 日入院，体温
39.2℃，舌苔黄厚而干，舌质红绛，脉细数而有力，采用清营
解毒汤治疗。处方：金银花 10g，连翘 10g，大青叶 15g，板蓝
根 10g，瓜蒌 5g，葶苈子 5g，苏子 5g，生地 10g，柴胡 5g，僵
蚕 5g，羚羊角 1g（另煎冲服），水煎频饮，经治 3 日，体温降
至 37.5℃，继服 2 日，热降正常，再以养阴益气化痰之法以
善其后，方用沙参麦门冬汤加减。连用 5 剂，病告痊愈。方中
金银花、连翘清热解毒，透营转气；大青叶、板蓝根、僵蚕抗
病毒；丹参、生地、元参养阴清热；羚羊角平肝息风；瓜蒌润
肺祛痰，合之共奏消营解毒，养阴清热之效。

陈秀琴（德州市立医院中医科）：刘某，男，32 岁，1987
年 2 月 21 日初诊。

一个月前由于感冒而发热头痛，体温达 40℃ 左右，在诊
病中突然发狂，砸坏门窗，翻滚不休。某西医院用冬眠灵治
疗，2 周躁狂未发，但仍高热不退，来诊时体温 39.1℃，头痛
难忍，鼻衄不止，全身散在紫斑疹点，以肠部为密集，大便四
日未解，口干引饮，汗出，脉洪数，舌红绛，苔黄褐厚无津。
诊为阳明火炽，犯心扰神，高热躁狂证，治宜清心泻火，凉血
通腑。药用：大黄 12g，黄连 12g，黄芩 15g，栀子 15g，甘草
6g，丹皮 18g，石决明 30g，羚羊角 1g（冲服），急火水煎，
日 1 剂。

2 月 24 日，大便通下，热退，躁狂未发，原方加生石膏
30g，大黄改为 10g，水煎服。

2 月 27 日诸症减轻，脉细数，精神不振，体乏无力，气
阴两虚之证候也。益气养阴，投太子参、沙参、麦冬各 15g，
生地、山药、山楂各 15g，五味、白芍、甘草各 10g，水煎服

日 1 剂。服 10 剂，诸症痊愈，随访 16 个月，身体健康。

赵焕东（山东省冠县史庄医院）：患儿姓赵，男，4 岁，1987 年 6 月诊。患儿素靠喂养长大，平时食少纳呆，不耐疲劳，常自汗出，易得感冒。此次发病，体温高达 39℃，曾用青、链霉素及复方新诺明。汗出热不退。舌淡苔白厚，诊为气虚发热。拟用补中益气汤加防风治疗。药用黄芪 10g，党参 6g，白术、炙甘草、当归 5g，陈皮、升麻、柴胡、防风各 3g，生姜 3 片，大枣 5 枚。服 2 剂热退身凉，食欲亦增，后又继服 5 剂，诸证缓解，随访半年未得过传染病。

又一患姓赵，女，3 个月，早产儿，亦是靠半喂养，1987 年 8 月 26 日因发热来我院儿科就诊，体温 39℃，投黄芪、党参各 5g，陈皮、白术、当归、升麻、柴胡、炙甘草、防风各 3g，生姜 3 片，大枣 5 枚，药服 2 剂诸症全除，体温恢复正常，病愈出院。

【按】高热，多指发热在 39℃ 以上者，大多由急性感染性疾病所引起，如病毒、细菌、立克次体、螺旋体、深部真菌感染性疾病；亦可为变态反应性疾病、结缔组织病、血液病、恶性肿瘤、甲亢危象、体温调节中枢功能障碍等，皆可引起高热。

中医学认为，发热是临床常见的一个症状，虽然在许多疾病中皆可出现，但引起发热的原因，概括为外感、内伤两大类。外感发热系因感受外邪所致，内伤发热则是由于情志、饮食、房事、劳倦等内伤因素，导致阴阳失衡，或脏腑气血虚损所引起。

上述几位医生治疗高热证，辨证准确，立法得当，选方精良，效验俱佳。虽病情复杂，变化多端，病势危重，症状各一，但皆能把握病机，辨证施治，转危为安。归纳起来，有以下几个特点：

一是宣湿化浊，透达膜原。张氏对湿热郁遏气机所致的无名高热，用达原饮治之，药后热退，效验颇佳。达原饮出自吴又可的《温疫论》，有开达膜原，辟秽化浊之效。吴氏认为："伤寒与中暑，感天地之常气。疫者，感天地之疠气。……邪自口鼻而入，则其所客，内不在脏腑，外不在经络，舍于伏膂之内、去表不远，附近于胃，乃表里之分界，是谓半表半里，即《内经·疟论》所谓'横连募原'者也"。"其热淫之气，浮越于某经，即能现某经之证"。当其初起，"伏邪未溃"，虽汗下无功，必须"直达其巢穴，使邪气溃散，速离募原"。所以用达原饮化湿清热，使膜原之邪得除。

二是祛邪兼顾扶正。何氏治疗高热男婴，虽高热39.5℃，意识朦胧，鼻翼煽动，但患儿面色苍白，额头冷汗，四肢厥逆。辨证为热毒内陷，正气欲脱，急以扶正，兼以清解。患儿服药后则神清热退。若不先扶正，单纯清热，则正伤而邪不退，会使病情加重。另外一例急性白血病合绿脓杆菌性败血症，辨为热毒炽盛，耗伤气阴，治以清热解毒，滋养气阴之法，待热退后再以清热化痰之法治之。还有一例肺炎，高热达41℃，此为寒邪入里化热日久伤阴，开始用扶阳解表、温经发汗法，方以麻黄细辛附子汤治之，2剂后，阳气已复，表邪已解，但脾肺气阴已伤，故再用生脉散加味，滋阴益气扶正，使邪退正安。

三是辨热证真假。对于高热患者，必须明辨热之真假，否则，阴阳错识，一错全错，真假判谬，祸不旋踵。何氏治疗之变应性亚败血症，高烧达40.7℃，用小柴胡汤、麻杏石甘汤等清热之剂，热未退。经细审病情，发现患儿体温虽高，反欲着衣，热势虽重，但不欲饮，脉虽大，按之微弱，故辨为内有真寒，外有假热。以温经助阳、驱寒逐湿之法，方以仲景之乌头桂枝汤、乌头汤为主，取得满意效果，倘若不辨热之真假，或被外在假象所蒙蔽，一味地清热，必将导致气虚阳脱，阴阳离决。

四是甘温除大热。尤氏治疗 84 岁老人的气虚发热，高热
达 39℃～41℃，持续 15 天。用甘温除热法治之，投以补中益
气汤，服药 8 剂，病愈。赵氏治疗脾胃气虚所致的小儿高热，
用补中益气汤加味，治之热退，这都是甘温除热的例证。这一
类病人，大都元气不足，阴火有余，若阴火上乘阳位，则引起
发热。对这种发热的治疗既不能解表发散，也不能清热解毒，
又不宜滋阴降火。发散则耗气伤津，清热则抑阳伤正，滋阴则
滋腻碍脾。只能通过补中益气调理脾胃的方法，使元气恢复，
阴火敛降，则发热自除。此谓甘温除热法，补中益气汤为代表
方剂。

五是滋阴与清热并用。尤氏治疗热炽阳明、气阴两伤的病
人，以清气扶正保津为主，投以人参白虎汤加味。后因余邪未
尽，正气已伤，用益气养阴兼清湿热法治之则效。何氏治疗 1
例阴虚发热，体温 39.5℃，持续 21 天，经中西医多方治疗，
高热不退患者，何氏用养阴之法治之，服药 2 剂热退体安。阴
虚发热，多由阴血不足，不能涵敛阳气，阳气外越而引起发
热；或因素体阴虚，或温热病证日久，或过用温燥之药，或患
泻痢不愈，导致阴液耗伤，不能制火，阳气相对偏盛，从而引
起发热；也有劳欲伤精，久则肾水亏损，不能涵养肝木，木旺
生火而引起发热，治宜滋阴清热兼以养心，待阴虚得补，阳亢
得抑，其热自除。

高热辨治，首先应分清表里。对于里热证，《素问·至真
要大论》有"热者寒之"、"温者清之"、"治热以寒"等论
述，通过清热泻火之法，以清除火热之邪。但是，由于里热证
有热在气分、营分、血分、热甚成毒和热在某一脏腑之分，因
而清法之中，又有清气分热、清营凉血、气血两清、清热解毒
和清脏腑热之不同。火热最易伤津耗液，大热又能伤气，所以
清法中常配伍生津、益气之品。若温病后期，热灼阴伤，或久
病阴虚而热伏于里的，又当清泻与滋阴并用，不可纯用苦寒直

折之法，否则热不但不除，还有伤正之弊。对于外感之表热证，当用辛凉解表法治之，银翘散、桑菊饮为代表方剂。运用六经辨证方法和使用《伤寒论》方剂，对发热性疾病有较好疗效，一般来说，热在气分用白虎汤，有腑实证者用承气汤，往来寒热者用小柴胡汤，营卫不和者用桂枝汤，或柴胡桂枝汤，等等，只要遵循辨证论治的原则，都能收到满意效果。

夏洪生　张立侠（长春中医学院）

流行性出血热证治

许竹松（延边卫生学校）：我们从 1972～1977 年以中医辨证为主治疗流行性出血热 334 例，疗效较好。现将总结如下：本组病例中男多于女，10 岁以下 3 例，11～19 岁 47 例，20～29 岁 110 例，30～39 岁 42 例，40～49 岁 48 例，50 岁以上 4 例。

症状：发热 332 例，畏寒 283 例，头痛 260 例，腰痛 291 例，全身痛 298 例，咳嗽 133 例，恶心 220 例，呕吐 143 例，腹痛 221 例，泄泻 84 例，便血 63 例，鼻衄 58 例，谵语 90 例，失眠 109 例。

化验：多数病例白细胞总数增多，血红蛋白增加，血小板明显减少（多在 $100 \times 10^9/L$ 以下）。尿常规：大多数病人在发病后 2～6 天现蛋白尿及红细胞，重症者尿中可见絮状物。

辨证论治：卫气证候（发热期），治宜清热解毒，滋阴降火。偏卫分者用银翘散加减治疗；偏于气分者用清瘟败毒饮加减；便黑加郁李仁、桃仁；心烦不安、神昏谵语用安宫牛黄丸冲服每次 1 丸，日 2 次。阴亏气脱证候（低血压期），治宜急下存阴、泻火解毒，方用解毒承气汤加减。药用僵蚕 15g，黄柏 15g，栀子 15g，黄芩 15g，黄连 10g，厚朴 20g，枳壳 20g，大黄 20g，芒硝 15g（冲服），水煎服。脉沉细加人参 20g；身冷蜷卧，畏寒战栗，下利清谷，四肢厥冷，脉沉细欲绝，内闭外脱者宜回阳救逆，益气固脱。投生脉散加减：牡蛎 25g，龙骨 25g，寸冬 15g，五味子 25g，人参 50g，炮附子 25g，干姜 10g，水煎服。瘀血凝结证候（少尿期），治宜活血化瘀，理气通腑，方用桃仁承气汤加减。神昏用牛黄安宫丸，恶心呕吐加竹茹 25g，赭石 35g，腹痛加川楝子 25g，延胡索 15g，没药 15g，热耗肾阴用知柏地黄汤，血压高伴有出血加钩藤 25g，杜仲15g、三七10g。肾气不固证候（多尿期），治宜滋补肺肾，益气生津，方用六味地黄丸加减并配人参养荣丸。

一患姓朴，男，21，学生，住院号6361。3天前始发恶寒发热，继而浑身疼痛，流涕，咳嗽，痰黄而稠，伴有恶心、便干、体温达41℃，苔微黄，脉浮数，用解热镇痛药无效。1973年11月5日收入院治疗。查体：呼吸急促，神志朦胧，结膜及咽部充血，在双侧腋下及背部发现索条状出血斑。化验白细胞15.20×10⁹/L，红细胞5.05×10¹²/L，尿蛋白（+++），有红、白细胞、颗粒管型，二氧化碳结合力15.09mmol/L。诊断：流行性出血热（卫气证候）。方用金银花25g，竹茹20g，葛根15g，杏仁15g，板蓝根20g，连翘15g，大青叶20g，桔梗10g，甘草10g，黄芩10g，水煎服。住院6天病愈出院。

李春志（桦甸县医院）： 笔者收集我院1971年以来治疗的146例流行性出血热病人，进行分析，并试谈中医治疗的一些体会。本组146例，男134例，女12例，年龄最小10岁，最大65岁，发病以男性青壮年居多，其中农民117例，疫源多分布于苔草地、稻田地、涝洼地较多的山区和半山区。发病于1~3月18例，10~12月123例，其他月份仅5例。146例中重型33例，危重型34例，轻型31例，中型48例；发热期21例，低血压期20例，少尿期84例，多尿期10例，发热期与低血压期重叠者5例，临床有5期典型经过者仅有22例，低血压期与少尿期重叠者6例。

治疗宜清瘟解毒、凉血散瘀为主，以板蓝根、大青叶各50g，双花25g，白茅根25g，丹参25g，紫草50g，茜草25g，为基本方。发热期采用清热解毒、凉血滋阴，以基本方合银翘散、白虎汤化裁；低血压期养阴护阳，益气固脱，以基本方加复脉饮（人参、寸冬、五味、知母、丹皮、泽泻）化裁；少尿期清瘟解毒、滋阴凉血散瘀通解，以基本方加桃仁承气汤化裁，多尿期育肾阴、益元气、清余热，以基本方加六味地黄汤化裁。

治疗结果：本组 146 例中治愈 130 例，治愈率 89.1%，死亡 16 例，病死率 10.9%，大部分死于低血压期休克和少尿期尿毒症或各种严重出血。

高忠耀（安图县第一人民医院）：我院 1980～1982 年共收治流行性出血热病人 248 例，疗效满意，现介绍如下：本组 248 例中男 192 例，女 56 例，年龄最小 14 岁，最大 73 岁，20～40 岁 167 人，占 67.3%，5～7 月住院 43 人，10 月～翌年 1 月 179 人。

发热期：治宜清热解毒，养阴凉血，投自拟清热止血汤：药用生石膏 50g，大青叶 25g，茜草 5g，生地 25g，黄芩 5g，知母 5g，栀子 5g，丹皮 5g，紫草 5g，连翘 5g，黄柏 5g，甘草 5g，双花 5g，丹参 15g，水煎服。

低血压期：用生脉散加附子以回阳救逆，益气固脱。少尿期：治宜逐瘀通下，方用桃仁承气汤加减：桃仁 15g，红花 15g，芒硝 10g，大黄 10g，番泻叶 5g，泽兰 15g，川芎 5g，丹参 15g，赤芍 15g，水煎服。多尿期，治宜救阴滋肾，方用自拟减尿汤：药用茯苓 15g，枸杞 15g，女贞子 15g，麦冬 15g，丹参 15g，益智仁 15g，泽泻 15g，黄芪 25g，水煎服。恢复期治宜滋阴补肾，方用六味地黄丸。

治疗结果：治愈 236 人，治愈率 95.2%，死亡 12 人，死亡率 4.8%。

万兰清（江西中医药研究院）：寒疫型流行性出血热死亡 1 例，其教训极甚。一患姓万，女，50 岁，1986 年 11 月 30 日下午 4 时 20 分入院，住院号 1094。11 月 27 日发病，11 月 29 日用抗生素，30 日病重来就诊。现证：恶寒特甚，面部洪热，时汗出，头痛，腰痛甚，恶心、呕吐不欲食，下利清谷，口唇发青，呼吸急促，四肢冰冷，爪甲青，神志如蒙，舌质淡苔白腻，脉细弱。球结膜充血水肿（+），咽腭充血明显，无"三红"症，白细胞：$11.60 \times 10^9/L$，中性 74%，血小板 $72 \times 10^9/L$，尿蛋白（++）管型 0～1，红细胞（+），诊断流行性出血热。中医证候：寒毒两感于太阳和少阴。初用参麦针，口服麻黄附子细辛汤合四逆汤，1剂水煎服。药后，12月1日寒战时作，脉微欲绝，舌淡青，苔白润，阴盛格阳，急予熟附片60g，淡干姜30g，党参30g，炙甘草30g，1剂，水煎服。继上方加吴茱萸15g，红枣30枚1剂，水煎服。病情加重，呼吸短促，肢厥，脉绝，经抢救无效于2月6日死亡。我们的教训是对里急于表的病机认识不足，看作太少两感，用麻黄附子细辛汤虽合四逆汤，但麻黄细辛的发散实助长了格阳的势头，如能出手即投大剂通脉四逆汤回阳，或可冀挽其万一，次日休克虽得纠正，但服用四逆加参汤有腹痛反应，虽预见到夜晚患者有格阳加剧的可能，但只用了四逆加吴茱萸汤，未投四逆加猪胆汁人尿，以致晚九点出现面红身热欲冷饮的假热和服药即吐的格拒现象时，无有效措施抢救。

【按】流行性出血热简称出血热，为感受出血热病毒所致的自然疫源性急性传染病。其临床特点为发热、出血、低血压休克和肾脏损伤，典型病程为发热、低血压、少尿、多尿和恢复5期。中医辨证为外感热病，治疗多按邪在卫气营血和三焦立法处方，并由于充分体现了传统医学的优势而受到包括世界卫生组织在内的广泛注意。

上4例流行性出血热辨治经验介绍，各有特点，又有一般规律可循。许氏主要按卫气营血辨治，发热期偏卫分者主以银翘散；偏气分者主以清瘟败毒饮；低血压期主以活血化瘀法，代表方剂选桃核承气汤；多尿期主以滋补肺肾、益气生津法，代表方剂选六味地黄丸。李氏研制成一基本方，有板蓝根、大青叶、双花、茅根、丹参、紫草、茜草，并随各期病情辨证加减。发热期和银翘散，低血压期合复脉饮，少尿期合桃核承气汤，多尿期合六味地黄汤，辨治总归卫气营血范畴。高氏自拟清热止血汤于发热期治疗。药用生石膏、大青叶、茜草、生地、黄芩、知母、甘草、双花、连翘、栀子、黄柏等。显然此期治疗以清气热为主，低血压期以生脉散加附子回阳益气固脱；少尿期主以桃核承气汤活血化瘀，多尿期治疗用自拟减尿汤，方有茯苓、枸杞、女贞子、麦冬、益智、泽泻，恢复期用六味地黄丸。后两期仍宗六味地黄丸法。万氏报告1例因误治而死亡病例，反衬此病辨治可宗仲景六经辨证，但应严格审症，谨慎用药，否则致逆。

上4例流行性出血热的辨治，既体现了中医学治疗外感热病的方法应用于流行性出血热的可行性，又显示了中医学活血化瘀法则对于改善和纠正流行性出血热的低血压休克期和少尿期所具有的不可忽视的潜能。而这些，都为中医辨治流行性出血热指明了一条可贵的探索途径。

中医学对于流行性出血热的认识与治疗，截至目前，主要有以下几个特点：

在病因方面，主要由于机体正虚，肾精不足，感受时疫之邪。所以本病具有每年5~7月、11月~翌年6月为发病高峰的特点和临床表现为腰痛、少尿、多尿等。在病机方面：主要体现为热、瘀、水三种邪气对机体的影响。在发热期，主要表现热邪的亢盛，常常出现气营两燔和气血两燔的症状；在低血压休克、少尿期主要表现为瘀毒与水毒的内结，在多尿期和恢复期主要表现为正气大衰，余邪未尽。由于瘀毒和水毒在本病过程中占有重要位置，而其症状与《伤寒论》中的太阳蓄水证和太阳蓄血证相似，其治法与选方又可均用五苓散、桃核承气汤，所以有些学者据此发病机理而提出应用《伤寒论》六经辨证治疗流行性出血热的构想。

在治疗方面：整个过程离不开四法：清热、化瘀、利水、滋阴。清热解毒是关键的一步。能否有效地清热，往往决定着病情怎样发展，甚至可以阻断病情的发展。清热有清卫气、清气营、清气血等法。清气营多贯穿于发热、低血压、少尿三期之中。化瘀，主要针对出血。化瘀、解热、通络，对于蓄水证、蓄血证、低血压休克都有理想的治疗作用。临床不乏应用活血化瘀法治疗流行性出血热的经验介绍。实践证明，活血化瘀药物能够改善微循环，使血流加快，血细胞凝集减轻。有的研究者尤其重视虻虫与水蛭的用量和用法，认为此二种虫类药在活血化瘀药中占有举足轻重的地位。少尿期单纯利水者少见，多与活血化瘀法并用。恢复期尤当注意固护津液。温病最易伤阴，各期治疗都不得忽视保存津液。经验证明，流行性出血热治疗开始，就应注意保存津液，滋阴清热。如发热期可重用生地（60～120g）煎汤代茶，多能使低血压休克期、少尿期缩短。

　　关于各期方药的运用，发热期常选清瘟败毒饮，低血压期多选清瘟败毒饮合生脉散，酌加活血化瘀之品，阴脱主以生脉散，阳脱主以参附汤，少尿期多用泻下逐水、活血化瘀、利尿之品，如桃核承气汤、增液承气汤、五苓散等；多尿期多用六味地黄汤合缩泉丸加减；恢复期多用气血双补之沙参麦冬汤、滋阴补肾之六味地黄汤和益气健脾之参苓白术散等剂。

夏洪生　金东明（长春中医学院）

咳嗽证治

肖永林（长春中医学院）：咳嗽有内伤外感之分。外感咳，是指六淫之邪侵袭人体所引起的咳嗽；内伤咳，是指由七情、六欲、劳力等伤及于肺，或诸脏腑之病上及于肺而引起的咳嗽。区别外感与内伤咳嗽主要有两点：一是外感咳嗽其来暴，内伤咳嗽其来徐。二是外感咳嗽必有表证可察，内伤咳嗽必有里证可据。

外感咳嗽，以风寒、风热、燥热三者为多。风寒咳嗽，当以辛温解表、宣肺止咳为主，可酌用金沸草散、止嗽散、杏苏散等方药。风热咳嗽，当以辛凉宣肺止咳为要，可用桑菊饮，它如银翘散、羚翘解毒丸等亦可酌用。燥热咳嗽，治以辛凉甘润，可用桑杏汤、清燥救肺汤加减。此外夏季咳嗽有暑热或暑湿之分，前者治宜清热宣肺，可用雷氏清宣金脏法，后者治宜轻宣肺卫暑湿之邪，可用雷氏清流涤暑法加杏仁、瓜蒌皮等。

内伤咳嗽，虽有多端，但以痰湿犯肺与肺肾两虚者为主。前者为标实本虚证，后者以虚证为主。痰湿犯肺之咳嗽，既当燥湿化痰而治标，又当健脾理气而治本。药以辛甘温燥化痰而治标，又当健脾理气而治本。药以辛甘温燥为主，如二陈汤、六君子汤；肺肾两虚又分阴虚与阳虚。阴虚可用麦味地黄丸为主方。但亦可用它如二母宁嗽丸、百合固金丸之类。阳虚者可用金匮肾气丸、右归丸、黑锡丹等。若呈脾肾阳虚可用附子理中汤或理中汤。瘀血咳嗽，以活血化瘀为主，方用四物汤减川芎加大黄，苏木为末、酒调服；或以桃仁、大黄、姜汁为丸服。后服人参养荣汤或百合固金丸调理。

刘益斌（洛阳市中医院）：清代《张氏医统》有夏天用辛热扶阳药贴穴预防咳喘病发作的治法。在此启发下，我们以穴位拔罐后贴自拟参龙白芥散为主治疗气管炎 1007 例，疗效满意。现总结报道如下：本组 1007 例中男 558 例，女 449 例，病程最长 18 年，最短 2 天，年龄最大 81 岁，最小 3 个月。

参龙白芥散组成：红参 200g，海龙 50 条，白芥子 3000g，吴茱萸 500g，青木香 500g，细辛、甘遂、苍术、川芎各 2000g，共为细末，使用前加适量麝香、冰片，密封保存。

主穴：天突、膻中、神阙、中府（双）、肺俞（双）、心俞（双）、膈俞（双）。配穴：曲池（双）、定喘（双）、丰隆（双）。

操作方法：病人取适当体位，先取主穴拔罐，将参龙白芥散用姜汁调成糊状，作成 1~1.5cm 圆饼贴在主穴上，然后用胶布固定，20 小时后取下，一般隔日 1 次。治疗结果，本组 1007 例，临床控制 649 例，占 64.45%，显效 128 例，占 12.71%，好转 143 例，占 14.2%，无效 87 例，占 8.6%，总有效率 91.36%。

总之，火罐治肺病，早在唐·王焘《外台秘要》中就有记载，中医常用此法活血散瘀祛邪。我们采取在特定穴位上拔罐以疏通经络，调畅气机。参龙白芥散具有祛风寒除痰湿、健脾益肾之功效。其方配伍一则化痰降逆、理气活血、止咳定喘以治标；二则培补元气、补益肺脾肾以治本，如此标本兼治，邪去正安，"阴平阳秘，精神乃治"。

张学安（河南省太康县大许寨卫生院）：助阳健脾汤为河南中医学院李统华老师的验方，笔者宗其法，临床治疗慢性气管炎 37 例，疗效满意，体会如下：临床验证本病多呈脾肾阳虚之候，属"其发在肺，其制在脾，其本在肾"的本虚标实之证，治宜扶正培本。方用助阳健脾汤，用党参 15g，白术 12g，茯苓 15g，陈皮 12g，半夏 10g，炮附子 12g，干姜 10g，补骨脂 15g，菟丝子 15g，杏仁 10g，炙冬花 12g，炙紫菀 15g，甘草 3g，水煎服。方中附子补骨脂、菟丝子温肾助阳，参、术、苓、陈、夏、姜、草温中健脾燥湿除痰，杏、菀、冬花祛痰止咳，诸药合用，共奏助阳健脾、祛痰止咳之功效。笔者用此方加减治疗 37 例，显效 16 例，好转 6 例，临时控制 12 例，总有效率达 91.8%，平均治疗时间 48 天，本方对虚寒、痰湿候尤为适用，痰热、肺燥者，原方加滋阴润燥清热之品，疗效亦颇佳。

童维新（解放军 208 医院）等：笔者自 1973 年以来用自制复方白屈菜片治疗慢性气管炎 881 例，获得较好疗效。4～6 个疗程显效以上者平均 65.1%，且疗效较稳定。复方白屈菜片制法：白屈菜 20g，茯苓 10g，款冬花 5g，黄精 5g，以上比例先将白屈菜用 pH4 的硫酸水煎煮 2 次，提取白屈菜总碱；黄精、款冬花分别水煎 2 次，将上述两种煎液混合浓缩成浸膏。用茯苓粉对上述浸膏搅拌混匀，在 50℃～70℃ 温箱中烤干，用 95% 乙醇温润搓粒，再烤干制片，每片 0.5g。每日 3 次，每次 4 片，饭后服，10 天为 1 疗程。治疗结果，总有效率达 95.3%，显效为 65.1%。本品曾出现过不同程度的副作用，胃不适 16 例，便溏 3 例，恶心、腹胀 4 例，头晕 7 例，共 35 例，症状较轻，不需停药，3～5 天可自行缓解，随访中未发现成瘾病例。药理试验证明：本方有镇咳祛痰平喘作用，安全无毒副作用。

程广里（河北省开滦赵各庄矿医院）：笔者从 1972 年始用补肾法治疗肾虚型慢性支气管炎，获得疗效较满意。现将追访观察 2 年以上的 58 例，患者情况总结如下：本组 58 例中男 24 例，女 34 例，年龄最小 12 岁，最大 70 岁，其中 50 岁以上者 29 例，占 50%，病程 10 年以上者 38 例，占 65.5%。

自拟补肾合剂方药有：制附子 10～30g（先煎半小时）补骨脂 10～15g，菟丝子、山药、枸杞、麦冬各 15～30g，五味子、杏仁、罂粟壳各 10g，党参、黄芪、仙鹤草各 20～30g，牛蒡子 9g，核桃仁 3 个，水煎服，每日 1 剂，早晚两次温服。治疗结果，临时控制 12 例，占 20.7%，显效 14 例，占 24.1%，好转 29 例，占 50%，无效 3 例，占 5.2%，总有效率为 94.9%。本方中阴阳并举，意在阴中求阳，阳中求阴，使之阴阳协调，气归于肾，咳喘自平。配黄芪、党参，目的在于保肺健脾，米壳以定咳喘，配牛蒡子以制其壅涩之弊，然而米壳不宜多服久服。仙鹤草俗称脱力草，具有补益之功，且能止咳喘。凡痰涎壅盛者，不宜应用本方，以免造成闭门留寇，助纣为虐之患。

张振廷（牡丹江市医专附属医院）：笔者用扶正为主治疗慢性支气管炎134例，总有效率90.2%，平均疗程为20天，一般服药后3天开始症状减轻，咳嗽次数减少，然后咯痰畅利，痰量减少，气短好转，肺部干湿啰音减少。方药用：黄精10g，冬虫夏草5g，贝母5g，百部10g，白及5g，将上药用白酒1斤浸泡1周，去滓，每次口服5~10ml，日服3次。

张力山（长春市电业医院）：笔者用自拟止咳化痰汤治疗小儿咳嗽反复发作者32例，在咳嗽初起时，治疗重在清肺止咳化痰，收到显效，略述如下：本组32例，均为门诊患儿，3岁以内27例，4~6岁5例。均为外感咳嗽，其中外感风寒7例，风热25例，病程1~7天。

止咳化痰汤药用：百部15~20g、前胡10~15g、连翘20g、桔梗10g、陈皮15g、罂粟壳5~10g，风寒加荆芥15g，风热加双花15g，痰多加瓜蒌20g、枇杷叶15g，呕吐加竹茹10g，咽痛加射干20g、重楼15g，上药水煎2次，煎液混合后加武火浓缩至100ml，分两日服。经治疗结果如下：治愈29例，无效3例，总有效率为91%。方中前胡、连翘以清脾肺热、化痰止咳；陈皮理气化痰，重用百部润肺止咳，特别是罂粟壳与桔梗配伍，使咳止而痰除，病祛而不留邪，在小儿咳嗽的治疗中常收速效。至于咳减之后，当视温邪损伤气阴之轻重，补气滋阴以善其后，待小儿肺气强壮，则咳嗽不易复发矣。

王烈（长春中医学院）：我从1970年始用白屈菜对百日咳进行临床应用研究，总结了其中500例门诊患儿，总疗效达94.2%，治愈率71%，尤以单纯百日咳疗效为佳。如周患，男，8 岁，百日咳 1 个月未见效，处方：百部 15g，天冬 15g，沙参 15g，木蝴蝶 15g，白前 15g，侧柏叶 15g，水煎服。治疗 7 日无效。经用白屈菜 20g，百部 15g，天冬 15g，沙参 15g，侧柏叶 15g，白前 15g，水煎服。用药 7 日，咳嗽症状消失。

笔者还用白屈菜糖浆或白屈菜复方汤剂治疗急性支气管炎，效果均好。一患姓张，男，2 岁，外感 3 天，经治热解，但咳嗽加重，辨证为肺热咳嗽，服用白屈菜糖浆，每次 15ml，日服 3 次，仅 2 日痊愈。

常喜宽（松江河林业局医院）：百日草，原产墨西哥，又名步步高、对叶菊、百日菊、火球花等名。在《家庭养花》一书中记载百日草叶和花可供药用。其味微苦、性凉。有解毒去湿热之功效。笔者采用百日草（干鲜均可入药，霜打者更佳）40g（鲜者 70g）加水 300ml，文火缓煎 15～20 分钟，沸后过滤去渣，再加入适量冰糖，待冰糖溶解后，即可温服，每日服 3～4 次，每次可服 50ml，共治疗 36 例百日咳病儿。其中 34 例在服药 1 周内临床症状完全消失，血象恢复正常。

金长凯（吉林省第三人民医院）：我院于 1983～1985 年用中药治疗百日咳 30 例，平均治疗 5～6 天，全部有效，其中痊愈 26 例，占 86.7%，显效 4 例，占 13.3%。药物组成：百部 15g，麦冬 15g，枇杷叶 10g，杏仁 5g，桔梗 10g，钩藤 15g，陈皮 10g，马兜铃 10g，瓜蒌 10g，茯苓 10g，生甘草 5g，水煎服。浓缩后加糖适量，日服 2 次，重者日服 3～4 次，每次可据年龄服 5～30ml，经 5～6 天治疗，全部有效。

朴东勋（龙井市中医院）：笔者临床多年，用射干麻黄汤治疗百日咳，其效甚佳。曾治一患姓刘，男，3 岁，1985 年 3 月初诊。患儿阵发性痉咳已 10 天，咳时弯腰曲脊，涕泪俱下，面红耳赤，痰声辘辘，入夜尤甚，不能平卧，眼睑浮肿，舌红苔黄，脉滑数。方用射干 10g，麻黄 5g，百部 10g，葶苈子 5g，黄芩 5g，制半夏 5g，五味子 10g，杏仁 5g，大枣 10g，白茯苓 10g，川贝母 10g，元明粉 3g（冲服），日 1 剂，水煎服。

服用 9 剂，病已痊愈。

肖进顺（河北省宣化县机井队卫生所）：我们用自拟橘贝汤加减治疗百日咳，取得较好疗效。现简介如下：自拟橘贝汤药用：橘红 9g、贝母 6g、茯苓 6g、苏叶 5g、炒百部 6g、半夏 6g、沙参 9g、黄芩 9g、白前 5g，水煎服每日早晚各服 1 次，婴幼儿可减量煎服。初起感冒风寒加荆芥、防风；风寒犯肺合用麻杏石甘汤，加桑白皮；痰多加瓜蒌、竹茹；鼻衄加白茅根、生地、藕节、旱莲草；痰中带血加阿胶、藕节、栀子、旱莲草；痉咳合用止嗽散；咳痰黄稠、发烧合用千金苇茎汤，加鱼腥草、双花；颜面浮肿加葶苈子；口渴加天花粉；气虚自汗减白前、苏叶，加黄芪、五味子、党参。

程绍恩（长春中医学院）：我们用"小儿肺宝"治疗肺脾两虚咳嗽 552 例，取得了良好疗效，现总结如下：

本组 552 例中男 310 例，女 242 例，年龄 1 岁以内者 150 例，1～3 岁者 260 例，3～6 岁者 107 例，6～9 岁者 20 例，9 岁以上者 15 例。

小儿肺宝药物组成：人参、白术、鳖甲、麦冬、鸡内金。具有止咳化痰、补气定喘、健脾益肺的功效，是由长春人民制药厂生产，其剂型为浓缩散剂，每袋 3g，1 岁以内每次 0.5～0.75g，1～3 岁每次 0.75～1.0g，3～6 岁每次 1.0～1.25g，6～9 岁每次 1.25～1.5g，9 岁以上每次 1.5～2.5g，日 3 次，温开水送服。7 天为 1 个疗程，平均治疗时间为 2 个疗程。

治疗结果：治愈 93 例，占 35.0%（其中第一疗程治愈者 27 例）；显效 227 例，占 41.1%；有效 80 例，占 14.5%；无效 52 例，占 9.4%，总有效率为 90.6%。

晁恩祥（中日友好医院）：我们自 1972 年以来，用固本止咳夏治片治疗慢性支气管炎 1018 例，显效率为 40.7%，有效率为 42.2%，总有效率为 82.9%。

固本止咳夏治片由黄芪、黄精、陈皮、沙苑子、补骨脂、百部、赤芍组成，具有益气助阳、健脾补肾、止咳化痰、活血化瘀之功效。夏治片每片含生药0.94g，每于夏季伏天开始服用，连续服药40~60天为1个疗程，每日服3次，每次4~6片，白开水送服。

夏治片的药理实验证明：本药具有镇咳、祛痰作用，同时对平滑肌有松弛作用，无毒副作用。是治疗慢性支气管炎的有效药物。

陈有恒（通化市中医院）：百咳汤是笔者临床多年治疗百日咳的有效方，现介绍如下：百咳汤药用百部15g，苦参10g，白前10g，车前全草40g，鲜马齿苋50g，上药加水320ml，煎煮30分钟，将两次煎液混合分6次服，日服3次，婴幼儿则减量频服。

小儿脏腑娇嫩，若调护失宜，易为时邪病毒所侵，入内与伏痰搏结，郁而化热，痰热阻滞，肺失清肃，壅遏不宣，故痉咳频作。百部止咳平喘，润肺杀虫；白前祛痰降气而止咳；苦参、车前草、马齿苋均为清热除湿之品。诸药配合，相得益彰，若随症加减变化，疗效更佳。

王烈（长春中医学院）：现将1980年以来，治疗毛细支气管炎190例资料介绍如下：本组190例中，男121例，女69例，年龄3个月以内18例，4~6个月131例，7~8个月28例，4~6个月131例，7~8个月28例，10个月以上13例。其中最小者2个月，最大者12个月。6个月之内发病居多为149例，占75.2%。

本病辨证治疗如下：实证130例治宜降气活血，止哮平喘。方药：苏地止哮汤（自拟方）。苏子5g，地龙5g，前胡5g，侧柏叶5g，刘寄奴5g，苦参2.5g，降香2.5g，水煎频服。若发热加柴胡5g，黄芩5g，咳嗽重加白屈菜5g或贝母5g，痰盛加瓜蒌5g、冬瓜子5g，哮重加石韦5g，喘重加马兜铃5g，乳食减少加佛手5g或麦芽5g，大便干加枳实5g或番泻叶1~2g，小便赤加车前子5g。其哮喘严重者可配用耳针，取穴：平喘、喘点。治疗结果：治愈92例，占70.7%，好转36例，占 27.7%，无效 2 例，占 1.6%，总有效率为 98.4%。

虚证 60 例，治宜益气养血、止咳化痰。方药：自拟益气化痰汤：药用黄芪 5g，党参 5g，茯苓 5g，半夏 5g，白芥子 5g，橘红 5g，木蝴蝶 5g，玉竹 5g，云母石 5g，水煎服，日 3 次。若咳嗽重加白屈菜 5g，或百部 5g，惊怯者加胆星 1～2g 或白芍 5g，气喘加冬花 5g 或白前 5g，多汗加孩儿参 5g，大便稀加白术 5g。治疗结果，治愈 14 例，占 23.3%，好转 41 例，占 68.3%，无效 5 例，占 8.4%，有效率为 91.6%。方中实证用苏子、前胡降气止喘，地龙、刘寄奴、降香活血止哮，佐用侧柏止咳平喘，苦参清热止哮；虚证用茯苓、黄芪、党参、玉竹补益脾肺，半夏、白芥子、橘红、云母石化痰止嗽，结合病情，略施加减，以提高疗效。

李明山等（白城市保平乡卫生院）：笔者采用针刺四缝穴治疗本病 50 例，疗效较好，现介绍如下：取穴：四缝穴穴刺法：医者左手握住患儿指尖，右手持针，按食、中、环、小四指的顺序，用 28 号 1 寸不锈钢针或三棱针点刺 0.1～0.2 寸，挤出少量黄色透明样黏液或血液，隔日 1 次，3 次为 1 疗程。一般 1 个疗程即可获愈。治疗结果，临床症状及体征完全消失者 43 例，临床症状及体征基本消失者 5 例，临床症状及体征明显减轻者 2 例。

邓朝纲（四川省石柱县桥头卫生院）：笔者依据清·吴师机在《理瀹骈文》中说的："外治之理，即内治之理；外治之药，亦即内治之药，所异者法耳"之理，治疗百例小儿喘咳患者，均获良效。常用药"苍术、麻黄煎蛋"。

药物配制：苍术、麻黄 50g（一帖量），鸡蛋 1 个，加水 50ml。以文火煎约 30 分钟（务使药性浸透入蛋内），趁热以蛋滚熨肺俞穴及双侧涌泉穴，蛋凉则再煎。反复滚熨 3～5 次（注意不要烫坏小儿嫩皮）。一般 1 帖可愈。未愈可连用 2 帖。

我曾治一刘患，5 个月，患儿发热、流涕、喘咳已 3 日。经口服及肌注青霉素等药治疗，喘咳加剧，遂改投苍术麻黄煎

蛋，早晚各滚熨 3 次，2 日病愈，后未复发。方中麻黄宣肺定
喘、苍术祛风、燥湿、散寒。今两者合用，又以热蛋滚熨受外
邪侵袭之肺俞、涌泉穴，自能达到疏风、散寒、宣肺之效而
疾愈。

【按】《吉林中医药》刊载咳嗽证治论文 18 篇，集内儿科
医家治咳嗽之精华，经验可贵。其中程绍恩氏宗肺主咳、脾主
嗽的理论，研制"小儿肺宝"治疗咳嗽，取效显著；张学安
氏根据咳嗽（慢性气管炎）之发在肺、其制在脾、而本于肾
的认识，拟用助阳健脾汤治疗，有效率达 91.8%；程广里氏
用补肾法治慢性气管炎，其效颇佳；对咳嗽证的论述，当以肖
永林氏为端详，堪为临床之规范。综观诸家所治之咳嗽，其论
点虽承师于古，但方药所拟于新。诸治之气管炎、百日咳等，
均属咳嗽范畴。诚然，咳嗽之称，虽然现代医学以咳嗽为主的
疾病，但对咳嗽的分辨，无疑是至关重要的。鉴于古今对咳嗽
的认识不一，而对其治则必有差异。自《内经》创立咳嗽之
后，对咳嗽的认识大致有三。如《伤寒明理论》及《严氏济
生续方》皆谓咳与嗽同一者。尤其当代《中医百家言》一书，
则断言："咳、嗽、咳嗽本一也"。并释曰：咳嗽"是指肺气
上逆有声咳、吐痰液而言、不应分而论之"。咳与嗽分论，应
以《诸病源候论》为早，巢氏深悉经义，如《素问·宣明五
气篇》云："五气为病，……肺为咳"。《素问·阴阳应象大
论》又云："秋伤于湿，冬生咳嗽"。其引申临证，列有"嗽
候"及"咳逆候"，始将咳与嗽分论。时迨金元，刘完素于
《河间六书》中阐解：其责咳之发于肺，嗽则动于脾。并述：
"咳谓无痰而有声，肺气伤而不清也，嗽是无声而有痰，脾湿
动而为痰也"。此论迄今为临床所沿用。按者于《论咳嗽》一
文，根据明代《医宗必读》提出："咳因气动为声，嗽乃血化
为痰。肺气动则咳、脾湿动则嗽，脾肺俱动则咳嗽俱作，然以
肺为主，故多言咳，则包嗽在其中"的启发，结合研究咳嗽
的实际，就咳嗽的发生规律而论，初起多咳，素称干咳；继而

见痰而嗽成,临证咳与嗽同作,实则声物并见,终则痰多而壅。可见咳、咳嗽、嗽的规律,虽然不尽皆此,但相继发生,或同时出现,均可提示咳、咳嗽、嗽的证候所偏,致使临床见症亦有不同。依此,辨证以咳证、咳嗽证、嗽证为准绳,并拟定治哮应理肺,治嗽要调脾,治咳嗽则必肺脾两治。本篇18家证治咳嗽,虽有止咳、化痰、健脾、宣肺、补肾等不同治法,以及方药又有古今的差异,但其所施方药,均未离其宗。

王烈(长春中医学院)

哮喘证治

张宗如（江苏省海安县雅周中心医院）：笔者用自拟紫蛤散治疗哮喘 58 例，疗效颇佳。报告如下：本组 58 例中，男 37 例，女 21 例，年龄 16～30 岁 6 例，31～50 岁 20 例，50 岁以上 32 例，病程 1 年以内 3 例，1～10 年 5 例，10～20 年 20 例，20 年以上 30 例。

紫蛤散方药用：紫河车 500g，蛤蚧 200g，桔梗 150g，陈皮 150g，共为细末装入空心胶囊，每粒 0.25g。发病期每日 3～4 粒，日 2 次口服，缓解期每日 2 次，每次 1～2 粒口服。

治疗结果：痊愈 24 例，显效 29 例，进步 5 例。方中紫河车乃血肉有情之品，大补肺肾之气，养血益精，蛤蚧补肺肾，纳气平喘，桔梗止咳化痰，陈皮不仅能理气醒脾，补而不滞，且能止咳化痰，诸药配合，消补兼施，邪去则正自安。

柴国钊（榆树县中医院）：家父柴继成业医 40 余年，对小儿哮喘的治疗提出了"宣肺解表"、"通腑降痰"、"补肾固本" 3 法，具体论述如下：

宣肺解表以散其邪。证属风热犯肺、肺气不宣者，治宜清宣肺气、化痰利膈为主。常用方紫苏 5g，牛蒡子 4g，连翘 4g，淡豆豉 4g，大贝母 4g，桔梗 2g，甘草 2g，芦根 5g，杏仁 3g，水煎服。证属风寒外束、肺失宣和、痰气交阻，上壅气道。治宜宣肺解表、利气化痰为主，方用法半夏 4g，苏叶 4g，防风 4g，杏仁 3g，枳壳 3g，陈皮 3g，桔梗 3g，薄荷 2g，鲜姜 2 片，水煎服。

通腑泄热以降其痰。证属肺失肃降、痰阻气逆、气机升降失调，取通腑法，方用瓜蒌仁 5g，郁李仁 4g，杏仁 4g，制半夏 4g，竹茹 3g，葶苈子 2g，川朴 3g，麦芽 12g，莱菔子 4g，桔梗 4g，水煎服。

补肾培根以治其本。肾虚不纳之喘候，急宜补肾纳气，宣肺定喘以治其本。方用赤参3g，五味子6g，紫河车6g，鹿角霜6g，黄精6g，附子3g，肉桂2g，龙骨10g，水煎服。

黄锦录等（长春中医学院）：消喘膏治疗慢性喘息型支气管炎121例，疗效满意。本组121例，其中男40例，女81例；年龄13~40岁4例，20~30岁4例，30~40岁12例，40~50岁26例，50~60岁42例，60~70岁27例，70岁以上2例。病程2年至47年不等。121例中属寒证85例占70.3%，热证17例，占14%，寒热错杂证19例，占15.7%。

治疗方法：将消喘膏贴于肺俞（双）、心俞（双）、膈俞（双），每次贴24小时取下，10天后再贴第2次，贴3次为1疗程。治疗结果：临床控制37例，显效46例，好转22例，无效16例，显效率68.6%，好转率86.8%。其中寒证总有效率为91.8%，热证总有效率70.6%，寒热错杂证总有效率为78.95%。

张继有（吉林省中医中药研究院）：哮喘证痰热壅盛，肺失肃降，肺气上逆而致喘，治宜清热泻肺、化痰平喘。处方：金银花25g，连翘25g，桑白皮15g，地骨皮10g，桔梗15g，黄芩15g，地龙25g，明矾7.5g，鱼腥草50g，紫菀15g，款冬花10g，百部15g，杏仁10g，生甘草10g，水煎服。方中重用鱼腥草清热泻肺，即所谓"泻肺以苦寒之剂，非泻肺也，泻肺中之火，实补肺气也"。凡症见肺热壅盛、咳吐黄痰，多重用至50g，又如方中所用明矾，伍以清热化痰药，能祛肺热所致之脓痰，伍以理气化痰药，能祛凤病痰喘之顽痰；伍以化痰平喘药，能敛肺止喘。

陈国范（长春中医学院）：刘患，男，57岁；某厂干部，1976年10月初诊。主诉咳喘已数年，遇冷即发，履治未愈。现证喘息抬肩，不能平卧，痰多肢冷，食欲不振，大便溏泻，小便失禁，面色苍白少华，眼睑浮肿，舌质淡，滑润苔，脉浮而无力。诊断咳嗽证，属肾不纳气证候，治宜温肾纳气，益肺定喘。方药用红参 10g，橘红 15g，前胡 15g，核桃 4 个，钟乳石 15g，生龙牡各 50g，水煎服 2 剂。症状减轻，但仍有汗出、心悸，脉沉无力，处方前方去龙牡、前胡、橘红，加鹅管石 15g，乌梅 15g，罂粟壳 7g，连服 2 剂，可平卧，呼吸舒畅，脉沉细数无力，咳嗽有痰，腰酸无力。处方红参 10g，女贞子 25g，冬虫草 15g，芡实 25g，生山药 50g，旱莲草 15g，阿胶 15g，五味子 15g，海浮石 15g，罂粟壳 10g，乌梅 15g，百合 25g，白果 15g，水煎连服 4 剂而愈。方中参、附、细辛回阳救逆，萸肉、白果、五味子、乌梅收敛肺气，核桃、生龙骨、生牡蛎、钟乳石、鹅管石补肺敛肺，罂粟壳、前胡、橘红宁嗽化痰而平喘，继而补土生金，二便调而告痊愈。

　　又一例患姓梁，男，43 岁，1976 年 5 月初诊。发热咳嗽，不得卧，痰多白沫而稀，舌质淡红，苔薄白，脉弦紧。诊断：肺寒咳喘。治宜疏风散寒、温化痰饮，处方麻黄 10g，橘红 15g，前胡 15g，白前 10g，桂枝 10g，干姜 5g，苏梗 15g，细辛 5g，连翘 25g，大青叶 10g，荆芥 10g，丝瓜络 15g，水煎服。二诊病情好转，上方去桂枝、苏梗、细辛加海浮石 15g，生石膏 30g，满山红 50g，水煎服，进 4 剂而痊愈。方中麻黄、苏梗、干姜、桂枝、荆芥解表散寒。丝瓜络、连翘、大青叶宜肺通络，又加海浮石、生石膏、满山红清热化痰而止咳平喘，表里双解其咳喘告愈。

　　宋知行（上海市中医文献馆）：仲景于少阴病水饮上泛之咳喘，主以真武汤，或加干姜、细辛、五味子。本方在小儿支气管哮喘之证属肾虚寒饮者，亦有使用机会。此类小儿往往先天不足，或久喘损肾，阳虚明显而水寒里盛诸药难应，适于真武汤之温肾扶阳、散寒化饮。如其肾不纳气、喘促不止，可加入黑锡丹（包煎）。对肺脾阳虚、饮邪上渍者，则投苓桂术甘汤。苓桂术甘汤与真武汤同治阳虚饮动之证，但真武汤可见颜面黧黑，便溏遗尿、舌胖苔薄滑，而病程已久；苓桂术甘汤证则见面色㿠白，胸脘痞满，舌淡苔腻滑，而反复发作者。

例1：杜某，男，11岁，素有宿哮，今秋连续发作，已近两月未平，夜间阵咳，痰吐稀液，大便次数多，小便清长，面色暗黑，形体畏寒，两脉虚弱，舌淡苔薄白而腻。久哮肾阳虚衰，主以真武汤加味。方用茯苓10g，淡附片3g，生姜三片，白术10g，白芍10g，清甘草3g，细辛1.5g，淡干姜1.5g，五味子1.5g，桑皮9g，3剂，水煎服。服药后哮喘得以控制。

例2：潘某，男，8岁，素有哮喘，入秋频发，现咽痒呛咳，晨昏必作，咯吐稀痰，夜间痰鸣，舌苔白滑，脉濡带弦，是寒饮内伏，胸阳不布，以苓桂术甘汤加味主治。处方茯苓9g，桂枝3g，焦白术9g，清甘草3g，杏仁6g，百部6g，姜半夏9g，陈皮3g，水煎服7剂。其喘不发，连服数剂，其症颇安，整个冬春未作。

谌光荪等（解放军207医院）：我们自1978年4月起，采用兔脑组织穴位埋藏治疗支气管哮喘，并于1983年11月随访了经该疗法治疗后3～5年58例患者，治疗结果：治愈27例，占46.6%，显效3例，占5.2%，好转8例，占13.8%，无效20例，占34.4%。总有效率为65.6%。

治疗方法：首先取体重2～3kg的雄兔一只，于兔耳静脉内注入空气5～10ml，使其气栓致死，立即切开头骨，在无菌操作下暴露大脑，取出嗅叶1片（米粒大），脑垂体及丘脑下部一小部分（约黄豆粒大），均放在无菌生理盐水纱布上备用。具体手术方法：病人取仰卧位，手术部位常规消毒，麻醉后首次选膻中穴，如无效，术后1个月可另选用定喘穴并以此为中心、纵行切开皮肤1～1.5cm，深达皮下组织，分离皮下脂肪，在皮下造一个空腔，将上述兔脑组织埋入此腔内，缝合切口，无菌包扎，术后7天拆线。我们认为，膻中、定喘穴为治喘常用穴，兔脑有多种激素和异种蛋白质，皮下埋藏不仅可以对穴位有长时期的刺激作用，并且可以提高机体的应激能力和免疫功能，从而发挥其治疗作用。

康连智（白城市中医院）：哮喘又称哮证，亦称哮吼，从临床特点看，哮以声响名，喘以气息言。哮必兼喘，但喘不一定兼哮。临床必须注意哮与喘当分则分，当合则合，不必拘泥一说。射干麻黄汤，为仲景首创，用来治疗肺中寒饮上逆，"咳而上气，喉中水鸡声……"。后人用此方治疗冷哮。个人多年来用本方加减治疗各种哮喘证，疗效亦好。现将总结如下：哮喘偏寒者，舌苔白滑或薄白，脉浮或浮紧，治当温肺散寒、宣肺化饮，方用射干麻黄汤加减。处方：射干 10g，麻黄 10g，生姜 7g，细辛 7g，紫菀 10g，冬花 10g，大枣 3 枚，百果 10g，五味子 5g，水煎温服。哮喘偏热者，舌质红，苔黄腻，脉滑数或浮数，治宜宣肺清热、化痰降逆。处方用射干麻黄汤加减。药用石膏 50g，白果 15g，射干 10g，半夏 7g，细辛 5g，大枣 3 枚，生姜 5g，麻黄 7g，五味子 5g，水煎服。哮喘偏气滞者，舌苔薄白，脉弦或弦滑。治宜平肝理气、降逆平喘，方用射干麻黄汤合四七汤加减。药用柴胡 7g，半夏 10g，川朴 10g，茯神 15g，射干 10g，麻黄 5g，生姜 3g，细辛 5g，冬花 10g，五味子 5g，黄连 7g，水煎服。哮喘偏脾肺气虚者，治宜祛痰平喘、补脾益肺。方用射干麻黄汤加减。药用射干 7g，麻黄 5g，细辛 3g，五味子 7g，半夏 10g，大枣 3 枚，生姜 3g，山药 10g，焦术 10g，水煎服。哮喘偏肺肾气虚者，平素体虚，腰酸乏力，动则喘甚，舌淡苔白，脉沉弱或虚大，治当补肾益气、祛痰平喘。方用射干麻黄汤加减，药用射干 10g，麻黄 3g，生姜 3g，山药 15g，五味子 7g，冬花 10g，半夏 7g，大枣 3 枚、白果 10g，地龙 10g，党参 70g，水煎服。方用麻黄为治肺之要药，配生姜可宣肺解表，配干姜则重于温中化饮，配石膏则以清肺胃之热为主；白果温涩，既能散肺中之寒，又能收敛肺气，与麻黄配合则发中有收、收中有发，祛邪而不伤正，实为治喘之良药。

张贻芳（中医研究院西苑医院）：哮喘状态是多种疾病表现的症状，常常发生于慢性哮喘性支气管炎、支气管哮喘、支气管扩张及急性左心功能不全等疾患。中医学认为：哮喘分虚实表里，而寒热痰湿为其标，肺脾肾虚为本。论治常以急则治其标，缓则治其本为原则。临床实践表明，单纯治标或单纯治本疗效均不佳，而标本兼治其疗效显著。近年来的研究提示，哮喘与肾虚的关系密切。因而从补肾入手，不仅可减轻患者发作时的痛苦，同时可以增强患者的抗病能力，巩固疗效。所以在临床实践中，我们注意了培本补肾的治疗。我们总结82例哮喘状态，其中中药26例，中西医结合的56例。治疗结果：中药组26例中显效18例，好转6例，无效2例，总有效率为92.3%；中西医结合组56例，显效30例，好转21例，无效5例，总有效率91.07%，两组效果相当。但按哮喘状态消失时间计，中药组平均为5.82天，中西医结合组平均为11天。选用方剂，治标用麻杏石甘汤、小青龙汤、清肺化痰汤；治本用六味地黄汤、二仙汤、养阴清肺汤、固本Ⅰ号、Ⅱ号（Ⅰ号药用生芪、防风、党参、白术、茯苓、甘草、陈皮、半夏、紫河车、补骨脂。Ⅱ号药用四君子汤加麦冬、五味子、补骨脂）。

韩胜保（解放军306医院）：凉膈白虎汤乃《医宗金鉴》方，药用大黄、朴硝、甘草、连翘、栀子、黄芩、薄荷、石膏、竹叶、知母、粳米诸药组成。笔者近年来常用其治疗小儿哮喘，疗效较好，兹介绍如下：小儿为稚阴稚阳之体，脏腑娇嫩，形气未充、易受外邪侵袭，更因饮食不节易致宿食停滞。小儿外感，易于化热，且宿食积滞，也易化热，火热炎上，金畏火刑，致使肺气上逆而喘。肺与大肠相表里，互为影响，大肠之气通畅下行，肺气方得肃降。大肠积热，上逆之肺气无下降之机，故宜用清肺通腑法。凉膈白虎汤，以硝黄清热攻滞，以行大肠积热；栀子、连翘助白虎清泻肺胃胸膈之邪热；竹叶、薄荷透邪外出；故肺热得清，肠滞得去，气机宣降得畅，喘咳自平。

姜春华（上海第一医学院）：治疗哮喘用药体会如下：用麻黄9g左右为宜，少则无效，先煮去上沫，否则令人头晕。

高血压病人如必须用可加降压药，有汗不忌，喘息病人常自汗出，喘平汗亦止。如有出血或鼻衄、痰中带血者，可与止血药同用。广地龙有平喘作用，略炒去腥气，用量9g左右，若研粉可用糯米管装服，每次3g，日3次。大贝、桔梗、远志、苏子、白芥子，为一般性祛痰药，可加入平喘药中。皂角子为强烈性祛痰药，用于痰涎壅盛。枳壳、枳实、全瓜蒌、旋覆花能下气，用于胸闷气窒。半夏、款冬为镇咳祛痰有效药。大青叶、板蓝根、开金销、马勃有抗菌消炎作用，有外感者可以加入。五味子有平喘作用，新老虚实皆宜，表证痰多一概无忌。白果古方入煎剂用21粒，经高热毒性即减，平喘有效。蛤蚧、人参对气不纳氧（肺气肿）有作用。砒石大毒大热，一切有出血倾向者勿服。鹅管石、本草说性温、能平喘燥痰，以研粉服为宜，煎服效果不大，宜用于寒痰。僵蚕可用热性哮喘。石膏传统用于解热解渴，对热性哮喘可用30g。黄柏、知母、玄参、生地，为降火清热药，可以减少激素用量并减低副作用。附子、肉桂、用于阳虚，面跗浮肿，唇紫肢冷。补骨脂、益智仁用于肾虚。紫河车烘干研细末，本品宜于长服，有培补先天，增强抵抗力作用，凤凰衣亦可用。白参每服2.5g，日2～3次，长期服用，心衰用老山参，阴虚用皮尾参。

矫英范（长春市儿童医院）：自1978年以来，我院用黄芪汤加味治疗小儿支气管哮喘30例，现介绍如下：黄芪汤（自拟方）药用：黄芪30g，党参15g，地骨皮10g，甘草10g；有热加生地15g，知母15g，栀子10g，喘甚加苏子5g，葶苈子5g；咳重加杏仁5g，冬花10g，五味子15g；阳虚加山茱萸15g，枸杞子15g；痰盛加半夏5g，瓜蒌10g；并发感染加双花15g，大青叶15g，板蓝根15g（如一般呼吸道感染加薄荷5g，牛蒡子5g，桔梗5g）。以上药用文火水煎两遍，混合滤液，浓缩100ml，分为3次日服，疗程2个月。治疗结果：显效14例，占46.7%，有效7例，占23.3%，好转6例，占20%，无效3例，占10%，总有效率90%。

总之方中黄芪扶正，补气固表，生肌排脓，党参益气养血，能加强黄芪之扶正效果，地骨皮、甘草止咳、祛痰、滋阴、清热，可佐黄芪、党参解除标证，更好的发挥"扶正"作用。

王烈（长春中医学院）：用白屈菜复方之剂治疗感染性哮喘效果满意。郑患，男，3.5岁，一岁半时患百日咳后遗有咳嗽，每遇外感时出现喘息样咳嗽，历时两年。几乎月月皆作。处方：白屈菜15g，地龙5g，苏子10g，前胡10g，侧柏叶10g，柴胡10g，水煎频服，连服15剂病愈，3个月未作。

我又用白屈菜复方之剂治疗哮喘31例，病程短者1年，长者11年，平均4年。服药后病证消失时间长者10周，短者2周，平均4周，获近期疗效者25例，其中1年未犯者4例。一患姓魏，男，14岁，于一次肺炎后咳不愈，伴有哮喘，为时已3年之久，每因冷、热、累、乏等皆可诱发，几乎长年不止，多方治疗均未收效。药用白屈菜15g，白花蛇草15g，白前15g，侧柏叶15g，前胡15g，苏子15g，水煎服。经2周治疗，咳喘及哮喘症状皆消失。继服前方加玉竹15g，减去白花蛇草，水煎服3周后明显好转，后又上方减侧柏，加白芥子15g，服3周停药，近期效果较好。

我又用理痰汤治疗婴幼儿哮喘痰候100例，痊愈36例，占36%，平均治愈时间为4.8日；显效10例，占10%，好转44例，占44%，无效10例，其中有3例服药不足疗程。总有效率为90%。

方药用生芡实10g，清半夏4g，黑芝麻3g，柏子仁2g，生杭芍2g，陈皮2g，茯苓片2g，水煎服。方中二陈加重用芡实、旨在固肾，以疗痰之本；佐用黑芝麻、以助芡实、柏子仁等治肾、二陈治标，可见理痰汤组方之意，重在治肾以除生痰之源。

肖庆祥（农安县医院）：笔者每遇小儿哮喘，多用白果定喘汤为主治疗，并以六君子汤加减以善其后，均获显效。一患姓刘，女，6 岁，1987 年 3 月 16 日就诊。患儿咳嗽喘促已 5 天，口唇青紫，不能半卧，午夜喘甚，喉间哮鸣，咳吐白痰，不发烧，口不渴，舌淡苔薄白，脉沉细。诊断哮喘，风寒候。治以温肺化痰、止咳平喘。方用白果定喘汤：白果 7.5g，麻黄 5g，苏子 7.5g，杏仁 7.5g，甘草 7.5g，款冬花 10g，桑白皮 10g，黄芩 10g，半夏 15g，水煎服。服 1 剂后症状减轻，前方加白芍 10g，丹皮 15g，地龙 15g，远志 15g，五味子 7.5g，射干 10g，服 2 剂后，患儿自觉症状均消失，为巩固其疗效改服六君子汤加减：党参 15g，黄芪 15g，白术 10g，茯苓 10g，陈皮 7.5g，清夏 5g，连服 4 剂，经追访愈后半年余未复发。

江育仁（南京中医学院附属医院）：小儿哮喘，临证当辨实虚多寡，暴发宜佐活血化瘀。我常用自拟小儿哮喘方：系麻黄 3～5g，熟地 10～15g，杏仁 10g，射干 6g，竹沥、半夏各 10g，款冬花 10g，炙细辛 2～5g，五味子 5g，炙甘草 5g，偏热加生石膏 20g，偏寒加熄附子 6g。方取射干麻黄汤治肺寒之喘，麻杏石甘汤治肺热之喘，合麻黄附子细辛汤温肾散寒定喘。用熟地者，一以补肾之虚，一为润燥护阴。如肺家痰多壅滞，胸闷气急，舌苔厚腻者则去熟地，改用葶苈子合礞石滚痰丸通利三焦。对哮喘暴发，在治哮方中，宜引用丹参、红花、降香、桃仁等活血化瘀药物。促其血行则气行。其中偏虚者，应重在固脱，慎防阳气暴亡。投麻黄附子细辛汤合参附龙牡救逆汤最为恰当。方中麻黄宣肺定喘，合附子温肾散寒，麻黄合附子，平喘不伤正，附子又能制麻黄之辛散。细辛通阳平喘，可配五味子收摄肾气，酸润细辛之燥烈。参附龙牡扶益真气，潜纳阳气之外泄，此为救逆之常用药物。

午雪峤（西安中医儿童医院）：急性期主宜肺祛痰，缓解期重调养脾肺。发作期又当辨别寒热。小儿哮喘以热痰居多，舌质红，苔薄黄或黄腻，脉滑数，指纹紫。我们常用蝉龙定喘汤治之。此即定喘汤去掉易致过敏之款冬花，加蝉衣、地龙、莱菔子。方中麻黄、蝉衣宣肺平喘，莱菔子、苏子、杏仁、半夏化痰降逆，桑皮、黄芩、地龙清热肃肺平喘，白果定喘敛肺，甘草调和诸药，共奏宣肺清热，化痰定喘之功效。对于风寒哮喘可用小青龙汤治之。

临床上常见 1 岁以内婴幼儿，经常咳嗽气喘，称之为哮喘性支气管炎，方用贝蚕定喘汤。药用：川贝、僵蚕、麻黄、杏仁、白果、苏子、远志、桑皮、甘草。热象重者加青黛、黄芩，寒象重者加细辛。缓解期要重视扶正固本，重调肺、脾、肾。在临床上常用健脾丹，方即人参五味子汤合补肺阿胶散加冬虫夏草、蛤蚧配成散剂。具有养阴益气，润肺化痰，补土生金之功效。

宋从有（吉林市郊区医院）： 风寒必须发散攻邪，常用小青龙汤加减：我常用木香、莱菔子行气，以达痰行；加侧柏叶、苏叶抗过敏而平喘，疗效甚佳；内热外寒，必须用祛除表邪兼清热平喘之法，宜用麻杏石甘汤加减，生石膏量为麻黄之 3～5 倍为宜。鱼腥草量比平贝之 2～3 倍为宜，便秘加川军急下积热，痰自消而喘自平；里实内热，应急用承气类，药用川军、厚朴、枳实、黄芩、栀子、杏仁、侧柏叶、莱菔子、蜜麻黄、生石膏、知母等。攻下积热，腑通痰清喘自平。过敏性哮喘，常用苏子降气汤治之。苏子、陈皮、半夏、莱菔子、侧柏叶、地龙、僵蚕、蝉蜕、蜜麻黄等。本虚加紫河车、沙参、黄精。笔者常用紫河车、人参、黄精、五味子为末内服，可使哮喘发作减轻或不再发作。

王庆文（吉林省中医中药研究院）： 我治小儿哮喘常用三期辨治。始生期多在感冒，治宜麻杏石甘汤加黄芩、青黛，待热减轻，继用二母散加沙参、麦冬、枇杷叶；发作期常用三法泻肺平喘用葶苈大枣泻肺汤合三拗汤，常加桑皮、瓜蒌、鱼腥草；豁痰平喘常用利膈化痰丸配加枯矾、双花、鱼腥草等。急缓平喘常用芍药甘草汤合白金丸加僵蚕、地龙、全蝎、蜈蚣等，缓解期及肺脾肾三脏，常用《卫生宝鉴》人参蛤蚧散为主方，加白术、山楂、枸杞子、桑椹子等。

【按】哮喘一证，昔始《素问·咳论》述有"咳而喘息有音"，以及《素问·通评虚实论》的"乳子中风热，喘鸣肩息"等哮喘发作的有关特征。《难经》又有肺积、息贲之论。《金匮要略》列胸痹、短气之条。后世复立呷嗽、齁鼽诸症。迨至丹溪，归属哮喘。综观前论，皆其类也。当今，本病仍为内、儿广见之征，且对健康颇有影响。前医论及本证，莫不告诫。如张景岳的"哮有夙根"，李士材的"哮喘，病根深久，难以卒除"，喻嘉言的"人身难治之病有百证，喘病其最也"，叶天士的"哮喘为沉痼之病，无奏效之药"，陈复正的"夫喘者，恶候也"。后者当继往开来，深入探索，寻求新律。《吉林中医药》先后发表哮喘证治论文18篇，辨证述理，皆宗古论，而治法方药则别有心裁，其中姜春华氏治哮喘善用麻黄，宜9g，少则无效，并示先煮去上沫，可避头晕之弊。考《幼幼集成·哮喘》："盖哮喘为顽痰闭塞，非麻黄不足以开其肺窍，放胆用之，百发百中"。用其机，姜氏之验可贵。余治幼哮之作，取麻黄，伍苏子、地龙、石韦、苦参、白鲜皮，其开肺窍、止哮平喘之效为捷，可叹麻黄之用非巧矣。黄锦录氏研制的消喘膏，敷贴肺俞等穴，所治哮喘，或寒、或热、或寒热错杂均获其效。谌光荪氏用兔脑组织液埋藏法治疗哮喘，亦收良效。按者研究哮喘的实践，哮喘，虽为人群之多发之疾，但防治重点必在小儿，幼时患哮，不仅众多，而且又为成年哮喘之基。素有幼哮长吼之说，可见预防成人之哮，应把好幼哮防治之关。《杂病源流犀烛》谓："哮证大都感于幼稚之时"。因此，幼哮防治，至关重要。据沈氏尊生书所述："哮，肺病也，当先辨与喘与短气三症"。而按者则述：哮喘之发，不外乎风寒感于外，痰积伤于内，发作邪实，分辨寒热，骤哮伤气，久哮累心；缓解气虚、气短、乏力、痰涎壅盛；稳定则邪伏，遇诱而发。若幼时失治，尚可贻害成年，终可缠绵其身。依此，随证所治多可求缓。正如《幼幼集成》指出的"哮喘发过自愈……于未发时，可预防之"。可见古今医家均视此为尚。近年拟制的益气防哮汤，药物有黄芪、玉竹、女贞子、补骨脂、五味子、山药、牡蛎、薏苡仁、丹参。疗程 1～2 个月，用以调肺脾肾三脏，从而增强肺主气、脾益气、肾纳气的气机功能，由本而治，所治者数以万计，收益则众，既而再作，其候亦缓，部分病例，而经久未作。

王烈（长春中医学院）

痹证证治

夏德林（长春中医学院）：笔者自 1966 年 10 月至 1978 年 10 月以蘑菇散治疗痹证 284 例，取得了满意的效果，现介绍如下：本组 284 例中男 181 例，女 103 例。37～52 岁最多。其病程最长 27 年，最短 20 天，其中 1～4 个月者最多。痛痹 132 例，行痹 73 例，着痹 55 例，热痹 24 例。治疗结果：痊愈：痛痹 63 例，行痹 36 例，着痹 11 例，热痹 4 例，共 114 例，占 40.1%；显效：痛痹 39 例，行痹 22 例，着痹 19 例，热痹 5 例，共 85 例，占 29.9%；痛痹 28 例，行痹 12 例，着痹 10 例，热痹 11 例，共 61 例，占 20.7%；无效：痛痹 2 例，行痹 3 例，着痹 10 例，热痹 11 例，占 9.3%；总有效率为 90.7%。其疗效中痛痹和行痹效果为佳。

蘑菇散方：麻黄 15g，桂枝 15g，地枫 15g，乳香 15g，没药 15g，羌活 15g，独活 15g，防风 15g，木瓜 15g，杜仲 15g，甘草 15g，牛膝 15g，煅自然铜 15g，炙马钱子 100g，黄蘑 500g，共为细末，每服 5～7.5g，日 2～3 次，白水送下。痛痹加细辛、威灵仙、秦艽以温经散寒、活络止痛；行痹加五加皮、地骨皮祛风通痹；着痹，痛有定处，肢节麻木酸重，加薏苡仁、茯苓、木通、防己、苍术以利湿通痹，消肿止痛；热痹加双花、连翘、栀子以清热利湿、宣痹止痛。方中黄蘑为主疏风活络，强筋壮骨，佐以炙马钱子助气振阳，消肿止痛；再以乳香、没药、牛膝、自然铜助之逐瘀通经而活血止痛；地枫祛风舒筋健骨之功。

王增计（长春中医学院）：治疗痹证以身痛逐瘀汤为基本方加减，若行痹者加荆芥、威灵仙，配合秦艽、羌活以祛风湿。痛痹有内热，可先用黄芩，热除无内热时，加炙川乌以散寒止痛；着痹加薏苡仁、茯苓，以健脾利湿。病在上肢加桂枝、桑枝，去牛膝，加寄生、毛狗，使药达腰部，以活血祛风。全身疼痛者加桂枝、威灵仙，去牛膝，便药力横达，彻上彻下，以通经活络祛风湿，筋脉拘紧者，加木瓜、乳香、薏苡仁，以舒筋除湿，气血虚者加黄芪，配合归、芎以补气养血，扶正祛邪。内有热者去川芎，以免助火上行，引起头痛。痹证已久，去羌活，加独活，以搜伏风。项脊强者加葛根，配合羌活以除太阳之风，升津舒筋。热痹有结节性红斑，去秦艽、羌活、川芎，加荆芥、双花、牛蒡子，关节肿痛，去秦艽、羌活、川芎，加苦参、猪苓、茵陈、苍术、黄柏，以清热利湿。心痹证候，去牛膝、羌活、川芎加黄连，双花、蜂房、郁金以清热除湿、宣痹活络。

身痛逐瘀汤方由牛膝15g，地龙10g，秦艽5g，羌活5g，香附5g，甘草10g，当归15g，川芎10g，炒五灵脂10g，桃仁15g，没药10g，红花15g，水煎服。方中牛膝、地龙、川芎、五灵脂、桃仁、没药、红花等通经逐瘀而止痛，香附理气开郁、推行营卫。甘草调和诸药，共奏通经逐瘀，祛风除湿，散寒止痛之功效。

赵棣华（成都中医学院）等：笔者对51例痹证夹瘀的患者用自拟痹证化瘀汤加减进行治疗痊愈28例，显效15例，有效8例，总有效率为100%。本组51例中风湿性关节炎47例，风湿性肌纤维炎3例，风湿性关节炎伴有巩膜炎、角膜溃疡1例。活动期血沉高者占85%，抗"O"高者88%。

自拟痹证化瘀汤方药用生黄芪、鸡血藤、生地、寄生、灵仙各24～30g，川芎、羌活、秦艽、桃仁、红花、寄生、没药、牛膝、山药各9～12g，水煎服。气虚重加黄芪，血虚加当归，关节痛甚加松节、桑枝或桂枝，瘀重流连者选加生蒲黄、细辛或地龙、乌梢蛇，腰酸痛者加杜仲、川断，低热加苍术、黄柏。每日服1剂，15～20剂为1疗程，每疗程后可停药10～15天，急性期过1剂药可服2日。

秦志贵（白城地区医院）：我用自拟"三乌一枝梅"药酒方治疗风寒痹证疗效满意。本方药用川乌 20g，草乌 20g，何首乌 20g，乌梅 20 枚，白酒 1kg，将上药为末，用纱布包好，浸酒中 7 天过滤取汁，每日服 10～15g，日 3 次，如有口角麻木感可减半服，若气血虚弱者可加炙黄芪 50g，红花 15g，共合入药。治疗多例均疗效满意。

林泽森（大安县中医院）：笔者从 1972 年以来，曾用川乌附子剂加减治疗痹证 23 例，取得了较满意的效果。其中治愈 16 例，好转 3 例，无效 2 例，中断治疗 2 例。

方剂组成：制川乌 10～15g，熟附片 10～15g，蜈蚣 2 条，防己 15g，麻黄 10g，当归 15g，红花 10g，桂枝 10g，白术 15g，茯苓 15g，薏苡仁 25g，路路通 10g，补骨脂 10g，水煎服。气血虚或麻木者加黄芪 25g、鸡血藤 15g；肿胀酸沉明显者加薏苡仁 50g、独活 15g；上肢痛加片姜黄 10g；下肢痛加怀牛膝、木瓜各 15g；腰痛加狗脊、熟地、续断 15g；病久有刺痛者加五灵脂 15g、土鳖虫 5 个；全身痛加秦艽、威灵仙各 15g。上方中制川乌、熟附片（单包）先煎 1 小时，加水 500ml，煎至 250ml，1 剂煎 2 次，1 日分 2 次早晚分服。方中川乌、附子虽同根之物，但其作用各有异同，制川乌长于治风湿，熟附子善治寒湿，故有祛寒祛风止痛作用，配当归、红花活血化瘀；路路通、桂枝温经活络；五灵脂、土鳖虫对病久血瘀刺痛者有捷效。麻黄通过发汗利水，能发散表邪，有治风邪顽痹、皮肤不仁之效；茯苓渗湿利水，治疗体表浮肿有效，白术能治肢体沉重疼痛，又可使深在肌肉或血脉中难以排除的水分排除，薏苡仁治痛脓，兼治浮肿，有逐水除湿作用，蜈蚣祛风散结，走窜之力最强，内而脏腑，外而经络，凡气血凝集之入处皆可开之，其性尤善搜风。诸药合用，共奏温经散寒，活血化瘀，祛风除湿，通络止痛之效。

郁增明（吉林省邮电医院）：笔者用当归拈痛汤治疗急性风湿热，疗效满意。简介如下："当归拈痛汤"系李东垣《医学发明》之方。

　　曾治一患女，姓王，工人，于 1979 年 12 月 20 日入院，住院号 23241。近日关节红肿，四肢皮下出现红斑，血沉 54mm/h，抗"O" 800 单位/ml，治宜清热燥湿，活络止痛，方用当归拈痛汤加减治疗：当归 15g，羌活 15g，防风 15g，升麻 10g，猪苓 20g，泽泻 10g，茵陈 25g，白术 10g，苍术 10g，黄柏 15g，知母 15g，苦参 10g，甘草 10g，炒薏苡仁 15g，水煎服，每日 1 剂，分 3 次温服。前方服 7 剂，身热退，膝肿消，疼痛减轻，红斑消失，前方加党参 50g，茯苓 50g，益母草 50g，水煎服。连进 20 余剂，诸症消除，血沉 18mm/L，抗"O" 400 单位/ml，观察 1 周痊愈出院。多次随访，健康如常。又治一例女患姓张，37 岁，工人，于 1980 年 8 月 7 日入院治疗，住院号 24384。发热咽痛，四肢关节疼痛肿胀，血沉第一小时 67mm，第二小时 115mm，抗"O" 800 单位/ml。治宜清热除湿，活络止痛，方用当归拈痛汤加减。药用当归 25g，羌活 20g，防风 15g，茵陈 25g，黄芩 15g，石膏 25g，苦参 10g，赤芍 25g，土茯苓 20g，水煎服，每日 1 剂，分 3 次温服。共服 14 剂，诸症消除，血沉、抗"O"均正常，观察 1 周后痊愈出院，经随访健康。

　　李影（长春中医学院）：笔者在门诊采用温针灸治疗痛痹 21 例，疗效满意，现报告如下：选穴：上肢取阳池、曲池、手三里、肩髃、肩髎、外关；下肢取昆仑、犊鼻、足三里、阳陵泉、环跳、悬钟；腰部取肾俞、大肠俞，一般 1 次只取 2 穴，每 10 次为 1 个疗程，日 1 次。操作方法：用毫针刺入穴位，行补法使之得气，然后将药艾炷点燃，倒插在针柄上，艾炷下端距皮肤 1cm 左右，使其自然燃烧，5～10 分钟后艾炷燃尽，待火灭灰凉，将针取出。治疗结果：本组 21 例中疼痛消失，功能恢复 6 例，疼痛基本消失，活动稍有疼痛，功能基本恢复正常 8 例，疼痛减轻者 6 例，无明显变化者 1 例。

　　夏月辉（九台县医院）：曾治一例女患，姓陈，17 岁，学生，1984 年就诊。四肢关节疼痛 3 年余，近 3 个月来病情加重，关节肿胀，痛不可按，双上肢屈曲，不能伸展，生活不能自理。来诊时患者口渴，欲冷饮，两肘关节肿胀灼热，不能持物，舌赤苔黄腻，脉滑数，诊为热痹。以清热、通络、疏风、胜湿、止痛为法，白虎汤加减主治：石膏 50g，知母 20g，粳米 25g，甘草 10g，忍冬藤 25g，黄柏 15g，桑枝 25g，苍术 15g，海桐皮 20g，延胡索 20g，金银花 25g，威灵仙 15g，水煎服每日 1 剂，日服 2 次，3 剂后又加大剂量，生石膏 100g，知母 25g，粳米 50g，甘草 15g，连服 7 剂，症状好转。原方再投 7 剂，诸病痊愈。

李述文（镇赉县中医院）等：我用驱痹汤治疗坐骨神经痛 30 例，疗效满意，简介如下：本组 30 例，男 27 例，女 3 例，年龄在 24～57 岁间，病程 2 个月～3 年。其中初病 2 例，余系旧病。其发病原因有受凉者 21 例，足跟感染 1 人，原因不明 8 人。驱痹汤药物组成：细辛 6～12g，制草乌 6～12g，制川乌 6～12g，麻黄 15g，牛膝 20g，木瓜 20g，乳香 10g，水煎 3 次，每次不得少于半小时，然后将 3 次所煎药液混匀，分 2 次早晚服。细辛和制川乌、制草乌的药量可逐渐增量，即先从小量开始，无不良反应渐加之最大量。治疗结果：治愈 25 例，占 83.3%，显效 5 例，占 16.7%。痊愈病例中服 3 剂收效者 6 例，6 剂者 13 例，9 剂者 6 例，显效病例均服 15 剂，方中细辛用量问题作者均用 10g 以上，与古人曰"细辛不过钱"之说不符，我认为临床当根据病情增量用之。

杨永顺（公主岭市二院）：笔者自拟地狗补肾活血汤配合针灸治疗风寒湿痹 72 例，疗效较好，介绍如下：地狗补肾活血汤药用地龙 25g，狗骨 20g，千年健 20g，熟地 20g，赤芍 15g，党参 25g，甘草 10g，黄芪 20g，苍术 15g，淫羊藿 15g，地枫 15g，川芎 15g，桂枝 10g，水煎服。针灸：上肢痛：手三里、曲池、肩髃、养老、合谷、肩髎；下肢痛：环跳、阳陵泉、殷门、委中、膝眼、昆仑、风市；腰痛：肾俞、后溪。急性发作可用泻法，虚弱者用平补平泻法。方中黄芪、桂枝卫阳固表，散寒通阳，熟地、淫羊藿、狗脊等补肾填精，精充则骨坚；千年健、苍术、地枫祛风除湿；赤芍、川芎活血化瘀，与针刺合而用之，使风湿得除，经络得通，扶正祛邪，故能奏效。

金礼兴等（辽宁兴城石油疗养院）： 笔者用理疗加大活络丹的治疗风湿证140例，分析如下：140例中男75例，女65例，年龄20~60岁之间，病程10年以内98例，10年以上42例。治疗时用矿泉水疗及蜡疗15次为1疗程，每次15分钟，大活络丹每日2次，每次1丸，30天为1疗程。治疗结果，显效137例，无效3例，有效率为97.9%。

笔者认为经本组方法治疗，治愈率和显效率都很低，与一般对症治疗法并无明显差异，且大活络丹价格较贵，故提倡治疗风湿症采用理疗加一般抗风湿西药治疗。

曲生（长春市中医院）： 笔者自拟通痹方治疗痹证30例，收到了满意疗效，现介绍如下：

本组30例中，男18例，女12例，年龄20~40岁9例，40岁以上21例，病程3年以下11例，3年以上19例。

药物组成：羌活15g，秦艽15g，细辛3g，川芎15g，当归20g，杜仲20g，赤芍20g，萆薢10g，木瓜15g，茯苓20g，牛膝15g，乳香20g。邪重而痛甚者加附子、肉桂、延胡索、减去秦艽、萆薢，湿重加苍术、薏苡仁，气虚加黄芪、党参，瘀血重加桃仁、红花，关节红肿加茯苓皮、赤小豆。方中细辛辛温解表，善祛风通络止痛；乳香活血舒筋止痛，能通行十二经，且可调气活血。二药同时应用，不但能增强止痛之功，而且具有祛风活血之效，是方中不可缺少之药。另外关节红肿，可加入赤小豆，本品入血而通经络，能活血消肿，清热解毒，凡遇关节红肿者，加入赤小豆皆可收良效。

治疗结果：显效率为60%，有效率为33%，总有效率为93%。

张林（白城地区医院）：笔者以乌鸡酒药为主方。辨证加减治疗痹证多例，疗效满意。介绍如下。

方药：桂枝、秦艽、木瓜、当归、牛膝、补骨脂、地龙、茴香、瓜蒌、厚朴、钩藤、杜仲各 15g，全蝎、白僵蚕各 7.5g。

将上药装入一只新杀鸡肚内（去毛及内脏）用白酒 500ml 左右，将药浸透 2 个小时，随后加适粒粳，不加油盐、佐料，煮至鸡肉离骨，剩药液 600ml，将肉与药液均分 4 份，每早晚各空腹 1 份，再将剩下的鸡骨及药渣烘干、研面分 15 包，1 日 3 次，1 次 1 包，黄酒冲服。7 日为 1 个疗程，未痊愈者可行第 2 疗程。新患而有热，局部红肿者加知母 15g，羌活 25g，忍冬藤 25g；肢节窜痛、肿胀明显者加防己 15g，苍术 15g，土茯苓 25g，薏苡仁 25g，羌活 25g；关节肿痛变形者加䗪虫 10g，乌梢蛇 10g，蜈蚣 5 条，仙灵脾 15g，狗脊 15g。方中乌鸡、杜仲、补骨脂益气活血，补益肝肾，强筋壮骨为君药；当归、桂枝、牛膝活血化瘀、通经活络、驱除痹痛为臣药；茴香、厚朴、瓜蒌理气和胃、燥湿化痰为佐药；秦艽、木瓜、钩蝎、全蝎、地龙、白僵蚕祛风除湿，清热散寒，活血通络，舒筋搜风，清肿止痛为使药，诸药合用共奏益气活血、通经活络、补肝益肾、强筋壮骨、通调营卫，辅以驱逐外邪之功效。

【按】痹者闭也，即闭阻不通之意。痹证是指人体由于营卫失调，腠理空疏，正气虚弱，风寒湿热邪侵入经络，凝滞关节，引起气血运行不畅，从而使肌肉、筋骨、关节发生麻木、重着、酸楚、疼痛、肿胀、屈伸不利，甚至关节僵直变形的一种病证。

《素问·痹论》云："风寒湿三气杂至，合而为痹也。其风气盛者为行痹；寒气盛者为痛痹；湿气盛者为着痹也"。肌热如火者为热痹。风寒湿热之邪，侵入机体损害筋骨肌肉关节，痹阻经络气血，则有不同的特有症状。如风邪伤之，则上下窜痛，游走而不定；寒邪伤之，则拘急剧痛，固定不移；湿邪伤之，则沉重酸痛，肢体沉困；热邪伤之，则火热灼痛，随痛随肿。在临床上虽有明确的区分，但往往单一出现者少，而淫邪杂合为病者多。只不过因症状不同，各有侧重而已。在治疗上，偏于风者散其风，有寒者散其寒，有湿者利其湿，有热者清其热。但若病邪久久不去缠绵不愈，而致机体虚寒者，则应扶正祛邪。总之不外虚则补之，实者泻之的治疗原则。此外，经络气血的运行有赖于脏腑功能，若经络气血久痹不愈，势必损及脏腑，又可出现脏腑不同的证候，这在治疗上就需要驱邪不忘兼顾脏腑，泻实必须扶助正气。

　　就本刊各家论"痹"治"痹"的经验来看也都是以中医学《素问·痹论》所述为理论指导，并吸取古人（包括现代的）有效方药，结合自己的临床实践，进行总结的宝贵经验。综观其选方不外乎"身痛逐瘀汤"（《医林改错》）、"独活寄生汤"（《备急千金方》）、"当归拈痛汤"（《医学发明》）、"黄芪赤目汤"（《医林改错》）、"麻桂温经汤"（《伤科补要》），以及"白虎汤"（《伤寒论》）等加减化裁。亦有自拟方者，如"蘑菇散"（以蘑菇、马钱子为主药）、"痹证化瘀汤"（仿身痛逐瘀汤）、"三乌一枝梅"（药酒）、"驱痹汤"（仿麻黄附子细辛汤）、"乌鸡酒"（药酒）以及温针、理疗等法。均从不同侧面（风寒湿热邪等）选方（或自拟方）用药，其疗效均较理想。但也有提出物理疗法胜过服用大活络丹的效果。

　　上述论治经验，都是难能可贵的，值得推广应用。但据本人体会，仅一方成药而应付复杂万变的痹证，恐欠周详，难收全效。

　　中医学一贯强调辨证、审因、论治的原则，离开这个原则，就不成为祖国医学"整体观念"、"辨证施治"的特点。笔者拟就痹证的分型、辨证、审因、论治方面略述管见，以飨读者，不妥之处，诚望指正。

　　痹证最早见于《黄帝内经素问·痹论篇》。后世称为历节病，白虎历节风、痛痹等。虽然名称及分类方法不一，但基本上未超出《内经》的范畴。目前多采用《内经》病因与症候分类的方法，如行痹（即风痹）、痛痹（寒痹）、着痹（湿痹）、热痹、瘀血痹、尪痹等。

行痹主因风气太盛，风为阳邪，其性轻扬，善行而数变，流窜不居，故行窜周身关节，痛无定处，日轻夜重。舌苔白，脉浮或浮弦。其治宜通络驱风止痛。方用防风汤加减治之（防风、当归、赤茯苓、杏仁、黄芩、秦艽、葛根、麻黄、甘草）。偏寒者加桂枝，偏热者加黄柏；有汗者重用茯苓，无汗者重用防风、麻黄；上肢痛甚加川芎、桂枝、姜黄；下肢痛甚加独活、牛膝、木瓜；腰背痛加续断、杜仲、桑寄生；胸胁痛加柴胡、郁金、青陈皮。

痛痹乃寒邪偏盛，寒为阴邪，易伤阳气，阳气虚损，气血无以温煦鼓动，但涩不畅，客于肌表，滞于经络，故肢节疼痛，痛而不移。得热助阳，寒邪疏散，疼痛缓解；遇冷助阴，寒聚凝滞，不通则痛剧。治当温经散寒、通络止痛。方取乌头汤加减（川乌、麻黄、白芍、甘草、黄芪）。偏于瘀血者加五灵脂、苏木、地龙、乳香、没药；上肢痛甚加羌活、川芎、威灵仙；下肢痛甚加独活、牛膝、木瓜；腰背痛者加续断、杜仲、狗脊；表寒重加苏叶、荆芥；兼湿者加苍白术、茯苓、生姜等。

着痹为湿邪偏盛，湿邪黏腻重浊沉滞，阻留于肌肉关节之间，故肢节疼痛沉着不移；抑或湿邪阻住，阳气不宣，则肌肤麻木或漫肿；湿邪伤脾，脾湿不运，湿气停留于内，故舌胖大，脉沉缓。治宜祛风、除湿、散寒。方用薏苡仁汤加减（薏苡仁、川乌、苍术、独活、麻黄、桂枝、羌活、当归、川芎、防风、甘草、生姜）。痰多加胆南星、橘红；有热加黄柏、石膏；下肢痛甚加牛膝。

热痹系热邪偏盛，但往往兼有湿邪，热与湿合，熏灼肌肉关节，而致气血郁滞不散，故为肿为痛，痛处灼热，不可能按；亦有出现红斑、皮下结节；热邪伤津故心烦口渴，舌苔黄燥；湿热内郁，则胸脘满闷，大便溏臭，舌苔黄腻，脉见滑数。在治疗上，偏风热的，宜祛风清热。通络止痛，用白虎桂枝汤加减（石膏、知母、桂枝、粳米）。肿热灼痛甚者加黄柏、苍术、忍冬藤、桑枝、豨莶草；偏湿热者，宜清热化湿宣痹，方用二妙散（黄柏、苍术）加薏苡仁、茯苓、泽泻、防己、通草、草薢；有结节性红斑者加丹皮、香附、莪术、乳没等。

瘀血痹，多因外伤或痹久不愈，气血凝滞，流注关节、肌肤肿胀，痛如针刺、刀割，且痛处固定不移，拒按，甚或出现皮下瘀斑、结节，关节屈伸不利；舌质暗或有瘀斑，脉细涩或弦细。对本病之治，宜活血化瘀、通经宣痹。方用身痛逐瘀汤（桃仁、红花、当归、川芎、五灵脂、香附、地龙、秦艽、羌活、没药、牛膝、甘草）。有热加黄柏、赤芍，夹湿加苍术、防己。

尪旭痹是指关节肿大、疼痛、僵硬、屈伸不利、筋骨萎缩、肢体消瘦、骨骼变形的一种病证。严重者可见脊以代头，尻以代踵，肢体废用等表现。本病肝肾虚衰、气血不足是其根本，而郁积化热，则是其标。故治当补益肝肾，强筋壮骨，通经活络为宜。方用自拟尪痹汤（熟地、鸡血藤、骨碎补、川续断、淫羊藿、豨莶草、桑寄生、鹿啣草、肉苁蓉）。有热加忍冬藤、黄柏、知母，熟地易生地；兼寒加麻黄、桂枝、制附片；肿痛不消加薏苡仁、汉防己、泽泻、炙乳没、醋制延胡索等治之。

总之，治痹必辨其因，察其邪之所偏盛，分别主次，突破重点，方能奏效。其所不效者，多由审因不详，辨证不确，药散而杂，不能切中肯綮。兹举其要药以供参考。

举凡遇寒痛甚，局部不温，舌淡不红者寒也，麻、桂为必用之品，配川乌其力尤著；关节红肿热痛而拒按，口渴烦热，小便黄赤，舌红苔黄，脉象滑数者热也，清热解毒，凉血通脉的金银花、黄柏、黄连、赤芍药必不可少；凡全身疼痛难以转侧，肢体重着，甚或顽麻，小便深黄，舌苔黄腻，脉濡者湿也，薏苡仁、萆薢、蚕砂为必用之品；凡肢节疼痛，游走不定者风也，宜选用鸡血藤、海风藤、络石藤等驱风之药；凡久病或老年患者，症见腰膝酸软、冷痛，遇气候寒冷则增剧，舌苔白，脉沉，乃肝肾不足，精血内枯，骨乏濡养，非血肉有情之品难以收功，每用鹿角片、真虎骨以及熟地、肉苁蓉、杜仲等最有功效；凡痹久病深或老年人，治宜扶正气，调营卫，从本缓图，不可过用疏散风燥类药，强求速效，实际欲速则不达。黄芪和五加皮益气强筋，固表除痹，标本兼顾，为必选之品。

　　综上所述，可以看出，痹证的病机复杂，涉及范围较广，治疗难度较大，许多现象和问题，尚待研究，随着医学科学的不断发展，对此的认识，也将会不断地深化。

刘柏龄（长春中医学院）

腰腿痛证治

路志彦（长春中医学院）：长春中医学院刘柏龄教授首创补肾祛瘀法治疗腰腿痛，诸如腰椎间盘突出症、腰椎管狭窄、腰椎骨质增生、坐骨神经痛等，往往效果满意。

刘老认为，腰腿痛与肝肾关系最为密切，这是因为肾为腰之府，腰为肾之外候，诸脉贯腰而络于肾；肝为筋之主，筋为肝之属，肝肾系同源，肾主骨藏精生髓，肝肾功能正常，才使人精力充沛，轻劲有力。生理上的密切联系必然导致病理上相互影响。"肾气一虚，凡冲气受湿伤冷，蓄热血沥，气滞水积，堕伤与失志作劳种种，腰疼叠见而层出矣"。反之，腰为肾元气之根，真气存留之处，肾精纳藏之地，真阴居宿之所，腰痛日久，失于调养，内动于肾，必然导致肾虚。所以，腰腿痛以虚证居多，纵有外邪也多属本虚标实之证。

刘老认为，腰腿痛一病，肾虚为本，亦常兼风寒、风湿、湿热之邪及闪挫等。上述病邪均可造成气机不畅、经络不通、气血不行。诸痛无非是"不通则痛"、"不荣则痛"，祛瘀则不通者可通，补肾则不荣者可荣，病无遁情，实为正治。

刘老强调，治疗腰腿痛时要注意辨标本：标急则治标、本急则治本，标本俱急则兼而治之；辨内伤外感：内伤为虚，起病缓慢，经久不愈，外感多实，起病急骤，病程较短；辨虚实：虚者辨其阴虚阳虚，实者辨其阴盛阳盛，虚实夹杂辨其孰多孰少。

刘老常用自拟腰腿痛方治疗腰腿痛，药物组成为：熟地、杜仲、狗脊、肉苁蓉、申姜、牛膝、桃仁、红花、乳香、没药、五灵脂、麻黄、桂枝、地龙、全蝎。偏阳虚加羊藿叶、鹿角霜、附子、肉桂；偏阴虚者加山茱萸、山药、泽泻；风寒加防风、细辛；风湿加秦艽、羌活、海风藤、地枫；寒胜加草

乌、干姜；湿胜加防己、木瓜、豨莶草；寒湿加独活、桑寄
生、干姜、茯苓、白术；湿热加黄柏、苍术；闪挫加延胡索、
泽兰、三七粉；腰痛重者加川楝子、川乌；关节屈伸不利加威
灵仙、伸筋草；腿痛加川断、木瓜；麻木重者加川乌、细辛、
天麻；气虚加黄芪。

王惠（湖北省中医中药研究院骨伤科研究所）：腰腿痛治
疗侧重"伤"、"瘀"，伤与瘀之间关系十分密切，在伤的方
面，有急性受伤引起的，有积累性劳损复因轻度受伤引致的，
尚有一种平时表现为"痹证"类，就诊时多有急性发作，症
状各异。

腰部损伤，临床上可分为外伤和积累性损伤，此类疾患在
脏为肝肾，在经为足太阳膀胱经，致病因素有瘀、风寒湿邪、
痰滞、伏热及年老肾虚，最终形成"骨缝开错，气血郁滞，
为肿为痛"。急性期，本证多属气滞血瘀，但重在瘀。用炮甲
汤（经验方）治疗：炮甲、鸡血藤、赤芍、桃仁、红花、地
鳖虫、乳香、没药、杜仲、续断、牛膝、补骨脂、砂仁、全
蝎。大便不通加生大黄、麻仁、枳实；小便不利加木通、车
前；脊椎骨折加制自然铜、猴骨、毛姜；慢性损伤急性发作
期，劳损用炮甲汤、自拟牛膝木瓜汤（牛膝，木瓜，防己，
首乌，苍术，薏苡仁，鹿角霜，当归，地龙，乌药，黄芪，甘
草）；痹痛亦用牛膝木瓜汤加减。损伤后期用张锡纯益智丸与
活络效灵丹复方加减治疗，取得较好的疗效。方用牛膝、杜
仲、当归、丹参、菟丝子、鹿角片、乳香、没药、川断、鸡血
藤、忍藤、三七。

王克敏（辽宁中医学院骨科）：从寒论治坐骨神经痛，善
用麻黄附子细辛汤加味。一般常用：麻黄 10g，附子 10g，细
辛 5g，牛膝 15g，当归 20g，红花 15g，鸡血 25g，防己 20g，
木瓜 20g。风邪加独活 20g，秦艽 20g；湿邪加茯苓 20g、海桐
皮 15g。方中麻黄入足太阳膀胱经，温通经络而解表；附子、
细辛入足少阴肾经，温经散寒止痛，共为主药，当归、红花、

鸡血藤、木瓜活血通络为辅药，防己祛风湿，牛膝引药下行，共为使药。其中麻黄、附子之用量当视气候及具体病情适当增减，细辛一般不超过5g。临证应用本方从寒论治坐骨神经痛，确有实效。

胡妍等（吉林省中医中药研究院）： 胡黎生主任医师用阳和汤治疗腰腿痛，如腰椎间盘脱出症、坐骨神经痛、膝关节滑膜炎等疾患，收到满意疗效。

胡老认为，阳和汤组方严谨，方中重用熟地大补阴血；以鹿角胶有形精血养血助阳、生精补髓、强壮筋骨；配伍肉桂温阳散寒而通血脉；炮姜温阳活血；白芥子祛皮里膜外之痰；麻黄宣畅阳气，合白芥子可使气血宣通，且可使熟地、鹿角胶补而不滞；甘草补气解毒和诸药。阳和汤的用药特点是补阴药与温阳药合用，辛散与滋腻之品配伍，使寒湿宣发而不伤正，精血得填而不恋邪。

胡老治疗腰腿痛多用原方加杜仲、牛膝，疼痛重者加全蝎、蜈蚣，湿盛者加苍术、薏苡仁，阴寒盛者加附子，偏气虚者加参、芪。

郭明义（长春中医学院）： 多年来我采用针刺治疗202例坐骨神经痛，获得较好的疗效。其治疗原则是以通经活络，温寒除湿，活血止痛为主。根性：痛从腰骶部牵于臀部者。取穴：气海俞、关元俞、次髎、白环俞。针刺手法：对气海俞、关元俞针尖向椎体方向刺入2寸深，得气往臀部放散为宜。干性：其疼痛沿着足太阳经或足少阳经放散。选穴：取足太阳经穴秩边、承山、昆仑；取足少阳经穴环跳、阳陵泉、绝骨。辅助疗法可用电针、水针等。水针用100%地龙液、50%川乌液，或用普鲁卡因与维生素 B_1 直接注入殷门、风市穴均可。结合用药，有寒湿用乌头汤加减，阴虚用黄芪桂枝五物汤加减，损伤用五灵散加减等。

治疗结果：202例中痊愈73例，占36.1%；显效71例，占35.1%；好转52例，占25.8%；无效6例，占3%；总有效率为97%。

赵国新（北京体育师范学院）：腰扭伤可用推拿方法治疗，选用手法为滚、按、揉、擦，取穴为压痛点、肾俞、大肠俞、八髎等，其他疗法有针灸药物疗法等。扭伤初期可用苏枝10g，厚朴15g，枳壳15g，砂仁10g，赤芍15g，归尾15g，红花10g，木香10g，桃仁15g，苏木10g，香附15g，水煎服。又一方药用当归20g，赤芍20g，续断20g，秦艽25g，木通15g，延胡索15g，枳壳15g，厚朴15g，桑枝50g，木香10g，水煎服。扭伤后期可用方药有钩藤20g，续断20g，杜仲20g，熟地20g，当归20g，独活15g，牛膝15g，白芍10g，炙甘草10g，威灵仙15g，桑寄生50g，水煎服。局部外用药为消瘀止痛膏，药用木瓜100g，栀子100g，大黄250g，蒲公英100g，乳香50g，没药50g，地鳖虫50g。

脊柱骨关节炎所致的腰痛可选用滚、按、扳等推拿手法，取穴可取命门、阳关、气海俞、大肠俞、关元俞、夹脊、阳陵泉、承山。中药可用：红花20g，归尾15g，赤芍15g，防风20g，黄芩15g，木瓜20g，狗脊25g，三七10g，乳香20g，没药20g，伸筋草50g，海桐皮25g，水煎服。又一方骨刺丸药用制川乌50g，制草乌50g，细辛50g，白芷50g，当归50g，萆薢100g，红花100g，为细末，蜜丸。

荆树范（吉林省镇赉县中医院）：我用自拟"麻故汤"治疗坐骨神经痛38例，均获满意疗效。

麻故汤药用麻黄10g，补骨脂25g，川草乌各5g，申姜15g，狗脊25g，乳没各15g，豨莶草30g，威灵仙15g，䗪虫15g，牛膝25g，甘草10g，水煎服。寒胜加麻黄、川草乌等，湿胜加防己、薏苡仁、苍术，血瘀加赤木、桃仁；足膝无力加五加皮、黄芪、地龙、鹿角。方中川乌、草乌搜风胜湿、温经止痛；麻黄宣通卫阳与上药相伍则散风寒、温经止痛其效更强；乳没有活血止痛之功，补骨脂、狗脊、牛膝滋肝肾强筋壮骨；申姜、䗪虫为伤科化瘀之要药；狗脊、威灵仙两药祛风湿而止痛；尤以豨莶草善利关节，威灵仙善行通络，相互为用，配伍得当故获显效。

陈向明（长春中医学院）：几年来我们治疗急性腰部软组织扭伤 100 例，疗效较为满意，治疗结果：治愈 93 例，占 93％，好转 6 例，占 6％，无效 1 例，占 1％，总有效率为 99％。常用针刺法为先用三棱针刺破唇系带龈交穴处灰白色颗粒，若此颗粒消失，可于龈交穴处点破出血为度，再刺人中穴，针尖斜向上刺 0.5～1.0 寸、留针 20 分钟，每 1 分钟捻转 1 次。再用按摩舒筋法，常用立位手法舒筋、卧位手法舒筋。搬法包括俯卧搬腿法，俯卧搬肩法等。内服通经活络、舒筋散结、解痉镇痛药，以地龙散加味为主，药用：当归 20g，鸡血藤 20g，骨碎补 15g，丹参 15g，乳香 5g，没药 10g，络石藤 20g，山龙 15g，延胡索 15g，红花 15g，杜仲 20g，川断 20g，甘草 10g，水煎服，日 2 次。

李玉轩（长春中医学院）：我用活络祛寒汤治疗坐骨神经痛 100 例，疗效尚属满意。治疗结果：痊愈 53 例，显效 23 例，有效 5 例，无效 9 例，总有效率为 91％。

活络祛寒汤药物组成为生黄芪 25～50g，当归 20g，丹参 20g，桂枝 10～15g，生白芍 25g，乳香 15g，没药 15g，鸡血藤 25～50g，干姜 5～10g，牛膝 15g，木瓜 15g，甘草 15g，水煎服。风寒湿重加麻黄附子细辛汤，腰椎间盘突出症可改加青娥丸（补骨脂、杜仲、胡桃肉）等，因骨质增生所致可用本方煎剂服送骨质增生丸（熟地、申姜、肉苁蓉、羊藿叶、鸡血藤、鹿衔草、莱菔子），因损伤者加红花、桃仁、䗪虫，水煎服，并送服三七粉 2.5g。

李钟旋等（延吉市中医院）、**曾冲**（广东省乐昌罗家渡卫生院）、**杨光华**（西南冶金地质勘探公司卫生所）：延吉市中医院从 1982 年起运用针刺放血疗法治疗坐骨神经痛 100 例，疗效满意，经治疗痊愈 78 例，好转 17 例，无效 5 例，总有效率为 95％。刺血方法：取卧位，选用腰俞、环跳、委中、申脉、坐骨穴为基本穴位，用三棱针直接或缓斜刺入皮肤浅静脉中，静脉不显处直接刺在穴位上，再加拔罐，以血出自止为度。曾冲用穴位注射治疗坐骨神经痛 23 例，疗效满意，经治疗痊愈 14 例，好转 6 例，无效 3 例，总有效率为 87%。治疗方法为 1 组环跳（双）、阳陵泉（双）；2 组秩边（双）、委中（双），用红花注射液 2 支（1ml/支）注入 1 组穴，当归注射液 1 支（2ml/支）注入 2 组穴，每穴注入 0.5ml 药液，日 2 次，7 天为 1 个疗程。杨光华用麻辛桂附汤治疗坐骨神经痛疗效满意。药用制附子 30g，干姜 9g，桂枝 9g，炙麻黄根 6g，细辛 3g，羌活 6g，淮牛膝 9g，苍术 15g，石楠藤 12g，伸筋草 9g，炙甘草 6g。寒湿加川乌 10g，舌苔白厚腻去炙甘草加薏苡仁 24g，疼痛加乳没各 6g，延胡索 12g，腰痛加杜仲 15g、巴戟天 15g，病久加蜈蚣 3 条、全蝎 3g。服上方后觉口干唇燥者去羌活加杭芍 9g，大便干燥加淡大黄 12g，头昏眩晕加黄芪 24g、党参 18g，水煎服。

姜春（辽宁锦州市中医院）、鲍永成（空军第二技术学校）、梁丽娟（长春市宽城区中医院）：姜春用针刺大椎、百会、人中穴治疗坐骨神经痛，用 30 号 1～1.5 寸毫针常规进针、得气后施行补泻手法，补法留针 50 分钟，泻法留针 45 分钟，可升举真阳、温补肾气、通利三焦、强壮腰膝筋骨之阳气，畅达机体气机、流畅血脉，故达治疗之目的。鲍永成用按揉平推、牵引归挤、提腿斜搬、卧硬板床休息等手法，配合电疗，先后治疗 80 例腰椎间盘突出症患者，疗效满意，经 14～49 天治疗，80 例中治愈 62 例，占 77.5%，明显好转 10 例，占 12.5%，好转 8 例，占 10%，总有效率为 100%。梁丽娟用红外线温针治疗急性腰扭伤 80 例，疗效满意。治疗方法，取穴大肠俞、肾俞、腰眼（双）、阿是穴。针刺后用红外线照射，用 600 瓦红外线灯、灯距以患者适宜为度，留针并照射 20～30 分钟，每日 1 次。经治疗痊愈 59 例，好转 21 例，全部有效，总有效率为 100%。

【按】腰痛或腰腿痛，是危害人们健康和影响劳动能力的常见病、多发病。在骨科门诊患者中占有较大的比例。近年来医学界对腰痛的防治总结了许多宝贵的临床经验，特别是以中医学理论为指导，应用中药、针灸、按摩、练功等综合疗法，取得了一定疗效。但就目前来讲仍远远满足不了许多腰腿痛患者的治疗要求。病人腰痛，医生头痛的局面仍未彻底打开，医生常以腰肌劳损或风湿腰痛，而一言以蔽之，无特殊疗法。患者遭受很大痛苦，虽经多法治疗，终因辨证、审因、论治尚欠周详，而收效甚微。

以上所载有关对腰腿痛病人均从不同侧面采取不同的方法进行治疗，收效较理想，且论述也颇有见地。其如论腰痛以肾虚内因为本者居多，且常兼有风湿、风寒、湿热；闪挫诸邪为患者，而上述病邪均可造成气机不畅，经络不通，气血不行。诸痛无非是"不通则痛"、"不荣则痛"，祛瘀则不通者可通，补肾则不荣者可荣，病无遁情，实为正治。

在治疗时，强调辨证，首辨标本缓急，标急则治标，本急则治本；标本俱急则兼而治之；次辨内伤外感，内伤为虚，起病缓慢，经久不愈，外感多实，起病急骤，病程较短；再辨虚实。虚者辨其阴虚阳虚，实者辨其阴感阳感，虚家夹杂辨其孰多孰少。

在治疗方法上，于辨证审因的基础上，采用中药治以调理之，亦有药针合用者，抑或针灸加拔罐疗法，或用按摩理筋等法施治。上述诸法是有针对性的，此皆可收到不同的治疗效果。于此可见辨证、审因、论治之精当与否，对于腰腿痛的治疗甚为重要。

笔者认为：腰为肾所居之处，故《素问·脉要精微论》云："腰者肾之府，转摇不能肾将惫矣"，《骨空论》云："督脉为病脊强反折，腰不可以转摇，急引阴卵"《灵枢·经脉篇》云："膀胱足太阳也，是动则病冲头痛，目似脱，项如拔，脊痛，腰似折"。肾脉贯脊抵腰中，督脉亦贯脊入腰，膀胱之脉挟脊抵腰中。可见腰痛与肾、督、足太阳等经有密切关系。

腰痛亦有内伤外感与外伤之不同，如张景岳所说："遇阴雨或久坐痛而重者湿也；遇诸寒而痛或喜暖而恶寒者寒也，遇诸热而痛，及喜寒而恶热者热也"。（《景岳全书》）指出了湿热寒邪外侵所致之腰痛，他不仅提出外感腰痛，而且对内伤虚损的腰痛亦有明确论述。如说："腰痛虚证十之八九，但察其既无表邪，又无湿热，而或以年衰或以劳苦或以酒色所伤，或七情忧郁所致者，则悉属真阴虚证。郁怒而痛，气之滞也，劳伤而痛，肝肾之衰也"。就是说外感实邪多有余，内伤虚损多不足。另如外伤闪挫腰脊，而致气机不利，经络受阻，故："不通则痛也"。总之临床必当细辨其所因，而不致贻误。

一、腰痛的辨证

（一）外感腰痛

因于风者：其症腰痛抽掣，上连背脊，牵引腿足，痛时游走，或拘急酸痛，脉多浮弦。此因足太阳经脉由脊背抵腰，下至腿上，风邪所致经脉挛急，故痛。风者善行数变，流动而不守，故游走窜痛。

因于寒者：其症腰冷如冰、拘急而痛，上连背脊，痛不可仰，得热则缓，遇寒则剧，舌苔白腻，脉象沉紧。此由寒邪所致太阳经脉滞而不通，故腰背冷痛拘急，热能散寒，故热则痛减，寒则痛剧。

因于湿者：症见腰痛沉重，转侧不利，遇阴雨则增剧，溶溶如坐水中，下肢浮肿，舌胖嫩，脉沉缓。此因湿邪黏腻重浊、阻滞腰部气机，阳气不宣，水湿不散。故腰痛沉重。

因于热者：腰部灼热而痛，痛处伴有肿胀，小便短赤，脉弦数。此系热伤及腰部脉络湿热蕴蓄不散，故腰部灼痛或伴有肿胀。

（二）内伤腰痛

肾阳虚者：腰痛绵绵酸软无力，兼有头晕耳鸣，神疲气短，舌质淡白，脉微弱无力。腰为肾府，肾主骨生髓，髓充于脑，肾精亏损、髓液空虚，故腰酸痛，头晕耳鸣也。

肾阴虚者：腰痛绵绵，酸软无力，兼有五心烦热，头晕耳鸣，小便黄，舌尖红，脉细数。此乃阴精亏损、肾府空虚、阴液不足，阴虚生内热，故而腰痛，五心烦热。

（三）外感内伤相兼腰痛

症见腰膝冷痛，足膝屈伸不利，肌肉筋骨挛痛，或麻木不仁，兼有气短乏力，心悸舌淡，脉细弱。盖因风寒湿邪三者相合，日久绵绵，思及内脏，气血俱虚。故既有风寒湿邪流连不去，又有气血不足的机体亏虚、虚实相兼而成此证。

（四）外伤腰痛

气滞腰痛：腰痛突然，不敢俯仰转侧，甚则深呼吸、咳嗽时亦牵掣作痛。此因闪腰岔气所致，气机闭塞不通，经络受阻，故腰痛突然不敢转侧。

血瘀腰痛：腰痛如刺、日轻夜重，痛有定处，大便多秘结。外伤闪挫，经脉血瘀不通故痛。

二、腰痛的治疗

对腰痛病人，当查明其病因后，往往需采取综合治疗，诸如卧床（硬板床）休息、按摩、针灸、理疗、功能锻炼以舒筋活血、驱风散寒、温经通络、补肾固精、补气补血药物治疗等，方可获得满意疗效。

（一）腰病因于风的：以驱风止痛为原则，方用加味攒风散（桑寄生、羌活、白芍、防风、麻黄、桂枝、杏仁、草薢、炙川乌、甘草）。

（二）腰痛因于寒的：以散寒温经止痛为治。方用加味五积散（当归、川芎、茯苓、陈皮、半夏、枳壳、苍术、厚朴、杜仲、白芍、桃仁、吴茱萸、桔梗、麻黄、桂枝、干姜、白芷、甘草）。

（三）腰痛因于湿者：治宜渗湿止痛，方用加味肾着汤（茯苓、白术、白芍、附子、干姜、甘草）或宽腰汤（薏苡仁、茯苓、泽泻、白术、防己、车前子、通草）。

（四）腰痛因于热的：治宜清热利湿止痛。方用加味二妙汤（黄柏、苍术、牛膝、大腹皮、泽泻、木瓜、当归、黑豆、生石膏、知母、忍冬藤）。

（五）肾阳虚腰痛：以温补肾阳为原则，方用肾气汤合青娥丸（山药、山萸肉、泽泻、熟地、茯苓、丹皮、杜仲、补骨脂、胡桃仁、附子、肉桂）。

（六）肾阴虚腰痛：宜滋补肾阴为治。方用加味地黄汤（山药、山萸肉、茯苓、丹皮、泽泻、熟地、女贞子、菟丝子、枸杞、杜仲、桑寄生、骨碎补、鸡血藤、千年健、海桐皮）。

（七）外感内伤相兼腰痛：其治宜益肝肾补气血祛风湿。方用加味独活寄生汤（独活、桑寄生、秦艽、防风、细辛、当归、川芎、熟地、白芍、牛膝、杜仲、茯苓、党参、桂枝、木瓜、伸筋草、海风藤、甘草）。

（八）气滞腰痛：治宜理气和血。方用通气散（陈皮、木香、甲珠、延胡索、小茴香、乌药、甘草）。

（九）血瘀腰痛：以活血化瘀为治。方用身痛逐瘀汤（牛膝、地龙、羌活、秦艽、香附、甘草、当归、川芎、五灵脂、桃仁、红花）。

（十）治疗有关疾病，对腰痛病人来说非常重要。如妇科的盆腔炎、泌尿系统疾病、腹腔疾病等，如果这些疾病得到治疗，对消除腰痛也能收到一定效果。反对单纯"对症治疗"，使患者长期服用去痛片的方法，应从整体出发，进行辨证施治。

三、腰痛的预防

腰痛是可以预防的，应大力宣传，加强劳动保护，强调安全作业及用机械化、半机械化代替重体力劳动，对腰痛已愈的患者，要避免复发，平时要坚持腰背肌功能锻炼，从动的观点出发治疗慢性腰痛，能收到药物达不到的效果。长期卧床休息，长期用腰围或脊柱支架的方法（脊柱稳定性不良者除外），对腰痛的治疗是不适宜的，弊多利少，应当引起重视。

总之，对腰痛的治疗与预防必须结合起来，对降低腰痛的发病率有很大意义。

刘柏龄（长春中医院）

肩关节周围炎证治

纪青山（长春中医学院）：肩凝证又称"漏肩风"，现代医学称之为"肩关节周围炎"。是由肩部感受风寒湿之邪，致经络受阻气血不畅，经筋作用失常或慢性劳损而引起。

我们在临床上用电针治疗肩凝症 35 例取得了一定疗效，治疗方法如下：穴位：中渚、天宗、巨骨、肩三针、臂臑、曲池，操位方法：先刺中渚，使感传向肩部放散，再针天宗，使感传向肩胛部放散，并有热感。针肩三针、臂臑、曲池，向前臂放散或有热感。刺激量：一般刺激量为弱、中、强三种，根据病情和患者接受情况，可采取不同强度针刺治疗和用电麻仪通电 20 ~ 30 分钟。

经治疗 35 例中治愈 16 人，占 45.7%，好转 17 人，占 48.6%，无效 2 人，占 5.7%。

陈向明（长春中医学院）：近年来我科门诊运用针刺结合中药治疗本病取得一定效果。针刺中渚穴，刺 5 ~ 8 分深、针尖斜向上轻刺激，患者自觉酸胀感达肘部时为适。留针 30 分钟、每五分钟捻转刺激 1 次。合功能练习，其方法有爬墙锻炼、体后拉手、外旋锻炼，并内服自拟舒筋养肝汤，药用当归 20g，伸筋草 50g，桑枝 25g，桑椹子 50g，山楂 50g，片姜黄 15g，桂枝 15g，乌梅 15g，丹参 25g，生槐花 20g，地龙 15g，甘草 15g，水煎服。治疗结果病程最长者为 5 个月，最短者 1 个月，治愈 35 例，占 70%，好转 10 例，占 20%，无效 5 例，占 10%，总有效率为 90%。

傅忠芬（长春市二道河子区和顺卫生院）：我治疗 17 例"五十肩"疗效满意。17 例中治愈 12 例，好转 2 例，无效 2 例，中断治疗者 1 例。常用方剂为黄芪赤风汤：药用黄芪 100g，赤芍 10g，防风 10g，桂枝 3g 为引经药，水煎服。肩部畏寒甚者将桂枝增至10g，加炙川乌10g，（先煎）肩部沉重滞着者加羌活5g，威灵仙10g，患部疼痛较剧者加制乳香、没药各10g，证兼气虚者加党参15g，白术15g，甘草5g，兼血虚加当归15g，白芍15g，鸡血藤15g。

王宝山（白城市中医院）：3年来，我们采用手法治疗肩周粘连症，收到满意效果。本组103例，根据患者的症状，分轻、重两型。

轻型：在患侧肩部痛点（常见部位为喙突外缘、肩甲骨外缘上部及肩峰前缘外侧等）用按、揉、擦、弹等法治疗。

重型：除用上述手法外，在局部肌腱粗钝变硬处加用弹拨法（双手扣住肌腱反复用力弹拨2~5次），可同时运用拔伸法以松解肌痉挛。经上述手法后，多数患者症状可获明显减轻，持续3~7次可获痊愈。

【按】肩关节周围炎，又称"老年肩"、"漏肩风"、"肩凝症"等。是肩关节受到外伤或遭受风寒湿邪侵袭等原因而造成的肩关节周围肌肉、肌腱、韧带、滑膜或关节囊等组织的退行性无菌性炎症。好发于50岁左右老年人，故临床上又称"五十肩"。

中医学认为本病是"痹证"之一。痹即闭阻不通之意，由于年老体弱，气血虚衰，肝肾不足，风寒湿邪乘虚而入，滞留于肩胛筋骨之间，壅塞经络着而不去，致使气机不利，循环受阻，产生"不通则痛"而致成本病。

近年来对本病治疗的方法较多，且多有良效。如针灸、按摩、理疗、敷贴、中药口服以及练功等等。且多采取综合疗法。

就本刊所载治肩周炎诸家，也多是针刺经穴（强刺激——电针法），抑或针药相加，或按摩加针，或按摩加药，或药加练功等，或单纯药物治之。都有其独到之处，是非常可贵的。

笔者积几十年临床体会，治肩周炎中渚是必选之穴，针刺、中度刺激，使感传向肩部放散，因此穴为手少阳之脉所注，往往针后即见功效。选用桑椹子、桑枝、桑寄生、芍药、甘草、桂枝、丹参、山楂等肝脾肾经药物，以养肝舒筋，通络解痉，活血止痛为治，常能收到理想的效果。

笔者临床除针药相加外，更重用手法治疗。对轻型肩周炎，先在肩部进行拿捏推按揉擦等手法，以理顺筋络，并以叉开的虎口对患臂自肩髃穴附近起，向下揉捏，使痉挛的肌肉减轻后，将上臂极度外展、内旋及后伸，然后将肩关节再作一环行运动，先低摇，后根据病情逐渐提高，应前摇1周，后摇1周，相向而行，可由5~7遍开始，逐步增加，使三角肌各部的纤维都受到牵拉，再将患臂提起作抖动运展活动。如此运展，使肩关节的每一个肌肉都被照顾到。以患者感到症状减轻为度。

对较重型肩周炎，关节粘连、冻结不能活动者，采用重手法，即治肩松解八法。患者仰卧于治疗床上，先以硫苯妥钠0.5g加注射用水20ml稀释后，缓慢注入肘窝静脉内，候其肌肉完全松弛时，先用拿捏擦揉等手法在局部按摩，为施行具体操作手法做好准备。

具体操作手法如下：①拔伸；②内旋；③外旋。主要松解冈下肌、肩胛下肌、大圆肌、小圆肌和三角肌之挛缩与粘连。④内收；⑤外展。主要松解三角肌、冈上肌、胸大肌、背阔肌和大圆肌之挛缩与粘连。⑥前屈；⑦后伸；⑧上举。主要松解三角肌、胸大肌、喙肱肌和肱二头肌等肌挛缩与粘连。从而达到完全松解之目的，手法松解后，被动活动患肢，肩关节各方向活动无限制，证明挛缩和粘连已全部解除。病人取仰卧位，患肢置于前屈过顶位12~24小时，每日可用轻柔手法按摩患肩，内服中药，以促进血液循环，消肿止痛。三日后逐渐做肩部各种功能锻炼，如上举爬墙、屈肱后伸、外展、内收等锻炼方法。

但要注意，在施术前必须做好充分准备，拍肩部X线片，以除外结核、肿瘤等骨疾病，如有严重骨质疏松、高血压、心脏病、妇女妊娠期等，应慎用或禁用本法。手法要求轻柔稳健，切忌粗暴，以防造成骨折。

刘柏龄（长春中医学院）

癫痫癫狂病证治

宋选卿、朴志贤（长春中医学院）： 近几年来我们对 200 例病人分成阴痫与阳痫，用龙角丸或癫痫丸进行治疗，获得较好疗效，有效率为 84%。我们所用的癫痫丸，以镇肝息风、开郁化痰、镇静清脑为法则，由钩藤、半夏、郁金、白矾、赭石、守宫、鱼膘、朱砂等药物组成。

龙角丸，由炙马前子、地龙、皂角、胎盘等药物组成。癫痫丸具有息风定惊、化痰开郁、镇静清脑之功，龙角丸具有益气养血、通经活络、涤痰开窍之力。

龙洪范（吉林省煤田地质勘探公司 112 队卫生所）： 笔者从 1963 年至 1980 年用磁朱丸加味治疗 30 例癫痫、疗效较好。治疗结果示：痊愈 23 例、好转 4 例、无效 3 例，总有效率达 90%。加味磁朱丸药物组成：胆南星 100g，半夏 15g，磁石 100g，生赭石 100g，朱砂 100g，全蝎 100g，蜈蚣 30 条，白芍 200g，神曲 200g，甘草 200g，以上药物共为细面，炼蜜为丸，每丸 15g 重。日服 3 次，每次 1 丸，铁锈水送服、小儿减半，疗程 90 天，一般需服药三个月至半年。笔者认为癫痫的主要病机是肝风内动，痰火上冲蒙蔽清窍，引动肝风而成。加味磁朱丸以南星、半夏豁痰利窍，生赭石、磁石、朱砂潜阳安神，全蝎、蜈蚣息风止痉，白芍、甘草缓急，神胃、诸药合用、痰清窍利、神安风息、标本兼治、癫痫遂止。

陈国恩、常志斌、黄显达（通化市中医院）： 癫痫病心阳不足痰热上扰证候，治宜调养气血，滋阴清热化痰。药用：甘草 15g，大枣 10 枚，淮小麦 25g，石菖蒲 20g，栀子 10g，夜交藤 20g，胆星 10g，合欢 15g，菊花 15g，全蝎 10g，水煎服。

癫痫病心脾两虚，内停痰湿证候，治宜调养心脾、化痰祛风。药用：甘草 15g，大枣 10 枚，淮小麦 25g，蜈蚣 1 条，全

虫 5g，胆南星 10g，石菖蒲 15g，夜交藤 20g，白花蛇舌草
10g，天麻 10g，半夏 10g，白术 10g，水煎服。

癫痫病肝郁化火、肝火挟痰随气上逆证候，治宜潜阳豁
痰、息风定痫。药用：甘草 15g，大枣 10 枚，淮小麦 25g，生
龙骨 25g，珍珠母 50g，胆星 15g，蜈蚣 1 条，全虫 10g，石菖
蒲 10g，半夏 10g，天麻 10g，厚朴 15g，水煎服。笔者认为癫
痫病多因情志失调所致，诸如思、怒、惊、恐过度，伤及心肾
脾胃，肾虚则肝失濡养、心阴耗损、心阳不足，脾胃虚弱、精
微不能正常输布、遂聚湿成痰，壅滞络脉，使气机不畅、清窍
壅塞、神明无所主，以致突然昏倒、抽搐等。初发病者正气未
损，反复发作则正气渐衰，症情由轻而重，病势由缓而急。新
病多虚，以培本为先，重在养心益肾，健脾化痰，证治吻合不
难取效。

孙景尧、金镜（吉林市中医院）：我们临证 15 年来，治
疗癫痫 74 例，疗效较满意。74 例中经治疗不发作者 24 例，
显效 13 例，好转 17 例，进步 14 例，无效 6 例，总有效率为
91.9%。本病之治疗，一般分为两个阶段：首先当以控制急性
发作为要，因其病源乃"多痰多惊者成痫"（《灵枢》）。故应
以涤痰开窍、醒神为治则，方用自拟三虫汤。药用：蜈蚣
2.5g，全蝎 7.5g，僵蚕 15g，生石决明 25g（先煎），龟板 25g
（先煎），桃仁 10g，石菖蒲 10g，郁金 15g，水煎服，每晚服 1
次。发作频者当配合息风止痫，用自拟镇痫散治疗。药用：全
蝎 50g，白矾 25g，胆星 25g，郁金 25g，共为细末，成人每晚
服 10g，发作频者，每晨加服 5g，小儿酌减。再次要辨证论
治，调补以善其后，本疾多由心、脾、肾素虚致成痰聚而蒙蔽
心窍，所以一旦抽搐停作即应调补心肾和脾，以断其根。最
后，我治疗本病常用三虫汤水煎服同时送服太乙紫金锭一片，
梅花点舌丹一粒，效果更佳。尚未发现副作用，但其治疗机
理，有待今后进一步探讨。

王风材（大安市安广医院）：我用自拟愈痫丸治疗痫证 38

例，治愈 34 例、有效 3 例、无效 1 例。愈痫丸药物组成为甘遂、大戟、白芥子、天麻、全蝎、僵蚕各 10g，朱砂 5g，麝香 0.1g（如无麝香可用冰片 1.5g 代）。将上药共为细末、神曲糊丸如绿豆大，成人每服 3 丸，日服 3 次，空腹淡姜汤送下，小儿酌减。服后如无吐、泻、腹痛、心烦等反应，可渐加 1 丸，递加出现上述反应后，再以每次 3 丸开始服用，周而复始，以愈为期。

傅德峰（农安县农安镇兴华路）：我临证每以《沈氏尊生书》之金泊镇心丸为主加减，治疗癫痫 30 余例均获显效。处方：胆南星 20g，朱砂 10g，琥珀 15g，天竺黄 30g，牛黄 2g，麝香 1g，黄连 15g，银柴胡 45g，郁金 35g，钩藤 60g，僵蚕 45g，甘草 45g，共为细末、炼蜜每丸 8g，早晚各服 1 丸。病情稍重者，半月后可再服 1 疗程。上药胆星、天竺黄、郁金豁痰顺气，牛黄、麝香开窍醒神，琥珀、朱砂宁心安神，钩藤、僵蚕息风镇痉，黄连、银柴胡清热燥湿，甘草调和诸药。以收定痫息风，豁痰开窍之功。

张林（白城地区医院）：我用自拟抗痫散治疗癫痫病疗效满意。曾治 20 余例、全部有效。方剂组成及用法如下：药用牛黄 1g，天竺黄 20g，蜈蚣 8 条，珍珠 0.5g，朱砂 10g，僵虫 20g，天麻 15g，钩藤 20g。上药共为细末，分成 8 包。1 日 2 次，每次 1 包，白开水送服，老人及儿童酌减，孕妇禁忌。方中牛黄、天竺黄、珍珠清热解毒、通窍；蜈蚣、僵虫、天麻、钩藤豁痰息风；朱砂安神定痫，上药合用共奏豁痰息风，通窍安神之效。

王宗起（通化市中医院）：我从 1968 年开始用自拟癫痫丸治疗 324 例癫痫证、疗效满意。治愈率为 76.23%，好转为 18.21%，无效为 5.56%，总有效率为 94.99%。癫痫丸药物组成为巴豆霜 5g，枣仁 20g，赤石脂 50g，代赭石 50g。取巴豆去外壳，巴豆仁挤压去油，待油尽渣制成巴豆霜，再加入杏仁、赤石脂、代赭石，共为细末、蜜丸如小豆粒大小，备用。

成人每服 3 粒。每日 3 次，饭后服。如服药过程中无不良反应，则可逐渐增量，最多每次不得超过 5 粒，儿童酌减，以 1 个月为 1 个疗程；发作次数少，间歇时间长，以 2 个月为 1 个疗程，孕妇禁忌。方中巴豆霜味辛性烈、有大毒，归胃、大肠、肺经，有泻下冷积、祛痰之功效；代赭石苦涩、归肝、心二经，有平肝潜阳、降逆镇静的作用；杏仁味苦微温、有小毒，归肺、大肠经，具苦泻降气、润肠通便之功效；赤石脂性甘涩、味苦，据《日华子本草》载，本品具有"安心、镇五脏、除烦、疗惊痫"的作用。上药合用，以达豁痰顺气、息风开窍、镇静定痫之功，临床选用，疗效颇佳。

王登发（长岭县腰坨子医院）：笔者用蜥蜴治疗癫痫 12 例皆获愈。其方法简介如下：取活蜥蜴 60 条，放入瓦罐内，盖压后在罐外用明火烤，至蜥蜴死后停火，取出蜥蜴，放在瓦片上焙干、研成细末。每 3 条为 1 包备用。每服 1 包，日服 1 次，20 天为 1 个疗程，不愈可再服第 2 疗程，一般均在 1 个疗程内获效。

刘级三（德惠县中医院）：妊娠末期，或值产时，或产后，突然眩晕倒仆，昏不知人，四肢抽搐，牙关紧闭，目睛直视，口吐白沫，时作时止，甚则角弓反张，此为子痫。亦称"妊娠痫证"。为妇科危重证候，历代医家多认为系由孕妇血虚，复受风邪所致。我在临床中发现先兆子痫，主要表现为肝肾阴虚，少部分患者兼有脾虚证候，子痫表现为阴虚阳亢，肝风内动。先兆子痫，治宜育阴潜阳，酌加清热涤痰，以防动风。方用天麻钩藤饮加减。药用：天麻，钩藤，石决明，龟板，牡蛎，珍珠母，牛膝，枸杞子，白芍，栀子，胆草。子痫证治宜育阴潜阳、清泻肝火、涤痰开窍。方用自拟子痫汤。药用：赭石，牛膝，天麻，钩藤，僵蚕，胆草，青黛，石决明，栀子，朱砂。值得提及的是产后子痫，在治疗上与上略不同，因产后血虚，伤津阴亏，继而生风，治疗上着重滋补阴血，阴血得复、肝阳得扶、风亦自息。我常用三甲复脉汤加减。药用：麦冬，白芍，阿胶，生地，牡蛎，龟板，鳖甲，枸杞，当归，党参。常规重镇潜降之品于胎元不利，尤其是赭石、牛膝均属禁忌，是有堕胎之虞？笔者体会是无须顾虑，可大胆因证而使用，中病即止，《内经》："有故无殒亦无殒"之训，岂可忘耶！

陈渭凌（空军长春医院内科）：我曾治一患姓王，女，32岁。来就诊时面红目赤、叫骂不休，舌红苔黄腻、脉弦滑微数。处方：陈皮 15g，制半夏 15g，茯苓 20g，青礞石 15g，郁金 15g，大黄 10g（后下），朱砂 10g（冲服），黄芩 15g，沉香 10g，黄连 15g，当归 15g，龙胆草 20g，甘草 10g，水煎服，1日 2 次。二诊：病情好转，将原方青礞石加至 25g，大黄加至 15g。三诊：上方 3 剂，神志清，但仍心悸烦躁，睡眠欠佳。上方加丹参 20g，去黄芩、龙胆草，生大黄改为熟大黄减至 7g，礞石减至 10g。四诊：服上方 3 剂，神清语明，稍感头晕、多汗、纳少，上方加何首乌 20g，熟地 20g，五味子 15g，远志 15g，炒枣仁 25g，白术 20g，焦三仙 45g，去半夏、大黄、礞石、朱砂、丹参。五诊：服上方 7 剂，诸症悉除，病告痊愈，随访 5 年仍未复发。方中二陈健脾理气；滚痰丸泄火涤痰；朱砂、黄连、茯苓、甘草清心宁神；龙胆平肝泻热；当归有补血活血、润肠通便之效；郁金行气解郁、凉血破瘀；沉香尚有调达气机、纳气归元之功。总而言之、本方能驱痰、且又攻中有补、攻补兼施，对久病痰火甚者更为适宜。

汪雨田（辽宁中医学院）：解醒汤治疗癫狂有效方剂。方中柴胡、香附、青皮疏肝理气；桃仁、赤芍、郁金活血化瘀；瓜蒌、半夏宽胸祛痰；枣仁、合欢、丹皮、菖蒲、甘草开窍醒神。诸药合用，共奏开郁化瘀、静心藏神之功效。若大便燥者加大黄，若口臭口疮舌红者加木通、黄连，胆小梦多者加龙骨，食少纳呆加焦山楂，若因恐伤肾阳可加附子、黄柏。

一患姓乞，男，20 岁，1985 年 7 月 22 日患癫狂证来就诊。证见神情烦躁、面晦少华、手足乱动、时欲外走、善太息。属恐伤肾阳，兼肝郁气滞，导致血瘀，上扰神明致癫狂证。法当助阳疏肝、化瘀醒神，方以解醒汤加减治之。处方：柴胡 15g，青皮 15g，香附 15g，郁金 20g，桃仁 35g，炒枣仁 30g，合欢 15g，半夏 15g，菖蒲 15g，附子 10g，黄柏 10g，甘草 10g，3 剂水煎服。复诊：症状减轻、能入睡但梦多，仍用本方加龙骨 20g，水煎服。三诊：上方服 6 剂，神志言语如常人，惟食欲差，仅以本方加焦山楂 30g 以和胃。共服汤药 12 剂，痊愈正常工作。

杨荣业（扶余县五家站中心卫生院）：我常用加味温胆汤治疗癫狂证，共治疗 25 例，疗效显著，介绍如下：

一患姓张，女，24 岁，农民，1975 年 8 月 13 日诊。诊为七情所郁、痰迷心窍之狂证。治宜镇心涤痰、泻肝清热。处方：陈皮 15g，半夏 10g，茯苓 25g，枳实 15g，竹茹 15g，远志 15g，枣仁 25g，麦冬 20g，菖蒲 15g，胆星 10g，天竺黄 20g，地龙 25g，郁金 20g，黄连 10g，朱砂 7.5g（为末匀 3 次冲服），共服 15 剂，精神正常，恢复健康，痊愈。随访至今未复发。

一患姓马，男，50 岁，干部，1981 年 8 月底初诊。证属气郁痰结、阻蔽神明的癫狂症。处方：陈皮 15g，半夏 10g，茯苓 15g，枳实 15g，竹茹 15g，远志 15g，枣仁 15g，麦冬 15g，菖蒲 15g，胆星 10g，天竺黄 10g，地龙 15g，郁金 15g，黄连 10g，水煎服，日服 3 次，共服 15 剂。先后治疗 2 个月病愈。经随访无复发。

【按】癫狂痫三者经常并提，似为同一类病，而实则癫狂与痫本不相同。癫狂者，心病也，以神志失常为主；痫者，肝心病也，以猝倒抽搐为主。病位不同，症情各异，不得混淆。

癫与狂，乃神志失常之病，多由情志因素而致。然其人必心胸狭窄，或刚愎偏激，或郁闷愚鲁，或执拗任性，或悖于事理，或短于炼达，一有五志过激之变，则拙于应对，而致气机逆乱，化火生痰，阻闭心神而成。

癫狂虽皆属情志为病，但二者又有不同。狂属阳而癫属阴。狂多发病急暴而癫多缓慢。狂则狂暴忿怒，骂詈躁动，人莫能制，或登高而歌、或弃衣而走，或逾垣上屋，力倍平时；而癫则狂言笑，自悲歌，如醉如痴，言语伦次不清，秽洁不知，尚知畏惧。狂多实而火盛痰迷；癫多虚而痰气郁结。狂病日久，也有转化为癫者。

治狂或用涌吐、重坠之品以涤迷心之痰，或攻下以泻阳明之结，或寒凉以清炽盛之火，或行散以疏郁结之气。及至狂妄渐平，痰少火衰，则继以养心安神，疏郁化痰活血之品以善其后。

治癫以理气化痰、养心健脾为主，一般少用刚猛涌泻之剂。因癫狂为心神情志之病，"心病当用心药医"，故以情治情尤为重要。察其致病之由，从言语及环境等各个方面，都须妥善安排，以疏解其胸中之郁结，排除心内之忧患。疏之、导之、安之、慰之、使其心胸开阔，事理豁达，其功效往往优于药物。若患者不能移情易性，或外界又有新的刺激，每易复发。

痫者间也，从疒从间。是言其病发则猝倒抽搐、而醒后一若平人、有间歇发作之意。有人将痫前加一癫字，名为癫痫。虽已成风，而实属蛇足。

本病或由惊恐，或受于先天，或六淫外犯，或饮食失节，或由恼怒、以致气机逆乱、痰浊内生、一时心窍阻闭、肝风猝发。

治疗此病当以理气化痰、镇肝息风解痉为主，兼以安神镇心之法。常用之化痰药，以南星（或胆星）、半夏、天竺黄、白矾、竹沥等为多，其他如甘遂、千金霜、巴豆霜等峻猛之品也可酌选。理气药多用郁金、陈皮、枳实、菖蒲之类。重镇之药常用龙骨、龙齿、石决明、赭石、磁石、珍珠、朱砂、琥珀之类，以镇肝风而安心神。止痉药多用蜈蚣、全蝎、僵蚕、地龙、天麻、钩藤等，守宫与蜥蜴也每有应用。大抵痫病之用药，不越此类。临证时，如患者肝火旺盛，可加龙胆、栀子、黄芩等，或兼服龙胆泻肝丸。便秘者，可用大黄。若肝肾阴虚较著者，可配以六味地黄、左归之属。若脾胃气虚明显者，可酌加四君、六君等类。

　　痫病之治，非急切可以收功，故一般多用丸、散，既方便，又经济，且疗效较好。

肖永林（长春中医学院）

狐惑证治

毛翼楷（黑龙江中医学院）：我们自从 1972 年以来，治疗狐惑病 35 例，均获显效。简介如下：本组 35 例中男 13 例、女 22 例，其中 20～40 岁者 25 例、40 岁以上者 8 例。

本病治疗多用真人活命饮、醒消丸、归芍地黄丸加减、五味消毒饮加犀角地黄丸、治惑丸等均有效。《金匮》所提 4 方：甘草泻心汤为其内服方，赤小豆当归散在临床少用，苦参汤洗剂和雄黄熏剂为 2 首外用方。我们临床常用方剂为龙胆泻肝汤、甘草泻心汤，前者用于肝经湿热所致者，后者用于病情较稳或脾气虚之患者。这里说明的是甘草用量须大，常用 30～50g，原方用炙甘草，我们用生炙各半。甘草清热解毒，炙甘草温中健脾，从两个方面来发挥其药效。人参可用党参来代，健脾益气、以助除湿，故对兼有脾虚或疾病之后期、本药甚为实用。人参用量为 10～15g，党参为 50g。

本病之治疗，尚需注重用药加减：清热燥湿，除常用芩、连、胆草外，还可选用苦参、黄柏；肝胆湿热酌加槐角、槐花、紫贝齿；眼部病变，视物不清，加青黛、青葙子、谷精草、决明子；并发前房积脓者，加羚羊角锉末冲服；结节性红斑和皮疹，可酌加茜草、赤芍、丹皮、紫草；若红斑日久不退，可选用丹参、苏木、桃仁、红花等；关节红肿加鸡血藤、忍冬藤、牛膝、桑枝；咽喉溃疡加犀角、升麻、射干、山豆根；脾虚湿盛常用党参、人参、茯苓、白术等，并佐行气药如陈皮、枳壳、炒麦芽、香附等；病久转阴虚者可加银柴胡、青蒿、地骨皮、胡黄连、元参等；外阴溃疡用苦参汤洗之；肛门溃疡可用雄黄熏剂熏之。

王绍彬（通化卫校）：笔者用清温解毒法治疗 3 例，效果满意，报告如下：

一患姓陈，男，50 岁，社员，1967 年 3 月就诊。证见：口腔、阴囊溃疡局部疼痛、口唇溃烂、全身皮肤出现散在的圆形红斑，双眼前房积脓、舌绛、苔黄厚而燥、脉洪数。诊断：白塞氏病，温毒内蕴、气营两燔。治宜清温解毒、气营两清，方宗清温败毒饮加减：药用生石膏 50g，大青叶 25g，甘草 10g，丹皮 15g，黄芩 15g，黄连 15g，栀子 15g，桔梗 15g，连翘 15g，知母 15g，赤芍 15g，元参 15g，银花 50g，水煎服。1 剂后于原方加大黄 20g，芒硝 15g，连服 3 剂后于原方去大黄、芒硝又进 3 剂，诸症悉除。月余后、红斑处皮肤脱落、露出嫩红之新鲜皮肤。4 个月后复查无复发。

1968 年和 1969 年又治本病两例均为女性，亦用清温解毒法治愈。随访 10 年未见复发。方中重用石膏、知母清泄气分邪热；黄芩、黄连、栀子、大青叶清热解毒，以泻肺胃毒邪；元参、丹皮、赤芍凉营透邪。加硝黄荡涤积热、釜底抽薪，故奏效较快。

齐强（北京中医学院）：狐惑病主要表现为眼、口腔、前后阴的顽固性溃疡、皮肤出现结节性红斑等一组综合证候群。因其病机为湿热毒邪蕴滞，故当以清热除湿解毒之法，方用自拟解毒清热除湿汤主之。药用当归 12g，土茯苓 30g，赤小豆 25g，守宫 4~8 条，蜂房 15g，生甘草 12g，板蓝根 25g，鹿角 25g，连翘 15g，薏苡仁 15g，泽泻 9g，水煎服。肝火上冲加羚羊、胆草、决明、芦荟、栀子、白芍等或与龙胆泻肝汤、当归芦荟丸等方加减用之；肺经有热加黄芩、寸冬、沙参、桑皮、骨皮；心火强盛加黄连、车前、木通、大黄或导赤散等；肝旺脾弱加柴胡、白芍、枳壳、陈皮、香附、谷芽、麦芽等；中气下陷加党参、白术、大枣，或用补中益气丸或汤；心脾亏虚加党参、炙草、黄芪、茯神、远志、枣仁、桂圆肉等或与归脾汤加减治之；肾阳虚加熟地、鹿角胶、肉桂、附子或用右归饮、八味丸；阴虚火旺加生地、山药、丹皮、萸肉、知母、黄柏、枸杞子等或左归丸、六味地黄丸；肝肾阴虚加白芍、寸冬、生地、枸杞、川楝子或加一贯煎。脾肾阳虚加人参、白术、附子、茯苓、白芍、生姜等或用真武汤等；肺肾阴虚加沙参、寸冬、天冬、杷叶、石斛、旱莲草、银柴胡、鳖甲、青蒿等或用甘露饮；心肾不交加交泰丸或黄连阿胶汤加减治之。

肝经湿热方：当归 12g，土茯苓 30g，赤小豆 25g，守宫 4 条，板蓝根 50g，蜂房 15g，连翘 15g，滑石 9g，菊花 15g，胆草 15g，黄芩 9g，生地 15g，草决明 15g，黄柏 15g、甘草 15g，水煎服。另取羚羊角 3g 锉末煎水饮之。

心脾亏虚方：当归 15g，甘草 20g，茯神 15g，土茯苓 30g，人参 6g，干姜 6g，守宫 4 条，蜂房 12g，生鹿角 20g，赤小豆 15g，川芎 9g，黄连 9g，丹参 9g，大枣 7 枚，夜交藤 15g，水煎服。

多年来在临床中按上述辨证施治，观察本病 34 例，其中男 11 例、女 23 例；年龄最小为 15 例、最大为 57 例；病程最短为 5 个月、最长为 9 年，经治疗观察统计：痊愈 27 例，其中复发 5 例，中断治疗和无效者 7 例，总有效率为 79.5%。

云正华（长春中医学院）： 笔者据仲师所论，遵仲师之法，始用龙胆泻肝汤清利肝胆湿热，继以甘草泻心汤健运中焦、清热化湿解毒，治愈狐惑 1 例，介绍如下：

徐某，女，27 岁，工人，1984 年 5 月 10 日初诊。患者证见：口腔 2 处溃疡、阴部溃疡多处、双侧小阴唇溃烂甚重，左侧已向阴道部深入 2cm，有脓性分泌物，舌质红、苔黄腻，脉滑。治以清热利湿、解毒杀虫。药用：槐花 50g，龙胆草 20g，栀子 15g，黄芩 15g，柴胡 10g，木通 10g，车前子 15g（单包）泽泻 15g，当归 15g，生地 15g，金银花 20g，败酱草 20g，大青叶 20g，甘草 5g，4 剂水煎服。每日早晚各服 1 次。外用熏洗方：苦参 50g，黄柏 20g，蛇床子 20g，4 剂，水煎熏洗。每日 4~5 次。

二诊：继续用前方减大青叶，龙胆草改为 15g，每服 4 剂。再用豆油泡紫草 10g，约 1 天后抹外阴患处以促生肌长肉。

三诊：停用内服药，继续用外涂药和熏洗药。

四诊：投甘草泻心汤：药用甘草20g，黄连5g，黄芩10g，党参15g，干姜15g，半夏15g，大枣3枚，加陈皮15g，焦三仙30g，以健运中焦，清热化湿解毒，连服2剂，患者一切正常，于6月8日正常上班工作。

【按】：狐惑病系一种感染虫毒所引起的疾病。临床上以口腔、眼、外阴溃疡为特征。本病是一个独立的疾病，相当于现代医学的白塞氏综合征。由于本病症状起伏不定，如狐惑出没无常故名。治疗总以清热解毒、除湿杀虫为原则。

上述临床经验表明，诸氏师古而不泥，对狐惑病的病因、病机、症状、治法、方药都做了可喜的探索，并取得了很好的疗效。归纳起来，有以下几个特点：一是辨证辨病相得益彰。齐氏在辨证的基础上，重用蜂房、守宫以散结消除溃疡，两药配合有较好的除疮癣痹疹的作用；二是认识病机又有新说，诸氏在《金匮要略》对狐惑病认识的基础上，明确其病机为肝经湿热，故选用龙肝泻肝汤加减。尤为独特者，王氏认为其机理又有温毒内蕴、气营两燔者，治用清温败毒饮取得很好的疗效；三是治疗重视行血，认为赤小豆当归散证描述的"目赤如鸠眼"，是湿热郁于血分所致，而"模继眦黑"，则为湿热蕴积日久，血被壅遏，瘀血内结，肉腐成脓（即前房积脓），而赤小豆当归散恰恰有清热利湿活血之功，因此在治疗本病时，多宗赤小豆当归散之意，以活血化瘀，使恶血去，新血生，促进湿化热清，生肌长肉。具体药物有丹皮、赤芍、当归、丹参、苏木、桃仁、红花等；四是内服外用相互配合。在应用内服药的同时，针对局部出现的症状-阴部或肛门部的溃疡，采用清热利湿药物进行局部熏洗，其途径简捷，针对性强，效果明显；五是祛邪之后不忘后天。在急性期过去后，注意到湿热已伤及于脾，故多在后期运用甘草泻心汤加减，在祛邪的同时，补益脾气。

狐惑一词，最早见《金匮要略》该书"百合狐惑阴阳毒病脉证治第三"中专门论述了狐惑病的临床表现和治疗方药。其中第10条为："狐惑之为病，状如伤寒，默默欲眠，目不得闭，卧起不安，蚀于喉为惑，蚀于阴为狐，不欲饮食，恶闻食臭，其面目乍赤乍黑乍白，蚀于上部则声喝，甘草泻心汤主之"。第11条为："食于下部则咽干，苦参汤洗之"。第12条为："蚀于肛者，雄黄熏之"。而第13条之"初得之三、四日，目赤如鸠眼；七、八日，目四眦黑。……赤小豆当归散主之"。其描述的症状与现代观察相差无几。由此可见，张仲景观察疾病细致入微，但当时并没有明确指出狐惑病的病因、病机。至隋·巢元方在《诸病源候论》中首次提出本病的病因病机乃"湿毒气所为也"。至元·赵以德在《金匮方论衍义》中认为"热病者得生虫也"。"虫生于湿热败气瘀血之中"，发病"其来渐矣，过极乃发"。清·魏荔彤于《金匮方论本义》又提出"阴虚血热"之说。至此，清代认识本病基本趋向完善。但无论是症状还是病因病机，乃至治法方药上，皆宗《金匮要略》。现代医家在临床中反复摸索、实践，认为本病的病因病机可概分三类：一为湿热虫毒，二为阴虚内热，三为脾虚湿盛。湿热虫毒所致者，采用清热利湿、解毒杀虫之法，方用龙胆泻肝汤加减；阴虚内热所致者，采用滋阴清热之法，方用一贯煎、六味地黄丸之类加减；脾虚湿盛所致者，采用健脾利湿益气之法，方用四君子汤、补中益气汤之类加减，其中脾虚而有湿热内蕴者，用甘草泻心汤加减，并配合外用药，取得较好疗效。

狐惑病是目前较难治的疾病之一，临床疗效都不十分满意，在这种情况下，加强对本病的研究十分必要，本病的病因病机、治法方药的研究，出现了新的进展，如本文所介绍的几个病例即是如此，特别是认为其病机为温毒内蕴，气营两燔，治用清温败毒、两清气营，方用清温败毒饮，收到了可喜的效果，为我们认识治疗狐惑病开辟了新的途径，也启发了我们的思路。只是治疗例数尚少，缺乏大量临床验证，但只要我们勤于实践，勇于探索，随着时间的推移，最终会正确认识此病的。

　　还应该看到，狐惑病是一个比较复杂的发病过程，因此，不能将狐惑病的病因病机单纯化，应从多角度、全方位去考虑。即使是同样的湿热毒邪侵犯人体，由于每个人的个体情况不同，气候条件又有差异，故反映在每个具体人身上就有所不同，在治疗上要正确辨证，然后采取相应治法和方剂，方能收到良好的效果。

夏洪生　苏　颖（长春中医学院）

崩漏证治

王耀廷（长春中医学院）：笔者近几年在治疗更年期功血过程中体会到其致病本在肾，一般可分为肾阴虚及肾阳虚。肾阴虚证舌红苔少或薄黄少津，脉细数或弦细数。治宜滋阴潜阳、固涩冲任，常用六味地黄汤合二至丸加减。药用生地 30～50g，生山药 15～30g，山萸肉 15～30g，茯苓 10～15g，泽泻 10～15g，丹皮 10～15g，女贞子 25～50g，旱莲草 15～25g，生龙骨 25～50g，生牡蛎 25～50g，龟板 30～50g，白芍 15～20g，乌梅炭 10～15g。方中六味滋水，二至封藏，龙牡、龟板潜阳固涩，白芍、乌梅酸敛柔肝，全方不用泻火而重于补水，水足而热自消，热去而血自安；肾阳虚证：常表现为月经先期，量多色淡，或持续时间延长，舌质淡，苔白润，脉沉细无力、两尺尤弱，或大而数，治宜补肾气、固冲任，常用右归丸加减。药用：熟地 15～20g，山药 15～20g，山萸肉 10～15g，枸杞子 20～30g，菟丝子 15～20g，肉桂 5～10g，附子 5～10g，当归 10～15g，杜仲 10～15g，鹿角胶 10～15g，若出血量多或日久不止者减肉桂、附子加海螵蛸、茜草。笔者临证中常用自拟三合汤即当归补血汤、四乌鲗骨一蘆茹丸、地榆苦酒煎加味治疗，疗效较满意。方用生黄芪 50g，当归 10g，海螵蛸 40g，茜草 10g，地榆炭 50g，山萸肉 20～30g，加醋 10ml水煎，日服 3次。此外《傅青主女科》之安老汤即人参 30g，黄芪 30g，大熟地 30g，白术 15g，当归 15g，酒洗山萸 15g，阿胶 3g，蛤粉、炒黑芥穗、甘草各 3g，香附 15g，酒炒木耳 3g，用之亦甚有效。血止后，以右归丸、归脾丸等巩固疗效。更年期功血以肾虚为致病之本，故治疗时必须注意补肾培本，阴虚者，补肾阴为主佐以扶肾阳；阳虚者，温肾阳为主辅以养肾阴，在血止阶段，着重于肾，兼顾肝脾。止血后亦不可忽视肝脾之藏血统血功能，故常用六味、归脾等养肝、补脾、固肾以善其后。三合汤中生黄芪、当归补气养血。重用黄芪补气升提以摄血。海螵蛸、茜草、地榆炭、苦酒收敛固涩化瘀、使血止而不留瘀；山萸肉峻补肝肾之阴，又能收敛即将散失之阳，临床用之，确是屡验不爽。

李兴歧（四平市中医院）：笔者用自拟止血安宫汤治疗经漏113例，收到显著效果，介绍如下：本组113例中12~20岁13例，21~30岁29例，31~40岁35例，41~50岁33例，50岁以上3例，病程30天以内18例，1~3个月40例，4~6个月26例，7~11个月25例，1年以上者4例。

止血安宫汤药用：生地20g，黄柏20g，益母草30g，枳实10g，升麻10g，贯众25g，地榆30g，若有热心烦加黄连10g、玄参25g，少腹痛甚加延胡索15g、川楝子15g，经前黄白带多加薏苡仁50g，公英40g，败酱25g；虚烦不眠加当归15g，白芍15g，合欢花25g。治疗结果：痊愈59例、占52.21%，好转48例、占42.48%，无效6例、占5.31%，总有效率94.69%。本治法采用塞流与澄源相结合，标本兼顾，以生地、黄柏、贯众、地榆凉血止血；益母草化瘀止血；升麻、枳实升提止血，而没有选用炭类止血药，却收到了良好的疗效。

王希廷（舒兰县太平公社三良卫生所）：化瘀止崩汤，是我家祖传秘方，先祖父用之治疗崩漏证，每获奇效。化瘀止崩汤药用当归25g，川芎50g，炒熟地25g，炒五灵脂15g，棕炭15g，炒蒲黄15g，前3味水煎，后3味共为细末，分3份，每剂煎3次，以药汤冲药面，日服3次。方中当归养血活血，熟地养阴补血，五灵脂、蒲黄活血化瘀止血，棕炭补肾固涩止血，川芎辛窜行血，为行气药。瘀血阻滞、新血难安，故行血可以止血，此符合《内经》"通因通用"之治法。另外用川芎上升之性，可挽回经血下泄之势。故本方对血崩漏下及产后恶露不绝等有效验。

高振华等（蛟河煤矿医院）：笔者用自拟椿皮饮治疗功血

122 例，疗效满意，显效 67 例，好转 36 例，无效 19 例，总有效率为 84.4%。椿皮饮药用椿皮 40g，白术 25g，炒山栀 25g，侧柏叶 20g，棕炭 25g，地榆炭 25g，水煎服。1 日服 3 次。气虚加人参、黄芪；血热妄行加黄芩、地骨皮；肝气郁结加柴胡；肾虚不固加杜仲、枸杞子。方中椿皮清热燥湿、收涩止血；白术补脾固摄；侧柏、山栀、地榆炭清热凉血；棕炭收涩止血，用于崩漏初期可收标本兼治之功。若出血既久，气血两虚，则应调补脾胃以固后天之本，应加参芪之品，取其后天滋养先天，可收显效。

郭济川（长春市二道河子区医院）：崩漏证乃妇科常见病之一，对于此证之治疗，方约之提出塞流、澄源、复旧三法，他说："治崩次第，初用止血以塞其流；中用清热凉血，以澄其源；末用补血，以还其旧"，此论深得治崩之三昧。然而此三法不能截然分开，更不能以初、中、末三个阶段死搬硬套。方约之亦云："若只塞其流而不澄源，则滔天之势不能遏"。所以，个人认为：治疗崩漏症，首要审因求证，根据其因虚、因热等之不同，分别施以补其气而固其本和蠲其热而澄其源的办法，以求良效。血热者，当清其源以止血。方用黄芩 15g，黄柏 15g，丹皮 25g，椿皮 15g，生地 25g，麦冬 20g，白芍 20g，香附 15g，水煎服，日服 3 次。方用黄芩、黄柏、丹皮、椿皮清热凉血以清其源；用生地、麦冬、玄参、白芍、当归滋阴增液以补其血。如此则热消而血不妄行，故血止；热除而复增其液，故口干等症消失；气虚者，当益其气以固本。方用黄芪 40g，白术 25g，党参 25g，茯苓 20g，升麻 15g，柴胡 15g，炙甘草 25g，陈皮 25g，当归 15g，白芍 15g，阿胶 15g（炖化冲服），水煎服，日 3 次。方中参术芪草茯苓等补其中而益其气；用升麻、柴胡升提脾气，令其复握统摄之权；佐以陈皮理气，调畅气机，使其补而不壅，提而不过；熟地、白芍、当归、川芎、阿胶、黑姜等可补血养血，诸药合用，共奏益气补血之效。

李子馥（怀德县医院）：治崩漏要辨证论治。可分热、虚、瘀，再可分为六个证候，分证治之。热证：热盛于内、迫血妄行，治宜清热凉血，方宗清热固经汤加味，药用生地20g，白芍20g，当归15g，地榆炭20g，藕节20g，焦栀15g，黄芩15g，茜草炭15g，甘草10g，水煎服；虚火内动、血海不宁，治宜养阴清热，方宗地骨皮饮加减：当归15g，生地20g，白芍20g，地骨皮15g，山药20g，枸杞子15g，阿胶20g，杜仲15g，丹皮15g，地榆炭15g，水煎服。虚证：脾气虚治宜补脾摄血，方宗补中益气汤加减：黄芪25g，当归20g，白术15g，陈皮15g，升麻10g，柴胡10g，党参20g，甘草10g，杜仲10g，艾炭15g，水煎服；肾气虚封藏不固，治宜补肾固冲，方宗金匮肾气汤加减：山药25g，枸杞20g，山萸肉20g，熟地20g，菟丝子15g，肉桂5g，杜仲炭20g，阿胶20g，党参20g，当归15g，炙甘草10g，水煎服。瘀证：经产停瘀，瘀血阻于胞宫，治宜活血化瘀，拟少腹逐瘀汤加减：当归20g，川芎15g，茴香15g，延胡索15g，蒲黄15g，五灵脂15g，没药15g，赤芍15g，丹参15g，香附15g，益母草25g，水煎服；气滞血瘀，治宜疏肝调气以行瘀，方拟逍遥散加减：当归15g，柴胡15g，赤芍15g，川芎15g，香附15g，乌药10g，延胡索15g，益母草20g，水煎服。

郑其国等（山东滨县轻工机械厂）：笔者用自拟活血化瘀汤治疗坠胎下血，每每奏效卓然，略述如下。自拟汤组成：益母草30g，当归30g，赤白芍各20g，川芎20g，炒桃仁15g，蒲黄10g，五灵脂10g，炮姜6g，木香6g，肉桂3g，生甘草3g，水煎服。下血块多，少腹痛甚者可酌加大黄、牛膝、红花以助破瘀攻下，荡涤瘀滞之力；脾胃虚弱，素禀不足者，加山药、白术、陈皮等以健脾益气，补虚扶羸；出血日久、阴虚发热者加生地黄、丹皮、地骨皮、黄芩等育阴凉血、解肌清热；肾气素虚，腰腿作痛者加桑寄生、熟地、杜仲、川断以强筋骨、利关节、滋补肝肾。活血化瘀汤系由生化汤、四物汤、失笑散化裁而成。方中重用益母草、当归、赤白芍、川芎、桃仁以养血活血，祛瘀生新。其坠胎下血多伴少腹疼痛，故以失笑散活血化瘀、散结止痛；炮姜既能温经以助化瘀，又且引诸药入营，而能守，以防血出益甚，木香行气，肉桂温经，甘草调和诸药，临证配伍，可共奏温经行气，养血活血，祛瘀生新之功。盖瘀去新生，血循常道。虽不止其血，其血必自止。

薛云风（江苏省灌云县中医院）：笔者近年来积累治疗崩漏证的验例数则，现分述如下：肝旺血热、迫血妄行，治宜清肝泻热、凉血止崩，处方：丹皮炭12g，黑栀子9g，生地炭15g，醋柴胡8g，醋香附10g，白芍12g，阿胶15g，藕节15g，地骨皮12g，黄芩10g，生地榆25g，炒蒲黄10g，益母草15g，3剂水煎服。方中丹皮、栀子、生地、地骨皮、黄芩清泻肝热；柴胡、香附、白芍疏郁柔肝、养血调气；阿胶、蒲黄、益母草、地榆收涩止血，尤因生地善于凉血止血，针对斯疾、颇合病原。肝肾阴虚、冲任不固，治宜凉血滋阴、潜阳固冲任。处方：黄柏10g，知母12g，生地炭12g，女贞子12g，绿豆衣15g，龟板30g，阿胶12g，地骨皮12g，山萸肉10g，海螵蛸30g，茜草12g，煅龙骨、牡蛎各30g，赤石脂20g，水煎服。方中知柏、生地、骨皮、龟板、女贞子、阿胶、滋补肾以虚清热，山萸肉滋肾收涩以止血；煅龙牡潜阳敛摄；石脂、海螵蛸、茜草收涩崩漏，诸药配伍，共奏滋、清、潜、涩以固冲任之功。气血双亏、脾失统摄，治宜益气养血、补脾摄血，方用党参15g，炙黄芪20g，苎麻根15g，白术12g，枣仁10g，白芍10g，煅龙牡各50g，柴胡10g，茜草12g，阿胶12g，桔梗10g，山萸肉10g，海螵蛸20g，水煎服。方中参、术、芪、芍、枣、山萸肉、阿胶益气血、补心脾；茜草、苎麻根止血；煅龙牡、海螵蛸收涩止血，柴胡、桔梗升提脾气，脾气得复，统摄相宜，则崩必止；瘀血内阻、新血不守，治宜逐瘀之法，处方：酒大黄5g，桃仁10g，红花8g，当归10g，香附10g，失笑散10g（包），延胡索10g，水煎服，三七粉6g，云南白药6g，共为细末均6次冲服。方中用酒大黄、三七、白芍活血行瘀，桃红化瘀，丹参、归芎活血，香附调气，失笑散消瘀止痛，始能药到病除；湿热下注熏灼胞脉，治宜清热利湿、佐以治血，处方：黄柏10g，黄芩12g，地骨皮12g，六一散10g，苍术10g，墓头茴15g，土茯苓12g，槐花12g，车前子12g（包），生地榆20g，赤芍12g，狗脊12g，凤尾草25g，水煎服。方中黄柏、黄芩、苦参清热以燥湿；地骨皮保阴清热、去胞中之火；土茯苓、六一散、苍术、墓头茴、车前子清利下焦湿热，狗脊补肾壮腰以止带；生地榆、槐花清热凉血以止血，凤尾草清湿热、止血，诸药协调以治本，甚有功效。

赵廷楼（乾安县中医院）：室女初潮崩漏，临床并非少见。治疗较为困难。笔者体会室女初潮崩漏，多因脾虚失摄所致，故用归脾汤治疗本病，疗效确切，但必须注意先用炭类药或其他固涩药以塞其流，兼顾其标，方能迅速奏效。处方：当归25g，赤芍25g，白术50g，黄芪30g，茯神15g，远志10g，木香5g，龙眼肉10g，三七（炒黑）5g，棕榈炭15g，姜枣为引，水煎服。方中尚用赤芍、三七化瘀生新、宁络止血、使其固涩而不留淤，熔塞流、澄源、复旧三法于一炉，故奏显效。

柴继成（榆树县中医院）：笔者自拟"止崩固带汤"治疗妇科崩、漏、带下证、每可收一方多能之效，兹介绍如下。止崩固带汤药用五倍子8g，分3次服，山药30g，茜草15g，煅海螵蛸15g，龙骨40g，牡蛎40g，水煎服。气虚下陷加党参30g，贡术20g，黄芪30g；心脾两虚加龙眼肉30g，炒枣仁20g，茯神20g，党参30g，贡术15g，黄芪20g；脾肾虚衰加人参10g，贡术20g，柴胡10g，附子10g，杜仲15g，川断15g；肾阴不足，相火偏亢加生地炭30g，旱莲草20g，山萸肉20g，盐柏15g，杭芍20g，小蓟20g；湿热蕴滞胞宫、热迫冲任加薏苡仁30g，土茯苓20g，胆草20g，盐柏15g，白头翁20g，苦参15g；素体阳虚血寒、命火不足加附子10g，炮姜15g，川断20g，杜仲15g；兼气虚者加参、芪；瘀血阻络、血不循经去

五倍子、加刘寄奴15g，当归20g，五灵脂15g，蒲黄10g，大
黄炭9g、三七10g研分3次冲服。方中海螵蛸、茜草通经化
瘀、行血止血，治疗崩漏之要药，五倍子酸涩，敛血止带，龙
骨牡蛎固涩而不留瘀，山药补益脾肾、扶元固本，诸药配合，
收敛固涩扶正而不留瘀，不寒不热，药性平和，随证加减，达
一方多能之效。

　　陈金凤（常州市中医院）：笔者采用养阴化瘀法治疗崩
漏、取得较为满意疗效，介绍如下：笔者常用方为一贯煎合四
草汤（江苏省中医院方）加减。药用玄参，麦冬，沙参，生
地，川楝子，当归，枸杞子，白芍，地骨皮，丹皮，益母草，
茜草炭，参三七，阿胶，蒲黄炭。阴虚甚出血者加龟板、桑
叶；血热明显且出血者加生地榆（重用至40g）、紫珠草；血
块大而多，腹痛较剧者加五灵脂；若因子宫肌瘤引起出血者加
用炙鳖甲、昆布、贯众、龙牡等软坚散结、固摄奇经；在用药
剂量上、阿胶量可重用至30g、龙、牡、龟板量宜大，而茜
草，益母草等化瘀之品量少而不宜多，一般用5g以内、大剂
量活血动血，可致出血量增多，但蒲黄炭剂量可略大。若出现
气阴两虚，又当在上方中参入补气之品，如黄芪、党参、山
药、大枣、甘草等。

　　王金城（云南中医学院）：崩漏一证，错综复杂，是妇科
疑难大证之一，虽然塞流、澄源、复旧已被公认为治崩漏之三
大法则，但对临床医生来说，如何有效的迅速的止血，仍是最
迫切的问题。笔者在从师学习及临床实践中，却看到很多经用
温阳止血法而止血的病例。临床常用姜附止血、疗效显著。我
们体会对温阳止血还可以从下述两方面理解。其一，是温阳可
加强肾的封藏功能。肾主藏精，精血同源而相生，故肾精的封
藏固涩亦包含血的封藏固涩。姜附能温命门火、命门火旺、则
全身阳气旺盛、统摄气血之功能亦正常。其二，阴寒之邪亦能
损伤阴络而造成出血，温阳止血是为正治。当出血后出现阴虚
阳亢时，则阴血可随浮阳而外越，这时应用温阳止血，不仅可

温散寒邪，疏通瘀滞，而且可以敛潜浮阳，以达阴平阳秘、气血和平、血止络安。使用温阳止血，其辨证要点为：血证而兼见面色淡白无华（或类青色）、少气懒言、声低息短、自汗食少、畏食寒凉、形寒肢冷、溺清便溏、口不渴或渴喜热饮，舌质淡（或类青）、苔白滑或白腻，脉沉、迟、细、弦、紧等，重点是形寒肢冷，舌青苔白腻，脉沉细。只要有上述阳虚见证，用方以四逆汤、黄土汤类为主，附子尤宜重用。如我院已故吴佩衡院长治伤寒肠出血案，重附子每剂 300～400g，为制其毒性，我们使用附子，均单煎 2～3 小时，以熟透、口尝不麻为准，再加其他药物，常用止血药可酌选炒艾叶、黑荆芥、贯众炭，生三七等。又有漏下一证，可见于暴崩之后，但尤多见于经潮前后，或放环、流产之妇女。一般说月经前半期、属于阴血充盛、胞宫蓄藏的阶段，而后期则属于阳气滋长，胞宫精血化生阶段。故对于月经期前后的经血淋漓，应认为与阳气化生不足有关，所以治疗此类病证，常采用温经汤方，酌加贯众、淫羊藿、海螵蛸、止血效果颇佳。我们常用的吴茱萸、当归重用为君，辅以桂枝、生姜，伍用丹皮、麦冬，其为温剂当无疑义，其方具有温经散寒、助胞宫阳化之功。还有云南特产之温阳止血药如大红袍、大杨梅根、小柿子、见血飞、生三七等。

白安宁（银川市中医院）：崩漏是多种妇科疾病引起的不规则阴道出血的总称。除经血非时而下外，更年期出血，老年经断复来，女性生殖系统炎症，流产，人流及上环，取环术后，服避孕药不适以及癥瘕等疾病引起的阴道出血均属"崩漏"范畴。笔者对本病的治疗，一般以清热利湿解毒为主，常用自拟清热除湿止崩汤治疗，效果颇佳。药物组成如下：败酱草30g，蒲公英15g，椿根皮15g，益母草15g，党参20g，黄芪30g，仙鹤草15g，贯众炭15g，地榆炭12g，续断30g，羌活3g，白芍15g，柴胡10g。邪热盛加金银花、连翘、栀子；湿盛加草薢、茵陈、冬瓜子、薏苡仁；腰痛甚加乌梢蛇、蜈蚣搜经通络止痛；腹痛甚加延胡索、艾叶、乌药、香附、炒蒲黄、五灵脂以行气化瘀止痛；盆腔炎性包块可加鳖甲、川楝子、炙山甲以软坚散结；阴虚体弱者党参改为沙参，选加女贞子、旱莲草、麦冬、生地等药滋阴降火。

李桂民等（长春中医学院）：笔者用黑龙江中医学院妇科韩百灵教授治疗功血经验方"妇科止血灵"治疗 300 例功血、疗效较好，现介绍如下：本组 300 例中，19 岁以下 39 例，20～45 岁 230 例，46～55 岁 31 例。病程 2 月以下 160 例，1年以内 88 例，1 年以上 52 例，属肾阴虚 71 例，肾阳虚 108例，肾阴阳虚 47 例，属脾虚 29 例，血热 31 例，血瘀 14 例。

妇科止血灵药用：熟地，五味子，杜仲炭，续断，白芍，山药，煅牡蛎，海螵蛸，炒地榆，蒲黄炭，桑寄生，水煎浓缩制成糖衣片，每次服 5 片，日服 3 次，以 7 天为 1 个疗程，可延用到 8 个疗程。本方具有滋阴补肾，益气固冲止血的功效。治疗结果，300 例中痊愈 140 例、占 46.47%，显效 86 例、占28.67%；有效 53 例、占 17.67%，无效 21 例、占 7%，总有效率为 93%。

功能性子宫出血，属中医"崩漏"范畴，病机核心是肾失封藏，冲任不固，因而肾虚为致病之本。止血灵所以能治疗崩漏，是因为本药具有较好的补肾益气、固冲止血的功效。

刘国文（辽宁省凌源县中医院）：青春期功血，多发于14～18 岁之间，或因禀赋不足，或因天癸不充，皆可引起青春期功能性子宫出血，总之其肾精不足是病机之关键。因此，笔者在临证中多以补肾填精为法，疗效令人欣慰。方药用熟地黄20g，山药 15g，山茱萸 15g，枸杞子 15g，金樱子 15g，党参15g，阿胶 15g，当归 15g，水煎服。血流甚者加芥穗炭 15g，棕榈炭 15g；兼阴虚者加丹皮 15g，旱莲草 15g；兼血热者加黄芩 15g、侧柏炭 15g；兼血瘀者加丹参 15g、红花 5g、续断15g；兼脾虚者加炒白术 20g，党参增加到 30g；兼血寒者加肉桂 5g、艾炭 15g。

青春期功血属"崩漏"范畴,但却不能一味与成年人之崩漏相提并论。笔者根据中医"天癸"之理论,不以血热、气虚、血瘀、脾虚为主要着眼点、而以天癸不充,肾精不足为主要矛盾,结合临床兼证随证加减,经初步观察,疗效满意。

张林(白城地区医院): 我曾治一女血崩证,姓李,42岁,1972年春初诊。自述阴道不规则的流血1年余,经期延长10~20天余。舌色淡苔少,脉沉细无力。诊断为血崩,治以温阳益气止血,投黄土汤调治。先取伏龙肝500g,加水适量煎煮数开,而后用其澄清水煎下药。炮附子15g,黄芩10g,白术15g,生地15g,甘草5g,煎二次取药液400ml,每日3次口服。服时加入阿胶5g(烊化)。服2剂,流血减少,3剂后血止,身爽力增,腰腹痛减轻,脉见有力。服7剂病告痊愈,为巩固疗效嘱服补中益气丸1周,随访1年,未再复发。方中伏龙肝为君,其药性温燥、能祛寒湿补中州,能治带下血崩;白术、炮附子健脾益气、温阳摄血;生地、阿胶养血补血;黄芩苦寒清肺与大肠;甘草调和诸药,此方寒热相伍,有温阳而不伤阴液,滋阳而不碍脾气之特性。余用本方常因人、因时、因其机理辨证施治,针对偏寒、偏热之不同,调其寒、热药的用量,临床应用,得心应手。

韩建方等(蛟河县中医院): 笔者用补气止血法为主,自拟黄芪地榆汤治疗崩漏、获显著疗效。本组150例中,经崩63例、经漏87例;属血热36例、脾虚76例、肾虚27例、血瘀11例;年龄14~20岁者47例,21~40岁者68例,40岁以上者35例,发病时间最短为1周,最长6个月以上。

自拟黄芪地榆汤药用黄芪50g,生地榆20g,党参25g,茜草15g,血见愁20g。血热加生地40g,黄柏20g,鳖甲30g;脾虚加白术20g,山药20g,升麻15g;肾虚加女贞子20g,山萸肉20g;肾阳虚加杜仲20g,菟丝子20g;血虚加当归20g,熟地20g,白芍15g,阿胶15g。水煎服。

治疗结果:150例中,痊愈113例,占75.3%;好转28

例，占 18.7%；无效 9 例，占 6%，总有效率为 94%。

李曙君（扶余市榆树沟乡卫生院）：治疗崩漏证有三法：调理冲任，方用张锡纯固冲汤，药用：生黄芪 20g，党参 20g，白术 20g，龙骨 25g，牡蛎 25g，山萸肉 20g，白芍 15g，海螵蛸 10g，茜草 10g，棕榈炭 7g，川断 15g，菟丝子 20g，阿胶 10g（另烊兑服），上方服后，可续用归脾丸以调理善后；补气摄血，方用当归补血汤合独参汤，加杜仲、寄生、狗脊等，水煎服，为巩固其疗效可服归脾丸半月余善其后；平肝滋肾，方用怀牛膝 30g，生赭石 30g，生龙骨 20g，生牡蛎 20g，生山药 30g，生地 20g，白芍 15g，柏子仁 10g，山萸肉 20g，茜草 10g，地榆炭 10g，棕榈炭 10g，水煎服。

王万祖（四川德阳市中医院）：笔者于临床实践中体会到：当归炒炭剂量用至 50g，其止血之功尤著。如属血热可配生地、白茅根、小蓟等凉血止血；气虚可配党参、黄芪、升麻等补中益气；血瘀配丹参、三七等活血化瘀。《本草正》谓当归"补中有动，行中有补，佐之以补则补，佐之以攻则攻"。这种双向作用的操纵关键，在于配伍与炮制。

李宝玉（东丰县中医院）：十多年来，我们治疗崩漏 63 例，效果满意。

本组 63 例，年龄 19～42 岁，以 24～35 岁居多。病程 25 天～6 个月，以 1～4 个月者居多。子宫内膜炎者 28 例，附件炎 21 例，盆腔炎合并附件肿块 1 例，子宫后位粘连 1 例。

脾肾虚用补中益气汤合金匮肾气丸治疗；气滞血瘀用生化汤合逍遥散加减治疗；血热伤津用地骨皮饮加减治疗。

治疗结果：63 例中 24 例肾气虚者，疗程最长的服 16 剂药血止；22 例气滞血瘀，服药 5～14 剂血止；血热伤津 12 例，服药 3～11 剂血止。63 例均获痊愈。经观察，全部病例均于治愈后 2～3 个月经来潮，月经期、量正常。

【按】 经血非时暴下，或淋漓不尽，称为崩漏，或崩中漏下。前者称为崩、崩中或经崩，《中藏经》称为血山崩；后者称为漏或经漏，《诸病源候论》称为漏下。崩与漏常可交替出现，故统称崩漏。

崩漏是多种妇科疾病共有的症状，如卵巢功能失调性子宫出血。女性生殖器炎症、置环、取环、人工流产、肿瘤等引起的子宫不正常出血，皆属"崩漏"范畴。

崩漏之病位在子宫，病性为出血，病本在冲任。发病机理为冲任损伤，经血失约，血海蓄溢失常。常见病因虽有血热、血瘀、脾虚、肝旺、肾虚等，亦可因月经失调发展而来，"崩漏不止，经乱之甚者也"，但反复发作，久病不愈，"五脏之伤，穷必及肾"，因此，近代学者多以肾虚为崩漏致病之本。因其病机复杂，往往因果相干，气血同病，多脏受累，故有"崩中者，势急症危，漏下者，势缓症重，其实皆属危重之候"之论。

"塞流、澄源、复旧"三法，乃治疗崩漏之圭臬，近贤又多有发挥，有主塞流与澄源并举者，有主三法错杂者，见仁见智，各有千秋。塞流止血济急于垂危，澄源固本调周以善后。治暴崩，重在心脾，宜温宜补，参附姜炭，常要扶危；治漏下，重在肝肾，宜清宜通，失笑四草（益母草、茜草、马鞭草、鹿啣草）多建奇功；时崩时漏，补肾兼以化瘀，六味地黄汤加三七之类；久漏不止，固涩兼理奇经，左归右归更加血肉有情之品。肾阳不足，封藏失司，暴崩不止，温阳止崩以为治，可选四逆汤、黄土汤、右归饮，尤宜重用附子以回阳；肾阴亏损，血失潜藏，崩中漏下，养阴止血可法，选用左归饮、六味地黄汤、妇科止血灵，佐以潜阳，多加龟板龙牡以静摄。湿热下注，扰动血海而崩漏，治宜清热利湿解毒之法，选用清热除湿止崩汤，土茯苓、六一散亦可酌加。肝旺血热、迫血妄行，治宜清肝泻热、凉血止崩，丹栀逍遥散、地骨皮饮，加减化裁，颇有效验。脾虚气陷而崩漏，法当益气止崩，三合汤、黄芪地榆汤，归功于固气摄血，"有形之血不能速生，无形之气理当急固"，此重用黄芪之理也。

　　青春少女，肾气未充，天癸不足，治宜补肾固冲；育龄之妇，情志为患，首当疏肝调冲；更年之妪，天癸将竭，肾气已亏，当补后天以养先天。此为概言，临证尤应详参脉证，或脾肾同治，或肝脾兼疗，或肝肾并医，辨而治之，存乎于心，斯为得矣。

　　　　　　　　　　　　　　　　王耀廷（长春中医院）

男性不育症证治

贾福德（霍林河矿区职工医院）：笔者从 1950 年以来，治疗男性不育之症千例，治愈颇多，现仅将近 10 年来的资料加以整理、介绍如下：

本组 665 例均属男性不育患者。年龄为 25～45 岁之间，以 25～35 岁为多。病程 3～20 年，其中 3～5 年为 116 例，5～10 年 248 例，10～15 年 196 例，15～20 年为 74 例，20 年以上 31 例。

药物组成和配制：①龙骨 50g，紫石英 50g，阳起石 50g；②闹洋花 50g，巴戟 50g，肉苁蓉 50g，金樱子 50g，锁阳 50g，仙茅 50g，虾仁 50g，红参 25g；③淫羊藿 50g；④狗头骨炭 10g，猪睾丸粉 10g，石花 5g，鹿茸 50g。将①组药物用火煅后，粉碎过筛待用；②组药物水煎两次，将药液混合后，浓缩为 50ml 左右；将③组药物浸入上述浓缩液中，4～5 小时后取出干燥后粉碎过筛待用；将④组的四种药物粉碎过筛待用。将①～④组的粉末混合在一起，即为制成。将上述制成的药末分为 26 份，每日 1 份，早晚饭后白开水分服。以 26 天为 1 个疗程。服药期间忌性生活。高血压病，各类心脏病及高热性疾病不宜服用。

治疗结果，本组病例，分别经 1～3 个疗程治疗，其中经 1 个疗程治愈者 358 例、占 53.84%；2 个疗程治愈者 20 例、占 33.10%；3 个疗程占 5.56%，总有效率为 92.50%。

李宏仁（磐石县中医院）：我治疗男性肾精不足之不育症，用八仙长寿丸治疗，常能收效。八仙长寿丸为六味地黄丸加麦冬、五味子而成，水煎服，日 1 剂。精子活动不良者重用五味子；精子量少者重用山萸肉、熟地，加枸杞子、菟丝子。周某，男，27 岁，农民。1980 年 3 月 10 日初诊。婚后 3 年未育，女方检查无不孕因素，查精液精子数 0.5 亿/ml。自觉头晕无力，腰酸腿痛。诊见精神不振，面色不泽，语声低微，舌淡苔白，脉沉细。治以八仙长寿丸加枸杞 15g，菟丝子 15g，覆盆子 15g，水煎服。半个月后精神转佳，余症亦减，续进 20 剂后，精液检查正常，1 年后其妻生一男孩。

孙连金等（白城市中医院）：我们对 23 例男性不育症进行辨证治疗，效果满意。

本组 23 例均为夫妻同居的青壮年男子，未采用避孕措施，2 年妻子未孕，女方经妇科检查无异常者。

肾虚精少（16 例）治以补肾益精，方以五子衍宗丸合二仙汤加减治疗，或用生精汤治疗；精液不化（4 例），治以滋阴降火，方用知柏地黄汤加减治疗；阳痿精瘀（3 例），治以补肾益心，常用药物有党参、黄芪、首乌、枸杞子、远志、合欢花、柏仁等。

治疗结果：肾虚精少者痊愈 11 例，好转 4 例，无效 1 例。精液不化者痊愈 3 例，好转 1 例，性功能障碍者 3 例均获痊愈。总有效率为 91.3%。

男性不育，病因上多责于肾，故临床治疗上多从补肾入手，笔者拟定之基本方（仙茅，仙灵脾，制首乌，肉苁蓉，覆盆子，菟丝子，枸杞子，五味子，桑椹子，女贞子，金樱子，楮实子，石莲子，锁阳，山茱萸，山药各 15g）亦宗此意。方中五子衍宗丸肾益精，二仙汤既可温阳，又可补肾，有双向调节作用。临床上随证加减，肝郁者加川楝子；脾虚者加山药、补骨脂等。中医学认为精液不化多因阴虚火旺，扰动精室，蒸灼精液或肾阳虚弱，气化失常，湿浊下注而成。此类患者以阴虚火旺者居多，治疗可用知柏地黄丸随症加减，湿浊重者减黄柏加泽泻、茯苓之量以利水渗湿，健脾补中泻热。我们认为阳痿多有精神因素作用，治疗时在补命门火中还要佐以养心，方可收到良效。关于精瘀证，主要责治于肾阴虚，相火妄动或肝气郁闭，络道不通，治疗亦用基本方加减，肝火者加丹参、郁金、丹皮以清热解郁泻火；肝虚者加白术以健脾；阴虚火旺者仍守知柏地黄汤义治疗。

李广文（山东中医学院附院）：男性不育症常见的病因有生殖器官发育异常，性机能障碍，精液异常三大类。

1. 机能异常的治疗：①补肾医痿汤治疗阳痿：药物组成：阳起石30g，仙灵脾15g，肉苁蓉、何首乌各15g，巴戟天、胡芦巴、菟丝子、枸杞子、五味子、山萸肉各9g，仙茅6g，山羊睾丸一对为引，水煎服。方中阳起石、巴戟天、胡芦巴、仙灵脾、仙茅、肉苁蓉、续断、菟丝子温肾壮阳；配枸杞子、五味子、何首乌、山萸肉滋肾填精；羊睾丸为血肉有情之品，以脏补脏，取其同类相求之义。若阳虚甚者加附子、肉桂各6～9g；纳呆食少、腹胀便溏者加砂仁6g，陈皮、茯苓各9g；失眠多梦者加炒枣仁15g，合欢花9g；②玉茎涌泉饮治疗不射精症。药物组成：阳起石30g，巴戟天、胡芦巴、仙茅、菟丝子、泽泻各9g，仙灵脾、续断、牛膝各15g，当归12g，黄芪30g，山羊睾丸一对为引，水煎服。方中巴戟天、阳起石、胡芦巴、仙灵脾、仙茅温肾壮阳鼓动精室；川断、菟丝子阴阳双补，益肾填精；黄芪、当归补气血而生精；泽泻、牛膝引精下行；羊睾丸以脏补脏、使肾充精足。不射精患者多有遗精现象（不能误作遗精），若遗精量少者，加何首乌、枸杞子滋肾填精；阴茎不温欠坚者加附子、肉桂、海狗肾各6g、以增温肾壮阳之力。属阴虚火旺，热灼肾阴者临床少见，治宜滋阴泻火。方用知柏地黄汤加女贞子、夏枯草、生甘草水煎服。待阴虚火旺征象消除后，再改用玉茎涌泉饮常可见效；③壮阳汤治遗精早泄，笔者采用内服知柏地黄汤合金锁固精丸，外用壮阳汤治疗取得良好疗效。壮阳汤组成：蛇床子、地骨皮各等份、煎汤熏洗阴茎。

2. 精液异常治疗：①生精种玉汤治疗精子稀少艰嗣。药物组成：仙灵脾、川续断各15g，何首乌、当归各12g，黄芪30g，菟丝子、枸杞子、车前子、覆盆子、五味子、桑椹子各

9g。方中仙灵脾续断、菟丝子温肾壮阳，鼓动肾气，以提高生精功能；何首乌、枸杞子、桑椹子补肝肾之阴，为生精血提供物质基础；覆盆子、五味子固肾涩精，有养精蓄锐之意；用车前子以泻肾中虚火，亦防助阳生热之弊；黄芪益气；当归补血使气血充足而精易生发。肾气充足，体健精生。②液化汤治精液不液化。药物组成：丹参30g，知母、黄柏、生地黄、熟地黄、丹皮、赤芍药、白芍药、天门冬、天花粉、车前子、茯苓各9g，连翘12g，仙灵脾12~15g，生甘草6g，水煎服。方中知母、黄柏、生熟地滋阴泻火；丹参、丹皮、赤芍清热活血祛瘀；天门冬、天花粉增液生津；仙灵脾助阳以温化，并防寒凉之冰伏；连翘、生甘草泻火解毒、茯苓、车前子导利下行；知母、黄柏可降低性欲；仙灵脾增强性欲；临床可根据性欲高低之不同调节二者比例。③治疗死精若是生殖道炎症者方用死精1号：丹参、川续断、金银花、各30g，生地、蒲公英各15g，当归12g，知母、黄柏、赤白芍各9g，生甘草6g，水煎服。方中生地、白芍、知母、黄柏滋阴泻火；丹参、赤芍、当归养血活血化瘀；金银花、蒲公英、生甘草清热解毒；川续断补益肝肾，经药理研究证实，此方有较强的杀菌抑菌作用，可使前列腺炎和精囊炎迅速消散。若是无炎症病史，或性欲低下，阳痿、或有营养状态欠佳等，治宜补肾壮阳，佐以补气养血，方用生精种玉汤。

程志清等（浙江中医学院）：笔者从1979年底至今，对30例不射精症患者进行中医辨证治疗，疗效满意、现介绍如下：

本组30例中，29例属原发性功能性不射精症，1例为继发性者；年龄最小27岁，最大47岁，以青壮年居多；病程最短1个月，最长为8年；其中27例有遗精病史，2例有自研史，6例继发阳事不举，2例伴阳强证。

治疗方药：大熟地15g，枸杞子15g，覆盆子15g，桑椹子15g，菟丝子15g，山萸肉9g，五味子6g，水煎服。阴虚火旺减山萸肉加知母、黄柏、生地、龟板、鳖甲；阴虚湿热减山萸肉、五味子，加茯苓、泽泻、车前子、路路通、石菖蒲；阴损及阳加鹿角胶、肉苁蓉、补骨脂、韭子、阳起石；肾虚肝郁加柴胡、郁金、香附、王不留行、仙灵脾、肉苁蓉。本组以 40 日为 1 个疗程，每日 1 剂，分早晚各服 1 次，（晚间以临睡前服为佳）。1 疗程后，疗效不显者，可续服 1 疗程。

治疗结果：30 例中肾精亏损 3 例，治愈 3 例；阴虚火旺 16 例，治愈 15 例，无效 1 例；阴虚湿热 3 例，治愈 2 例，无效 1 例；阴损及阳 3 例，治愈 3 例；肾虚肝郁 5 例，治愈 2 例，无效 3 例，可见阴虚火旺易治，肾虚肝郁疗效欠佳。服药最少者 5 剂，最多者 80 剂，平均服药 40 剂，总有效率为 83.3%。

常效仁（长岭县中医院）：王某，男，25 岁，1984 年 2 月 15 日初诊。

婚后 3 年未曾有子，平素性情急躁，情绪苦闷，性交时阴茎不勃。兼见胁肋胀痛，腰酸膝软，形寒肢冷，胃胀纳呆，面色晦暗少华，舌淡苔白，脉弦细。因怒气伤肝，肝郁气滞，乃厥阴经病也。试用疏肝理气、补肾壮阳法。方用逍遥散加减，药用：柴胡 10g，白芍 20g，当归 15g，茯苓 15g，白术 15g，薄荷 5g，淫羊藿 30g，炙甘草 7.5g，水煎服，日 1 剂。连服 6 剂，阴茎能勃起，但勃而不坚，胁肋胀痛已失，食增胃舒，守原方继服 4 剂，竟获痊愈。后其妻生一女婴。

王至中等（白求恩医科大学第二临床学院）：我们用白山雄栓治疗 120 例阳痿患者，取得较好的疗效，介绍如下：

本组 120 例，年龄在 22～65 岁之间，其中 22～50 岁 87 例，51～65 岁 33 例；病程 1～3 年的 93 例，4～5 年的 23 例，5 年以上的 4 例。

处方及制剂：人参皂苷、鹿茸提取物、淫羊藿浸膏、水蛭浸膏等，用现代工艺制成栓剂。

治疗结果：120 例中，显效 39 例、占 32.5%，有效 64

例，占 53.3%，无效 17 例，占 14.2%，总有效率为 85.8%。

本药对局部明显刺激作用，可加重黏膜充血、溃疡及炎症、再则本药性偏温热，因此，糖尿病、前列腺炎、结肠炎及痔疮患者伴有阳痿者、不适用长白雄栓治疗。

张志英（四平市中西医结合医院）：笔者自 1987 年 1 月至 1988 年 6 月，采用自拟生精汤治疗男子精子减少不育症 220 例，均获满意疗效，现报告如下：

本组 220 例，均系 23～33 岁的已婚男性青壮年。婚后 5～6 年不育者 30 例，4 年不育者 50 例，3 年不育者 120 例，2 年不育者 20 例。

生精汤组成：熟地 40g，山萸肉 20g，淫羊藿 30g，山药 20g，泽泻 15g，茯苓 15g，丹皮 15g，覆盆子 25g，车前子 15g，枸杞子 25g，菟丝子 25g，五味子 20g，龟板胶 15g，鹿角胶 15g，日 1 剂，早晚水煎服。精子数目减少，多责之于肾阴不足，可选加肉苁蓉、何首乌、女贞子、旱莲草；精液清稀者多责之于肾气不足，可选加党参、韭子、附子、肉桂、巴戟天、鹿茸；精液中有红脓细胞或脓细胞者，多为阴虚火旺，或兼湿热下注，可选加小蓟、炒蒲黄、知母、黄柏、金银花。

治疗结果：本组 220 例中，服药 20～50 剂，平均 32 剂，治愈 86 例，占 39.1%；有效 112 例，占 50.9%；无效 22 例，占 10%，总有效率为 90%。

金维新（山东中医学院附属医院）：精液不液化是导致男性不育症的常见原因之一，据统计约占男性不育病因的 2.51%～42.65%，精液不液化的中医辨证论治，介绍如下：

肾阴虚，滋阴降火法，方用液化汤：知母、黄柏、生地、熟地、赤芍、白芍、玄参、枸杞子、花粉、丹参、仙灵脾、麦冬、车前草、竹叶。还可用液化Ⅱ号（山东中医学院附院李广文）：知母、黄柏、生地、熟地、赤芍、白芍、丹参、仙灵脾丹皮、车前子、银花、生甘草。亦可用知柏地黄汤加减。

肾阳虚，填精益气、温肾散寒法，方用生精汤加巴戟天、吴茱萸、小茴香、乌药、山茱肉、制附子等（作者经验方）。
还可用巴戟二仙汤（河南洛阳市第一医院秦月好）：巴戟天，
仙茅，仙灵脾，熟地，王不留行，蜈蚣，桂枝，甘草。亦可用
少腹逐瘀汤加减。

　　肾阴阳俱虚，滋肾填精、滋阴降火法，方用液化生精汤
（笔者经验方）：丹皮，地骨皮，赤芍，白芍，生地，麦冬，
玄参，生牡蛎，枸杞子，丹参，山茱肉，银花，连翘，制黄
精，竹叶，茯苓，仙灵脾。还可用育精汤（杭州不孕不育医
院鲍严钟）：制首乌，韭菜子，当归，熟地，菟丝子，覆盆
子，仙灵脾，川牛膝。

　　湿热证候，治宜清热利湿、滋阴降火，方用生精汤加丹
皮，丹参，赤芍，银花，知母，黄柏，生地，萆薢（笔者经
验方）。还可用萆薢分清饮加减或龙胆泻肝汤合知柏地黄汤
加减。

　　痰湿证候，治宜健脾化湿、祛痰通窍，方用苍术导痰汤加
减：苍术，陈皮，茯苓，白术，党参，法半夏，附片，枳实，
车前子，泽泻，路路通，穿山甲。

李振川（长沙炮兵学院卫生科）：李某，男，28 岁，已
婚，1986 年 3 月 3 日初诊。

　　该患患阳痿半年余，现证阴器萎弱不举，房室不能，且伴
早泄、盗汗、便干、溲微黄，舌淡苔白，边有齿印，脉沉弦、
尺部弱。病系阳痿，证属肾阴不足、命门火衰、肝气郁结。治
宜滋肾固精、壮阳兴欲、疏肝解郁。方用自拟滋阴壮阳汤加
味：熟地 10g，山药 10g，山茱肉 10g，茯苓 10g，枸杞子 15g，
菟丝子 15g，麦冬 10g，补骨脂 10g，仙茅 6g，仙灵脾 15g，肉
苁蓉 10g，巴戟天 10g，阳起石 10g，锁阳 10g，金樱子 15g，
柴胡 10g，5 剂水煎服，每日 1 剂，5 日后二诊，诉晨起间阴
茎勃起，但不坚，效不更方，继服 5 剂。三诊时原方加女贞子
10g，旱莲草 15g，再服 20 剂，1 个月后来诊，诉阴茎可随意
勃起且坚，精神舒畅，巩固服药，以善其后，随访数月，房事

已遂。

【按】凡夫妇同居2年以上，未避孕因男方因素而不受孕者，称为男性不育症，通称男性不育症。《千金方》将不孕、不育统称为"无子"。其实不孕是精子与卵子不能正常结合，而不育症是精卵可以结合，但孕卵着床后胚胎或胎儿发育异常。故《褚氏遗书》论生殖生理有："交而不孕，孕而不育，育而子脆不寿"的记载。说明不孕与不育是完全不同的概念，不可混淆。

无子的原因，《秘本种子金丹》云："疾病之关于胎孕者，男子则在精，女子则在血，无非不足而然。男子之不足则有精滑、精清、精冷，或临事不坚，或流而不射，或梦遗频频，或小便淋涩，或好女色以致阴虚，阴虚腰肾痛愈，或好男风以致阳极，阳极则亢而亡阴，或过于强固，强固则胜败不洽，或素患阴疝，阴疝则脾肾乖离。此外，或以阳衰，阳衰则多寒；或以阴虚，阴虚则多热。皆男子之病，不得尽诿之妇人也"。在前贤论述的基础上，结合现代临床，男子无子之病因，可分为三大类：一为性机能异常，包括阳痿、早泄、遗精、不射精；二为精液异常，包括无精子、精子稀少、精液量少、死精子过多及精液不液化；三为先天或后天性生殖器官器质性病变，如睾丸发育不全、隐睾、输精管阻塞、尿道下裂等。此外，精神因素、身体健康状况、性生活过少或过频，皆可影响受孕。

肾藏精，主生殖。男子无子，肾虚为多。故温肾助阳，滋肾养阴为治疗无子之大法。临证更应注意阴中求阳，阳中求阴。治疗肾阳虚者，在温肾助阳药中酌加滋阴之品，俾阳得阴助则生化无穷；治肾阴虚者，在滋肾养阴药中，佐以温阳之味，冀阴得阳升而泉源不竭。同时要注意兼证的处理，如兼气虚者，加补气之药，兼血虚者，添养血之品，兼湿热者，佐以清热利湿之属。大法不离补肾，用药多从六味地黄汤化裁，或加桂附，或加知柏，灵活施之。历览古籍及近贤经验，设方颇多，如男子精少艰嗣，治以固本丸、八仙长寿丸，或用五子衍宗丸，或用生精汤；不射精者，补气助阳，方用玉茎涌泉饮；男子瘦弱艰嗣无比山药丸；精薄艰嗣梦熊丸；精寒艰嗣毓麟珠；精清艰嗣固本健阳丹；精滑艰嗣种子丹；阳痿艰嗣赞育丸，或补肾医萎汤；鸡精早泄艰嗣壮阳汤，或金锁固精丸；虚寒艰嗣还少丹；火盛艰嗣精不液化者，治以滋阴降火，方用补阴丸，或知柏地黄汤。良方甚夥，全凭辨证之精；加减化裁，唯求切中病情。一经之病易治，而疾在别经、久病及肾，或数病而致无子者难疗。医者非有巧思、慧眼、匠心则难见功。故成方活用则灵，活方执滞则谬。

预防与调护亦不可忽视。万全云："一曰修德，以积其庥；二曰寡欲，以全其真；三曰择配，以昌其后；四曰调元，以却其疾；五曰协期，以会其神。遵而行之，有子之道也"。不唯倡明聚精养性梦熊之道，亦为健身优生之指南。否则，维持药力，耗伤元精，炼石补天，岂有济乎。

王耀廷（长春中医学院）

女性不孕症证治

李广文（山东中医学院）：笔者自从 1979 年以来，对排卵障碍性不孕和输卵管阻塞性不孕分别采用自拟石英毓麟汤和通任种子汤治疗。①石英毓麟汤治疗排卵障碍性不孕症。药物组成：紫石英 15～30g，川断、川牛膝、仙灵脾、当归各 12～15g，香附、枸杞子、菟丝子、赤芍、白芍、丹皮各 9g，桂心、川芎各 6g，花椒 1～5g，水煎服。方中紫石英为第一要药，用以温肾补肝；仙灵脾补肾壮阳；川椒专入督脉温肾补火；菟丝子、续断补肝肾、双顾阴阳；枸杞子补肾养肝而生精血；当归、白芍补血养阴、调经脉，配丹皮凉血活血消瘀；且制约热药之燥性，伍牛膝活血通经，专功于下。诸药合用共奏温肾养肝、调经助孕之效。近几年来，我治疗本证 100 余例，其中 10 年以上病史者 2 例。②通任种子汤治输卵管阻塞性不孕。药物组成：丹参 30g，香附、赤芍、白芍、桃仁、红花、络石藤各 9g，当归、连翘各 12g，川芎、小茴香、炙甘草各 6g，水煎服。方中丹参、桃仁、红花、赤芍活血祛瘀、消炎止痛；当归活血而补血；川芎活血行气；加香附使气行血行，更加增强活血祛瘀之功；白芍补血敛阴、缓急止痛；连翘清热解毒散结、促使炎症消散；小茴香入肝经理气止痛；络石藤通络、活血，消肿止痛；炙甘草既可缓急止痛，又可清热解毒，诸药合用共奏活血祛瘀、消肿止痛之效。使阻塞之输卵管道复通而孕。若小腹痛重者加延胡索、生蒲黄各 9g；腹有包块者加三棱、莪术各 9g；腹胀者加木香、陈皮各 9g。

　　女性不育亦有原发与继发之分。最常见的就是习惯性流产（即滑胎），早产，死产。笔者以补肾固胎方加减治疗习惯性流产及先兆流产效果满意。药物组成：续断 30g，桑寄生、炒杜仲各 12g，阿胶珠（烊化）、菟丝子、生黄芩、生白术、香附子、广陈皮、紫苏梗、苎麻根各9g，砂仁6g，水煎服。气虚者加党参黄芪各30g，血热者加生地30g。该方由寿胎丸加味而成，方中续断、杜仲、菟丝子补肝肾，强腰膝，固冲安胎；桑寄生、阿胶养血养胎；生黄芩，苎麻根清热止血安胎；白术补脾益气安胎；砂仁、苏梗、香附、陈皮理气安胎。

祝实（大连市友谊医院中医科）：大连市名老中医贲子明主任医师，自1978年~1985年间治疗不孕症500例，除外165例器质性病变，余335例中已孕育286例，总孕育率为85％，现将其辨证论治报告如下：

本组335例中，年龄30岁以下者244例，31~35岁者76例，36岁以上者15例。不孕年限3~5年者241例，6~10年者88例，11年以上者6例。

常用方药：胞宫实热者，用知柏清热汤加减：当归15g，川芎15g，白芍15g，生地15g，知母15g，黄柏15g，木香15g，黄芩15g，甘草7.5g。胞宫虚热者用养阴种玉汤加味：熟地30g，山萸肉20g，当归20g，酒芍20g，地骨皮15g，青蒿15g，甘草10g。

胞宫寒实者，用吴茱萸汤加味：当归15g，肉桂15g，吴茱萸10g，丹皮15g，半夏10g，麦冬15g，防风10g，细辛5g，藁本10g，干姜10g，茯苓15g，木香15g，炙甘草10g。胞宫虚寒者用温肾毓麟汤：巴戟20g，覆盆子25g，山药25g，焦术50g，人参15g，神曲15g。

心脾气伤，用归脾汤加减：人参15g，黄芪25g，桂圆肉15g，焦术30g，茯苓15g，木香15g，当归15g，炒枣仁25g，远志15g，朱砂3g（冲）。偏心血虚者，用熟地30g，山萸肉20g，炒杜仲15g，川断15g，当归20g，肉苁蓉15g，枸杞子15g，黄芪25g，炙甘草15g。

痰湿阻遏，偏实痰多者，用二陈汤加味：陈皮15g，茯苓15g，半夏15g，枳实15g，炙甘草15g，生姜5片。偏虚而痰少者，用加味补中益气汤：人参15g，黄芪25g，焦术50g，当归15g，柴胡 10g，升麻 7.5g，半夏 15g，陈皮 15g，茯苓 25g，炙甘草 15g。白带偏多者，用加味异功散：党参 40g，焦术 50g，茯苓 25g，陈皮 15g，山药 15g，薏苡仁 40g，扁豆 15g，炙甘草 15g。

肝郁者，用开郁种子汤加减，当归 15g，焦术 30g，酒芍 50g，茯苓 15g，丹皮 15g，香附 15g，花粉 15g，青皮 15g。经行胀甚，气滞血瘀者用加味乌药散化裁：乌药 15g，香附 15g，木香 10g，延胡索 15g，青皮 25g，益母草 25g，当归 15g，川芎 15g，白芍 20g，肉桂 10g，生姜 5 片。

肾阴虚损、偏阴虚兼气滞，用加味六味地黄汤；熟地，生地各 20g，山萸肉 20g，丹皮 15g，泽泻 15g，茯苓 15g，生山药 25g，香附 20g。偏阳虚者，用熟地 25g，枸杞子 25g，当归 15g，川芎 15g，仙灵脾 15g，山萸肉 15g，丹皮 15g，泽泻 15g，菟丝子 15g，炒杜仲 15g，牛膝 15g，附子 10g，肉桂 10g。

瘀血者，用少逐瘀汤加味：当归 15g，川芎 15g，生蒲黄 15g，五灵脂 15g，延胡索 15g，赤芍 15g，炒杜仲 15g，官桂 5g，茴香 3g，干姜 3g，苏梗 15g。

朱世增（吉林市羊毛衫厂卫生所）：一患姓孙，女，39 岁，1983 年 2 月初诊。

该女婚后 10 年未孕。月经 14 岁初潮，经讯正常，近十年经期不准，经前乳房胀痛，经色淡红，量少。诊时面色无华，情志忧郁，时有腹胀，少腹掣痛，经期加重。肢乏无力，两胁作胀，夜寐多梦易醒，舌质红，苔薄，脉弦细。诊为不孕症，证属肝郁血虚，拟四逆汤合四物汤加味：甘草 10g，柴胡 15g，枳实 20g，白芍 15g，当归 20g，熟地 20g，川芎 15g，赤芍 10g，陈皮 15g，益母草 10g，水煎服。日 1 剂。服药 12 剂后，经讯正常，睡眠稍安。效不更方，连服此方 3 个月余，于 1986 年 6 月受孕，后生一女孩。

【按】不孕症并不是一个独立的疾病，而是许多疾病引起的后果。临床常见肝气郁结、气滞血瘀、肾虚胞寒、痰湿内阻四大类。肾为精血之源头。男女媾精，阳施阴化，全赖乎肾。故治疗各类不孕症多离不开入奇经、补肾气的药物。《千金方》之紫石英天门冬圆、本选中之石英毓麟汤，皆以去风冷，温肾暖胞之紫石英为君，临床用之，颇有效验。若肾精亏损者，治宜温润填精，不可过用燥热之剂，常选养精种玉汤、毓麟珠加阿胶、紫河车等血肉有情之品。肾气虚弱，屡孕屡堕者，寿胎丸宜常服；精亏血少，胎气不固者，泰山盘石散效佳。

　　婚久不孕，求子心切，常怀伯道无儿之叹。怀抱忧郁，肝气郁结，疏泄失常，冲任失资，益难孕育。故叶天士云："妇人善怀而多郁……肝经一病，则月事不调，艰于生育"。薛立斋云："妇人不孕、亦有六淫七情之邪伤冲任，或宿疾淹留，传遗脏腑，或子宫虚冷，或气旺血衰，或血中伏热"。肝郁不孕首选开郁种玉汤。肝郁最易化热，而致肝热、胞热不孕，故治疗肝郁不孕在疏肝达郁之中，每多佐以养血清热之品白薇、丹皮、天冬、麦冬皆可选用。

　　输卵管阻塞性不孕，多属气滞血瘀之证。《千金方》荡胞汤、通任种子汤清热解毒，通络散结，久服见功；寒凝血瘀者，少腹逐瘀汤温经散寒，调经种子，屡验不爽。

　　痰湿不孕，多因形体肥胖，痰湿过盛，致月经不调，或过少，或闭止，皆可导致不孕。常选苍附导痰丸、启宫丸，行气豁痰、健脾化湿以调经，经调则可冀育麟。多囊卵巢综合征常表现为肥胖、多毛、闭经、不孕、治疗则应补肾化瘀豁痰兼顾，调经促排卵而赞化育。

　　此外，肝肾同源，肾阴不足，肝木失滋；肝阳偏亢，疏泄太过，亦能妨碍肾之闭藏而致不孕。"子病而母必有顾复之情，肝郁而肾不无缱绻之谊"。故治疗不孕症每宜滋肾疏肝并举。

　　临床所见各类不孕症，都不能忽视心理因素、社会因素的影响，病人多有肝郁见证。故无论何证，皆应酌加当归、芍药、柴胡、香附等疏肝养肝理气之品。前贤云："种子必先调经"，"调经理气为先"，信不诬也。

王耀廷（长春中医学院）

癌症证治

郁增明（吉林省邮电医院）：笔者几年来，用自拟开关饮加味治疗食道癌 10 例，初获疗效，现将完整病例二则报告如下。

杨患，女，42 岁，1970 年 5 月 10 日由医大肿瘤医院介绍来诊。吞咽困难，消瘦 2 个月，经省医大肿瘤医院确诊为食道癌。舌质暗红兼有瘀斑，苔薄腻，脉象细滑，证属气结津凝郁痰成疾，治宜开结化痰、润燥止呕。方药：黄药子 50g，半枝莲 100g，五灵脂 15g，山豆根 50g，硼砂 5g，守宫 3 条，两头尖 10g，硇砂 5g，川贝母 15g，旋覆花 10g，水煎服。早晚各服 1 次，1 日 1 剂。连服 5 剂，入食不呕吐，又服 10 剂，能食 5~6 个饺子。病情较稳定。

古患，男，55 岁，于 1970 年 4 月 5 日因吞咽困难，消瘦 1 个月来诊。经 X 线钡透确诊为食道癌。治宜软坚化结，滋阴润燥。方药：黄药子 50g，半枝莲 100g，五灵脂 15g，白花蛇舌草 50g，守宫 5 条，猫爪草 30g，两头尖 15g，肉苁蓉 100g，硼砂 5g，硇砂 5g，川贝母 25g，诃子 10g，郁金 15g，水煎服。每早晚各服 1 次，1 日 1 剂。连服 10 剂后，诸证消失，继服 10 剂，巩固疗效。半年后，X 线钡透，点片检查，食道未见异常。追踪观察至今，未见多发，正常参加农村劳动。

食道癌发病率占消化系统肿瘤的第二位，进展快，预后不良，倘能早期诊断，早期治疗，方间可奏效。笔者体会治此病应重在滋阴养血、补益脾肾、开郁理气、化痰行瘀。因本证多易伤阴，故不可过服辛燥之品。方中硼、硇砂腐蚀性较大，服用中多配伍川贝母、肉苁蓉等药，并间断使用，多可克服二药之弊。

王本祥（吉林省中医中药研究院）：近年来，一般认为人参皂苷是其抗肿瘤的有效成分。我们的研究证明，人参茎叶皂苷和人参花皂苷也具有抗肿瘤的作用。日本村田等曾观察了人参提取物对癌症患者 101 例的治疗效果，其中胃癌 71 例，胰腺癌 8 例，结肠癌 11 例，乳腺癌 4 例，甲状腺癌 2 例，肉瘤 3 例，其他肿瘤 2 例，连续服用人参提取物 3 个月以上的 43 例病人中 30 例有效，占 69.8%。胃癌 28 例中 23 例有效，肠癌 7 例中 5 例有效。而胰腺癌和肉瘤均无效。肝转移的病例效果更微。多数患者服药 1～2 周后食欲改善，体重增加，临床症状好转，腹水减少，转移灶停止继续增大。大部分病人的血象改善，红细胞和血红蛋白升高，给药前白细胞减少者，可使白细胞及淋巴细胞增加并能防止抗癌药引起的白细胞数下降。此外病人的免疫功能得到改善。又有人报道用人参片治疗肝癌、淋巴瘤、鼻咽癌、宫颈癌等肿瘤患者 10 人，另一组 10 人不服人参片为对照组，与此同时两组病人均给予常规抗癌药或放射治疗。结果表明，服药组症状改善 16 例次，恶化为 1 例次，对照组症状改善 6 例次，恶化为 7 例次。两次差异极为显著。除外治疗组病人白细胞升高，血压升高，肿块缩小，体重增加，血小板增加。

魏品康（第二军医大学长征医院）：我们采用中西医结合的方法治疗晚期肿瘤 31 例，取得一定疗效。本组 31 例中 31～39 岁 5 例，40～49 岁 4 例，50～59 岁 8 例，60～69 岁 9 例，70～80 岁 5 例，男 18 例、女 13 例。胃癌 7 例，肝癌 3 例，结肠癌 3 例，直肠癌 3 例，肺癌 7 例，食道癌 3 例，膀胱癌 2 例，乳腺癌 2 例，鼻咽癌 1 例。以上各类癌症均经实验室检验证实，属广泛转移病例。基本方用药有菝葜 90g，生半夏 15g，生南星 15g，黄芪 30g，炒楂曲各 30g，水煎服。肺癌加守宫 9g，脱力草 30g，七叶一枝花 30g；肝癌加八月札 30g，人工牛黄；胃癌加地鳖虫 9g；结肠癌加白术 60g，半枝莲 60g，直肠癌加苦参 15g，白花蛇舌草 30g；膀胱癌加石韦 30g，三棱 15g，莪术 15g；鼻咽癌加石上柏 60g，辛夷 9g。中成药选用六应丸，猴菇菌片。扶正针剂：生脉注射液 4ml，每日 1 次、肌肉注射，3 个月 1 个疗程。黄芪注射液 4ml，每日 1 次，肌肉注射，3 个月 1 个疗程。两种针剂使用不可同用。治疗结果显效 9 例，近期控制 18 例，无效 4 例。方中用菝葜、生南星、生半夏、蛇舌草、七叶一枝花等化痰祛湿、破瘀散结、清热解毒之药以祛邪，根据不同情况可选用人参、黄芪等补益之品以扶正，在治疗开始阶段，主要以祛邪为主，治疗可有进展，渐增扶正之药，病情稳定阶段，则扶正与祛邪并举。在治标中如出血加大黄、大小蓟、仙鹤草；胁痛加八月扎；发烧选龙葵、石膏；疼痛加罂粟壳，重用半夏、南星等。其中大黄、大小蓟、八月札等都具有抗肿瘤作用。还有方中沙参、白人参、太子参、二冬、炒楂曲等药以益气生津、润燥和胃，缓解化疗药物燥热伐胃的副作用。

刘浩江（南通市肿瘤医院）：肿瘤病人的饮食疗法，必须根据其寒热温凉之异，辨证选用。寒者热之，阳气衰少者可选用甘温辛热之品，如羊肉、鲫鱼、黄鳝、海虾；蔬菜可用南瓜、胡椒。热者寒之，有热者可用河蚌、田螺。瓜类中可用西瓜、香瓜、柿子；蔬菜可选用芥菜、荠菜、绿豆芽、黄瓜。坚者消之，肿块坚硬如石可用鳖、龟、蟹、蛤蜊、海蜇、海带、紫菜、芋头、豆腐。客者除之，有外感者可选用葱、大蒜、生姜（风寒感冒）；桑叶、菊花、薄荷（风热感冒）。结者散之，有郁结症状可用韭菜、大头菜、萝卜、锅巴，果品中可选用橘子、山楂。留者攻之，便秘腹胀有腹水可选用菠菜、芝麻、蜂蜜、冬瓜、赤小豆、竹笋、薏苡仁、鲤鱼、黑鱼。燥者濡之，发热津亏可用梨、甘蔗、番茄。急者缓之，有疼痛者可用金针菜、卷心菜、丝瓜、茄子、葡萄。散者收之，有泄泻可食山药、扁豆、莲子、茶叶、荠菜、藕、花生、黑木耳。损者益之，手术、放疗、化疗后可用鸡、鸭、鹅、瘦猪肉、鸡蛋、带鱼、牛乳、白木耳、海参、蘑菇、香蕉、桑椹子、大枣等。

对于恶性肿瘤高热还可以用白虎汤治疗，我常用仲景白虎汤治疗恶性肿瘤的高热症，疗效满意。

热邪犯肺、热盛伤津，治宜清泄里热、益气养阴，方用石膏100g，知母10g，甘草10g，沙参10g，麦冬30g，大黄10g，水煎服。

热邪内蕴与瘀血相搏，治宜清泄热邪、活血化瘀，方用石膏100g，知母10g，甘草10g，桃仁10g，丹皮15g，赤芍30g，紫草15g，水煎服。

气血双亏、热邪犯肺，治宜清热润肺、益气养阴，方用石膏60g，甘草、杏仁、沙参各10g，生地、元参、麦冬、黄芪、丹参、大枣各30g，水煎服。

阴亏高热，治宜生津清热，方用石膏150g，知母、甘草、石斛、蔓荆子、菊花各10g生地、元参、麦冬、双花30g、竹叶30片，水煎服。

邪气入里、热毒内蕴，治宜清热解毒，方用石膏100g，知母、丹皮、甘草、连翘、黄芩、黄连各10g，银花、公英、赤芍各30g，地丁15g，炙大黄5g，水煎服。

罗普树（空军北京医院）：一患赵，男，47岁，保定铁路工人。患者于1978年6月，不明诱因出现进餐时胸前区不适，伴有阵发性烧灼样疼痛，1月后症状加重，并出现饮水后呛咳，形体消瘦，体重由80kg降至73kg。1978年8月于某医院行钡餐透视，诊断为食道癌合并食道气管瘘，不宜放疗，故于1978年8月27日来院治疗。除以上症状外，舌暗、苔白腻，脉沉细而滑，证属脾虚湿困、痰气交结，治宜健脾利湿、破气化痰。药用：生薏苡仁30g，茯苓20g，猪苓20g，生半夏6g，生南星6g，三棱20g，莪术20g，姜黄12g，浙贝母20g，砂仁6g，白花蛇舌草30g，半枝莲30g，土鳖虫12g，全蝎6g，水煎服。每日1剂，早晚分服。二诊：浮肿渐消，余症同前，前方去猪苓、茯苓、姜黄，加黄药子20g，山慈菇30g，延胡索12g，继服。三诊：胸前区疼痛减轻，吞咽时疼痛亦减，舌脉同前，治以破气散结、扶正祛邪，药用：三棱20g，莪术20g，

黄药子 15g，硼砂 10g，硇砂 6g，火硝 6g，全蝎 6g，蜈蚣 4
条，黄芪 20g，女贞子 30g，炙山甲 10g，太子参 30g，白花蛇
舌草 30g，半枝莲 30g，土鳖虫 10g，水煎隔日服 1 剂，早晚分
服。1979 年 1 月 21 日再诊。症状消失，能进食，体重增加到
78kg，再进行食道钡餐示：上段狭窄，管壁光滑。处方：三棱
30g，莪术 30g，黄药子 30g，生川乌 10g，生草乌 10g，砂仁
10g，硇砂 10g，硼砂 10g，火硝 10g，青黛 6g，松香 12g，全
蝎 10g，蜈蚣 5 条，斑蝥 4g，甘草 6g，共为细末，蜜丸 6g 重，
每服 2 丸，日服 2 次，温开水送服。服上药 1 周后改服益气解
毒汤（黄芪 30g，大枣 20 枚，绿豆 30g）3 天。两药交替服用
半年，钡餐透视示：食道已无异常。1982 年 2 月因母亲病故，
悲伤过度，旧病复发，于 7 月死亡。

周宝琴（大连市中医院）：乳腺癌，中医学称之为乳岩。
笔者几年来对本病进行辨证论治，将体会介绍如下：

肝气郁结，治宜疏肝理气、通络散结，药用香附、郁金、
青皮、柴胡、红花、半枝莲、白花蛇舌草、王不留行等。

冲任不调，治宜补益气血、调摄冲任，药用仙茅、仙灵
脾、当归、青皮、香附、夏枯草、白花蛇舌草等。

毒热蕴结，宜清热解毒、活血化瘀，药用白花蛇舌草、夏
枯草、当归、莪术、赤芍、半枝莲、蟾酥、草河车等。

阴虚毒热，治以滋阴清热、祛腐生肌，药用生地、百合、
人参、紫河车、仙鹤草、黄芪、阿胶、三七粉、枸杞子等。

一患者姓曲，女，43 岁，1977 年 1 月 20 日初诊。证属肝
气郁结，处方：香附 15g，郁金 15g，青皮 15g，柴胡 10g，桃
仁 7.5g，红花 7.5g，王不留行 25g，半枝莲 30g，白花蛇舌草
50g，服药 18 剂，行手术治疗，手术后继续用上方加麝香配成
丸药，服 3 个月，追访至今健在。

一患者姓张，女，62 岁，1977 年 6 月 28 日初诊。证属阴
虚毒热，处方：人参 25g，黄芪 50g，紫河车粉 5g，生地 25g，
百合 25g，白花蛇舌草 50g，半枝莲 50g，仙鹤草 50g，三七末

5g（冲服），阿胶20g（烊化冲服）。外用黄连、大黄炭、地榆炭各15g共为细末，香油调敷患处，以祛腐生肌，经内外合治2个月，逐渐恢复，病情发展缓慢，从而延长患者的存活期。

黄保元（湖南中医学院）：治疗肺癌基本方是以半枝莲、白毛藤、沙参、地龙、紫地丁、干蟾皮、生半夏、生甘草、酒芩、肺形草、蚤休、海浮石、杏仁、昆布、生薏苡仁、全瓜蒌，为基本方。用此方治疗中晚期肺癌31例，其中存活期1年以内者12例，1~2年5例，2~3年6例，3~4年4例，继续生存治疗2、3、4、5年以上各1例。有选用白花蛇舌草、鱼腥草、半枝莲、九节兰等，用此方治疗晚期肺癌18例，获满意疗效。有以人参清肺汤治疗肺癌16例、其有效率为40%。有北沙参、黄芩、鱼腥草、仙鹤草、贝母、当归、苦杏仁、前胡、天冬、麦冬、橘红等组成清肺抗癌汤治疗肺癌16例、肿块消失4例、有效7例、存活5年以上的2例、2年的2例、1年的3例。有选用白花蛇舌草、全瓜蒌、板蓝根、生药米、银花、夏枯草、山豆根为基本方，同服抗癌散（紫草根、人工牛黄、七叶一枝花、前胡）配合化疗、放疗治疗10例，治愈7例，好转2例。有以北沙参、麦冬、石斛、半枝莲、白花蛇舌草、草河车等，治疗58例，有效34例，有效率为58.62%。有用蜂房、望江南、白毛藤、夏枯草、鱼腥草为抗癌基本方治疗肺癌的，亦收得较好疗效。

肺癌患者中阴虚肺热证候占60%~65%，故用养阴清肺、滋阴生津法，常用药有南北沙参、天冬、麦冬、生地、玄参、石斛、百合、百部、鳖甲、玉竹、天花粉、白芍、枸杞子等。益气养阴或气阴双补法常用药物有黄芪、党参、人参、太子参、北沙参、麦冬、天冬、鳖甲、百合等。益气健脾法常用药物有黄芪、党参、人参、苍术、白术、茯苓、扁豆、淮山药、半夏、薏苡仁、砂仁、神曲等。滋阴补血法常用药有熟地、当归、白芍、首乌、枸杞、阿胶、龟板胶、紫河车、鸡血藤、花生衣、桂圆肉、红枣等。温阳滋阴法常用药有仙茅、仙灵脾、肉苁蓉、肉桂、巴戟、菟丝子、锁阳、冬虫夏草、补骨脂、北沙参、天冬、生地、玄参、黄精、熟地、山萸肉、龟板等。软坚散结法常用药物有半夏、胆南星、夏枯草、生牡蛎、鳖甲、昆布、海藻、山慈菇、漏芦、瓜蒌、贝母、前胡、生蛤壳、鱼腥草、猫爪草、黄药子等。活血化瘀法常用药有三棱、莪术、五灵脂、丹参、赤芍、血竭、丹皮、降香、红花、桃仁、延胡索、八月札、王不留行、石见穿、大黄䗪虫丸等。清热解毒法常用鱼腥草、野荞麦根、重楼、黄芩、半枝莲、半边莲、龙葵、干蟾皮、蒲公英、夏枯草、九节茶、银花、连翘、紫地丁、白毛藤等。

发热常用药有石膏、寒水石、银花、连翘、川连、黄芩、鱼腥草、野菊花、千里光、韩信草、鸭跖草、竹叶、牛黄、丹皮、地骨皮、银柴胡、青蒿、银翘散、黄连解毒汤、清瘟败毒饮、青蒿鳖甲汤等。

咳血常用药有白茅根、茜草根、侧柏炭、藕节炭、血余炭、生地炭、陈棕炭、牛膝炭、旱莲草、仙鹤草、紫珠草、榈木花、人中白、炒蒲黄、参三七、黛蛤散、桑杏汤、百合固金汤、生脉散等。

胸水常用药有葶苈子、龙葵、薏苡仁、猫爪草、赤小豆、石韦、茯苓、白鲜皮、控涎丹、全蛇注射液。

胸痛常用药有五灵脂、丹参、赤芍、茜草、玄胡、乳香、没药、凌霄花、三七、苏木、两面针、望江南、忍冬藤、丹皮、单叶钱线莲、丝瓜络、瓜蒌皮、徐长卿、全蝎、蜈蚣、失笑散、桃红四物汤等。

用五倍子、山慈菇、大戟、七叶一枝花、洋金花、雄黄、朱砂等粉剂吸入法治疗肺癌25例，有效率为80%（观察1个月）。用龙蓟合剂（龙葵、臭牡丹、大蓟根）治疗晚期肺癌27例，显效2例、有效17例。用喜树碱、蟾酥、斑蝥剂治疗肺癌获得较好疗效。用毛茛水蒸馏液静脉注射治疗肺癌33例，近期治愈4例，显效3例，有效6例。

治疗肺癌常用穴有肺俞、心俞、尺泽、曲池等。

凌耀星（上海中医学院）：癌症中医药治疗，同样需要辨证论治。其关键是调整机体本身的阴阳偏盛偏衰——尤其是偏衰方面，以提高正气、战胜邪气；祛除和克利气血痰火等搏结之邪，以维护正气。日本人用人参中一种蛋白质合成促进因子，给43例恶性肿瘤病人连服3个月以上30例有效。有人用补中益气汤进行抗癌实验，结果显示：局部瘤结纵横两径乘积比对照组显著缩小。辽宁中医学院将莪术醇应用于肿瘤，见肿瘤明显缩小。沈阳医学院附属二院用黄连、黄芩、银花、蒲公英、紫花地丁、川芎、红花、柴胡、瓜蒂做药理实验发现上述诸药均具有提高淋巴细胞转化率的作用。

严仲铠（吉林省中医中药研究院）：吉林省抗肿瘤中草药资源丰富。其中对实验性肿瘤有显著抑制作用的中草药有羊肚菌、亚黑管菌、树舌、茯苓、齿毛芝、云芝、木蹄、猪苓、毛栓菌、侧耳、大马勃、蝙蝠葛、委陵菜、苦参、黄柏、蓖麻、苦苣菜、山慈菇、漆姑草、马蔺子、仙鹤草、斑蝥、蜈蚣、蟾蜍。

在我省植物资源中可提供实验筛选和临床试用的中草药有翼果白蓬草、肾叶白蓬草、箭头白蓬草、展枝白蓬草、石龙芮、回回蒜、匐枝毛茛。茶条槭、色木槭、假色槭、青楷槭、花楷槭。普通蓼、桃叶蓼、水蓼、酸模叶蓼、箭叶蓼、戟叶蓼。皱叶酸模、酸模、东北酸模、洋铁酸模。泽兰、毛泽兰、轮叶泽兰。东北雷公藤。长白瑞香、东北桤木、辽东桤木。东北鼠李、鼠李、乌苏里鼠李。薄叶大黄、唐古特大黄、大黄。苦白蹄、灵芝、硫黄菌、黑管菌、红绿层孔。

孙凌阶（吉林市卫生局）：吉林市郊区医院孙喜亭副主任医师，近年对癌症的治疗有所探讨，有一定建树。现将孙老治疗膀胱癌的经验，简述如下：

孙老治疗8例膀胱癌，均获不同程度的症状缓解。其中5例生存期已超过5年。其常用药有：益气养阴用党参、沙参、玄参、麦冬；燥湿用苦参；除瘀用土大黄；通淋用茅根、滑石；清热散结用三棱、枳实；养血补肾用当归、土大黄、二地、山萸肉。在具体治疗中注重开胃通便，常用枳实、苍术、薏苡仁、党参、大黄、枳实，一般情况下，半月内可获疗效，3个月血尿可基本消失。

孙老常用处方如下：气阴营血俱虚、毒热内蕴、下注膀胱之证，治宜益气养阴，通淋利窍。处方：党参、沙参、玄参、土大黄、苦参、茅根、萹蓄、瞿麦、枳实、芦根、苍术、大黄、生地、熟地、山萸肉，水煎服。其中茅根100g，苍术、枳实、芦根、土大黄每天可用至50g。

脾虚胃弱，肾虚精亏，毒结膀胱，治以通淋解毒，和胃补虚，处方：党参、生地、熟地、枳实、土茯苓、茅根、通草、苦参，苍术、薏苡仁、芦根，水煎服。

毒邪注结膀胱，治宜祛毒散结、通淋利窍之法。处方：土大黄、枳实、三棱、大黄、茅根、通草、萹蓄、瞿麦、苦参、金银花，水煎服。

高震（上海教育学院生物教研室）：1966年，笔者在上海群力草药店调查药用植物，与该店邵光煜医师共同用中草药治疗127例晚期癌患者，后经笔者每年家访1～2次，已经20年。这些病例都是本市著名医院确诊，认为无法治疗，经服草药后，很多人症状缓解，痛苦减轻，延长了生命，有的逐渐痊愈、恢复工作。简介如下：可用有效药用植物有，海金沙治疗膀胱癌；铁树叶治疗子宫癌、乳癌、胃癌；鱼腥草治疗肺、胸部癌、萹蓄治胃、膀胱癌；开金锁治喉癌，红藤治子宫、胃癌；蛇果治子宫、肺癌；黄芪治肠癌；皂角治颅底脊索癌；藤梨治贲门癌；猫人参治贲门癌；半枝莲治各种癌；连钱草治膀胱癌；蜀羊泉治子宫、肺、胸部癌；龙葵治肺癌；玄参治喉癌；黄毛耳草治食道癌；白花蛇舌草治子宫、胃、贲门、回盲部睾丸精原细胞癌；山海罗治肺、胸部癌；半边莲治肝癌；杏香兔儿风治肺、胸部癌；广木香治肠癌；蒲公英治乳癌；慈菇治喉癌；白茅治子宫、肠、贲门、乳、回盲部癌；薏苡仁根治肺癌、荸荠治喉癌；蒟蒻治脑癌、鼻咽癌；七叶一枝花治贲门、喉、膀胱、颅底脊索癌；菝葜治胃癌。用半枝莲治疗84例晚期病各种癌症患者10年家庭访问结果表明：显效癌症类有胃癌、子宫癌、肠癌、乳癌、肝癌、淋巴癌、喉癌；有效类有食道癌、胃癌、子宫癌、肠癌、肺癌、乳癌、膀胱癌、鼻咽癌、甲状脉癌、脑癌。

戴述君（贵阳中医学院第一附院）：周某，女，64岁，已婚，1982年11月14日初诊。经阴道镜检查：宫颈血管形态呈蝌蚪样，上皮表面轮廓猪油样，颜色橘黄色。宫经切片结果：子宫颈鳞状细胞癌。证见：形容憔悴，疲乏无力，精神萎靡，失眠多梦，尿频急，舌淡苔薄，脉细滑数。妇科检查证实了子宫癌。中医诊断子宫岩（气阴两虚、邪毒内陷）。治宜补气益阴、解毒散结法。药用黄芪18g，玄参12g，当归10g，太子参15g，天冬12g，麦冬12g，肉苁蓉12g，火麻仁9g，地榆炭12g，虎杖15g，生地15g，贯众炭12g，白花蛇舌草15g，独脚莲15g，2剂水煎服。每日1剂，共服25剂，身体状况复初而自行停药。

1983年7月23日，因家庭不睦，心情不悦，致阴道流血，又投前方去二冬、肉苁蓉、火麻仁、生地、贯众，加香附12g，郁金10g，莪术12g，猪苓15g，仙鹤草30g，服2剂流血停止，续服10剂，诸症悉停。嘱其续服上方10剂巩固疗效。

1987年12月4日，又因流血服首方11剂、病情大有好转，目前仅有少量粉红色带下流出，遂再拟方：黄芪18g，当归12g，党参15g，天冬12g，半枝莲15g，莪术12g，土茯苓12g，荆芥炭10g，地榆炭12g，仙鹤草30g，益母草15g，补骨脂10g，大枣4枚。随访1年，仍健在。

陆保磊等（河南省温县人民医院）：笔者用六神丸治疗上消化道晚期肿瘤20例，门诊6例，住院14例，男13例，女7例，年龄80~84岁3例，70岁2例，60~69岁6例，50~57

岁9例，贲门癌15例，（其中术后复发者3例），食道癌5例。其中鳞癌5例，腺癌15例。

治疗方法：服用北京同仁堂制药厂生产的六神丸，每次10~15粒，空腹温开水送下，1日4次，服药后卧床休息1小时，7天为1个疗程，连用4个疗程，服药期间停用化疗、放疗。

治疗结果：4个疗程后，临床症状消失者19例，缓解者1例，能进普食者15例，能进流食者20例，上腹部肿块缩小者2例，淋巴结未见缩小者3例。

陆某，男，农民，1987年3月渐感吞咽困难，确诊为贲门癌。呕吐痰涎清水，发病3个月后，开始用上法治疗，4个疗程即能进普食，呕吐消失，吞咽自如。因自行停药，2个月后又出现前期症状，继续服六神丸2个疗程，连服50天，症状全部消失，现存活已1年余。

屈德民（河南省洛阳市一中医院）：柴某，男，58岁，司机，1985年7月29日入院，住院号1175。

1985年3月因发现左下腹肿块，先后到二个市级医院及部队医院做过4次B超检查。均诊为左肾肿瘤。当年4月14日住某部队医院行左肾摘除术，病理报告示：透明细胞癌。6月14日起咳嗽，痰中带血，X线诊断：两肺转移癌，痰涂片检查证实"发现癌细胞"。中医根据临床见证诊断为肺癌，属气血双亏，热毒蕴肺，肺络受伤，用补中益气汤加白花蛇舌草、半枝莲，每日1剂，水煎服，2个月病情无好转。改用沙参麦冬汤加减。沙参30g，麦冬12g，枇杷叶10g，川贝母10g，杏仁10g，百合30g，玉竹10g，半夏10g，天冬12g，生山药25g，炙冬花12g，炙甘草10g，每日1剂，水煎服。服药1个月病情大有好转，经治疗半年，症状基本消失。1986年8月22日胸片证实：右肺第二肋间可见索条状阴影，余无异常。继续住院观察半年，完全恢复健康出院，近踪观察2年余，身体健康。

　　【按】以中医的理法方药为指导，结合现代科学技术，开展对人体各种癌症的防治研究，已成为我国恶性肿瘤预防及治疗学中的一大特色。几十年来，中医药已逐步成为我国肿瘤治疗中的一种常用方法，为广大肿瘤专业防治人员及患者所接受，促进了癌症中医药治愈机理的研究，且为探索病因提供了依据。

　　综合上述医家之论，现代医学诊断的癌症，当属中医"症"、"瘕"、"积"、"聚"之范畴，病因可归纳为外因邪气、邪毒；内因五脏六腑蓄毒、气血运行失常、七情所伤与正气不足，致使机体的阴阳失调、脏腑、经络、气血功能发生障碍，引起气滞、血瘀、痰凝、热毒、湿聚等相互交结造成癌瘤的发生。

　　本证之治，须掌握正邪虚实关系，一般初期者邪实正气未衰，当以攻为主；中期邪伤正气，则宜攻补兼施；后期正气大伤，应在培补气血扶正的基础上，酌加攻瘀散结之剂。观上述诸医之治，虽未脱离此大法，但辨证用药迥异，疗效均验，体现了各位医家较高的学术水平和丰富的临床经验，对启迪后学，定有裨益。

南征（长春中医学院）

奇病证治

骨痿　陈玉峰主治（长春中医学院）：李某，男，53岁，农安县三岗公社社员，住院号10742。

病人下肢运动失用20余日，数日后失去感觉，难以站立，小便淋漓，大便秘结，形体消瘦，舌质绛、苔薄白，脉沉细数。本病为肾虚兼阳明蕴热所致，治疗首应通便润燥，消泄阳明，然后再予补益肝肾之剂。

第一方：酒大黄7.5g，郁李仁15g，牛膝25g，桃仁10g，车前子15g，火麻仁20g，肉苁蓉40g，瞿麦20g，木通2g，甘草5g，萹蓄15g，水煎服。服后大便得通、下肢知觉有所恢复，脉沉细、舌质红、苔薄白。

第二方：龟板15g，杜仲20g，肉苁蓉25g，山萸肉25g，枸杞子25g，桃仁10g，木瓜15g，防己10g，木通5g，益智仁10g，甘草7.5g，熟地20g，牛膝20g，水煎服。服药9剂，病愈出院。

肥胖　通气不足综合征　任继学等主治（长春中医学院）：肥胖并有周期性呼吸、嗜睡、发绀及肺心症的病例早有报道。我科曾收治一病人，该患者发病是在甲状腺瘤手术后逐渐而生。瘤的生成是由于气滞血瘀、痰浊内蓄而成。但手术后多伤阴耗气动血，致使阳气既不能外达，阴精也不能内外循行，膏脂堆积，内迫于肺，故有呼吸困难。肺为气之本，气病则血病，气血俱病者，必然导致气血瘀滞病理状态。通过经络的连属作用，必然影响于肾，肾为气之根，肾伤则不纳气，故见呼吸困难，口唇发绀之症，甚则如死象。故《内经》曰："少阴脉贯肾络肺，今得肺脉，肾之为病"。是其义也。因而治疗上，必以宣肺化气，壮肾导络，行瘀活血为主。药用人参、三棱、莪术以行气而不伤气；桃仁、红花、蒲黄活血化瘀，通络导滞；佐以杏仁、桑皮开导上焦气化之能；杞果、巴戟以交通心肾而助肺气之能；此谓标本兼顾之法。

关格 孙福祥主治（白求恩医大二院）：一患姓姚，59岁，女，急诊入院。4天来腹胀痛，恶心，呕吐，5天无大便，临床诊断：急性肠梗阻。立即胃肠减压、大承气汤鼻饲，病情继续恶化，血压12.0/720kPa毫米汞柱，请中医会诊。诊见形体羸瘦，汗出淋漓，脘腹痞硬，腹胀如鼓，其痛如割，拒按，手足欠温，舌淡苔白，脉沉滑。为寒邪凝结，通降失司，传导失职，以辛热峻下法为治，用巴豆霜5g鼻饲。20分钟后腹痛又增、腹中雷鸣、继之排气，随之泄泻稀便、夹有燥屎、屎硬如石、一击之不碎，2小时之内排便14次。自此关格一开，闭阻通，中焦积滞尽除，诸症悉平，唯脉沉细，苔白而干，此津伤正衰之象，用独参汤，以善其后。

脑囊虫 王圭一主治（吉林省人民医院）：囊虫丸：雷丸250g，水蛭125g，干漆125g，茯苓500g，大黄125g，僵蚕180g，生桃仁180g，黄连125g，丹皮500g，橘红125g，生川乌30g，芫花30g，共为细末，加入五灵脂浸膏500g、炼蜜为丸、每丸5g重，每日2～3次，每次服1丸。曾治60例，治疗结果总有效率为58.3%，其中显效率为23.3%。

病态窦房结综合征 赵棣华主治（成都中医院）：用心脑活血汤治疗本证20例，报告如下：心脑活血汤：药用生黄芪60～90g，鸡血藤20g，丹参30g，瓜蒌15g，茯苓15g，川芎15～30g，赤芍12～15g，桃仁15g，红花15～20g，桑寄生24g，麦冬15～30g，玉竹参30g，生蒲黄10～12g，麝香0.15～0.3g（3次冲服），此14味药为基础方，是成人剂量。随证加减如下：气虚加人参；血虚加当归、首乌；肾阴虚加炙附片、淫羊藿；肾阳虚加生地；疼痛加血竭、延胡索；血脂高加草决明、山楂、泽泻、首乌；血管硬化加蜈蚣、䗪虫（地鳖虫）治疗结果：20例中治愈2例，显效15例，好转3例。

鼓胀 陈长武主治（解放军205医院）：曾治一女患，76

岁，农民，诊断：肝硬化、肝癌。形体消瘦、恶寒发热、默默不欲食、身目皆黄、其腹大如鼓，舌质红绛、脉弦有力。方用鸡矢肿 5~10g、淡竹叶 10~15g、鲜柴胡 10~15g，1 剂水煎，剩药液 150ml 顿服，日 2 剂，服上方半月后病情大有好转，月余可做轻体力劳动，随访 3 年，未见复发。

重型急性粒细胞缺乏症　董福来主治（吉林省抚松县医院中医科）：姜某，女，22 岁，1987 年 12 月 30 日因高热微恶风寒、头晕目眩、咽干痛、精神萎靡、心悸心烦、腰酸膝软、小便短赤、大便干燥而入院。查体温 39.6℃，脉搏 118 次/分，血压 16.8/11.2kPa；化验：白细胞 0.61×10^9/L，中性粒细胞 0.09，淋巴细胞 0.91，血小板 165×10^9/L。诊断：重型急性粒细胞缺乏症。中医认为热毒炽盛、气阴两败。药用：双花 75g，生地 25g，丹皮 15g，麦冬 20g，黄芪 30g，当归 15g，鸡血藤 2g，菊花 10g，枸杞 25g，甘草 10g，水煎服。日服 2 剂，服药 1 周后查白细胞 2.16×10^9/L。继续用补中益气汤方，药用人参 20g，黄芪 50g，焦术 15g，山药 50g，焦三仙 25g，升麻、柴胡各 7.5g，当归、陈皮各 15g，鸡血藤 25g，水煎服。连服 4 剂，查白细胞 3.64×10^9/L。继续投自拟补肾资生汤：党参 25g，黄芪 40g，白术 15g，山药 50g，陈皮 10g，熟地 40g，首乌 15g，枸杞 25g，女贞子 20g，菟丝子 25g，仙灵脾 15g，当归 15g，鸡血藤 25g，丹参 15g，甘草 7.5g，红枣 5 枚，水煎服，10 剂。后查白细胞 8800/L，住院 42 天治愈出院。方中重用双花清热解毒，菊花疏散风热，生地、丹皮、麦冬凉血养阴，芪、归、草、鸡血藤、枸杞补益气血。一俟毒邪渐退，始健中州，补气生血，更以补肾填髓以壮先天，促进造血功能生机勃勃而获全功。

脂瘤　孙福祥主治（白求恩医大二院）：朱某，女，19 岁，1976 年 5 月 4 日来诊。近年来面部四肢肿胀，并逐渐发现颜面及四肢出现散在的大小不等包块 37 个。根据病脉症色舌，认为此系脾失运化，胃失和降，水湿停积。聚而成痰，痰阻脉络，气滞血瘀，痰凝气结，久郁成瘤。故宜化痰散结、行气活血法治之。药用当归25g，赤芍15g，红花15g，广皮15g，茯苓15g，半夏15g，牛膝15g，香附15g，黄芪25g，丹皮15g，白芥子20g，甘草10g，水煎服。每日1剂。服6剂后前方减茯苓，加胆南星15g、青礞石20g，4剂水煎服。共服12剂诸症悉平，脂瘤尽除，舌脉正常，患者精神大振。追访4年，诸症未发。方中白芥子、半夏、胆星、广皮化痰散结；香附行气开瘀；当归、赤芍、红花、丹皮、牛膝活血通络；黄芪补脾益气，共奏化痰散结，行气活血之功，年余之疾，得以削平，辨证论治之理确有效验。

喑痱　韩天助主治（梨树县靠山公社卫生院）： 载某，男，58岁，1978年11月2日初诊。

该患素病喘咳，夏伏冬发，已迁延10余年。近日即感懈怠，今晨登厕，解后舌头笨拙，言语不清。查：神志明了，口眼位正，血压19.5/10.7kPa、划跖试验阴性、舌淡无苔、脉细弱。投涤痰汤加白芥子2剂，服后舌喑反剧，逐舍风痰而从喑痱治，试投地黄饮子加减：熟地30g，山萸肉15g，五味子15g，麦冬15g，巴戟15g，肉苁蓉15g，石斛15g，炮附子15g（先煎），肉桂7.5g，鸡血藤15g，2剂昼夜各服1剂，每剂水煎两次分服。服后病情大减。前方附子、肉桂药量减三分之一，再服2剂。继服前方去附子、肉桂，加淫羊藿20g、仙茅20g，服4剂后语言微清，嗣后又投10剂，服后言语清晰、后又服六味地黄丸3周，至今未发。

百合病　徐守仁主治（长春市南关区医院）： 连某，男，48岁，干部，于1980年10月14日就诊。现症：神疲体倦，走路有欲倒之势，欲食不能食，欲卧不能卧，曾多次去医院诊治，投安神镇静之品和疏肝理气、豁痰清热之药均无效。舌质红、苔微黄，脉沉细而数，综上脉症合参为肾虚累及心肺，阴虚生内热，百脉失其濡养所致。诊为百合病，治以滋阴清热，养心安神，方用百合地黄汤合知柏地黄汤加减。处方百合

100g，生地 15g，知母 15g，山药 15g，茯苓 15g，炒枣仁 20g，甘草 10g，2 剂，日 1 剂，水煎服。后继用前方加龟板 15g，3 剂，水煎服。后又用上方 6 剂，然后改用新六味地黄丸以治本。收到了满意效果。

甲状腺机能亢进　陈玉峰主治（长春中医学院）：林某，男，43 岁，干部，1977 年 7 月 6 日初诊。该患诊断为甲状腺机能亢进，治宜清肝泻热、滋阴降火。药用龙胆草 10g，夏枯草 25g，生石决明 25g，五味子 5g，丹皮 15g，黄柏 10g，柴胡 7.5g，草决明 10g，生牡蛎 25g，玄参 15g，生白芍 15g，龟板 20g，水煎服。每日 2 次。上方连进 8 剂后病情好转。继续用上方化裁：药用龙胆草 10g，夏枯草 25g，生白芍 15g，五味子 7.5g，生石决 25g，黄柏 5g，枸杞子 20g，龟板 25g，生地 15g，知母 10g，蒙花 15g，山萸肉 15g，菊花 10g，水煎服。上方又进 10 剂，症状全除，各种检查恢复正常。

梅核气　胡翘武主治（安徽中医学院）：方剂组成及加减：洗昆布 10g，生牡蛎 30g，桔梗 6g，射干 10g，清半夏 10g，杷叶 10g，紫菀 15g，茯苓 24g。痰多加白芥子 6g，杏仁 10g；嗳气加旋覆花 10g，刀豆子 10g；肝郁湿热加川贝 10g，夏枯草 10g；阴虚较盛加麦冬、元参而减半夏之量；痰湿去牡蛎，加射干、厚朴、陈皮各 10g。外用吴茱萸研末以醋调敷两侧涌泉穴，布包紧，每日 1 换，以愈为度。

脑积水　张景祥等主治（吉林化工医院）：服用鹿角胶合剂。药用：鹿角胶 12.5g，牛膝 10g，山萸肉 10g，山药 10g，熟地 10g，当归 10g，茺蔚子 10g，丹皮 10g，泽泻 10g，茯苓 10g，猪苓 10g（以上药量以 1 岁婴儿为标准，2 岁或 2 岁以上药量酌加）。证见面色㿠白，形体消瘦，肢软，神志呆滞等先天禀赋不足者，加重鹿角胶、熟地、山药、山萸肉、当归等药之量；证见头大面小、颅缝分离、头围增大迅速者加重猪苓、茯苓、泽泻、牛膝、茺蔚子等药量。先将诸药合煎，沸后过滤，再将鹿角胶放入药液中烊化，每日 1 剂，可分 2～4 次并加适量白糖口服。曾治 58 例，痊愈 45 例，好转 7 例，无效 4 例，死亡 2 例，总有效率为 90.3%。

慢性非特异性溃疡性结肠炎　张学毅主治（德惠县医院）：笔者自 1979 年至 1981 年间，用加减白头翁汤煎剂保留灌肠对 20 例慢性非特异性溃疡性结肠炎患者进行了治疗，结果治愈 16 例，好转 3 例，中断治疗 1 例。

药物组成：白头翁 50g，地榆 25g，黄连 25g，苦参 50g，白芍 25g，大黄 15g，甘草 15g。用热水泡 2 小时，再煎取 100ml，药渣加水再煎取 100ml，将此 200ml 药液混煎取 100ml，纱布过滤后备用。

使用方法：先清洗灌肠，侧卧床上，以灌肠器（100ml 注射器接上导尿管）吸入药液（液温以患者体温为宜），涂润滑剂后插入肛管（深度以病灶位置而定），缓慢注入。每日 1 次或 2 次，每次注入 100ml（日 2 次者注入 50ml），15 剂为 1 个疗程。方中白头翁、黄连清热解毒、厚肠止痢；苦参、地榆燥湿清热、凉血止痢；大黄、白芍行积止痛；和以甘草不使苦寒伤脏。诸药相伍，共奏清热燥湿，厚肠止痢，行积止痛，收涩止血之功。

酒渣鼻　宋乃秋主治（辽宁省锦州女儿河纺织厂医院）：我用颠倒散治疗酒渣鼻 20 例，结果治愈 10 例，显效 7 例，好转 2 例，无效 1 例。

颠倒散药用硫黄、大黄各等分，研为细末将药面拌匀，量出 5g 放入酒盅中，加凉水适量调成糊状，每晚临睡前用毛笔或毛刷涂鼻部，次晨洗脸时洗去，每晚 1 次，2 周为 1 个疗程，一般需用 2~3 个疗程。

天柱倒症　赵文宝主治（乾安县中医院）：刘患，男，65 岁，1977 年 8 月 1 日收入院治疗。症见形体消瘦，面色苍白，神倦肢冷，首垂如绳系，语声低微，双足轻度浮肿，舌淡胖嫩，苔白滑润，脉沉细无力。诊断天柱倒症。治宜壮元阳益精气、升阳举首。方药：熟地 30g，鹿角霜 50g，补骨脂 20g，菟丝子20g，柏子仁15g，茯苓15g，益智仁20g，狗脊20g，黄芪50g，升麻10g，葛根10g，远志15g，3剂水煎服，连进6剂，诸症悉除，病愈出院至今随访，未再复发。该患肾阳衰微，脑失所养所致。方中用熟地、鹿角霜、补骨脂、菟丝子、狗脊大补玉龙关下之阳，茯苓健脾渗湿，黄芪益气生肌，葛根引药上达，升麻引药上于巅，远志、柏子仁安心神通肾气，本方有升补相因之妙，故肾阳复，精血生，督脉充，天柱起，病可平。

噤口痢　崔宗汉主治（延边医学院中医科）：陈某，女，71岁，1975年8月19日诊。该患患痢疾1周，现便下赤白痢，日3～4次，腹痛伴里急后重，口渴不欲饮，恶心不能食，神疲乏力。舌红无苔、脉细数。治宜调和肝脾、疏解郁滞。处方：四逆散合范氏耳楂三糖汤加减：柴胡6g，枳壳6g，白芍10g，甘草4g，木香5g，黄连4g，黑木耳12g，焦楂12g，谷芽12g，冰糖、白糖、红糖各30g（分两次倒入药汁中），水煎服。2剂痢止，继服两剂而愈。方中四逆散加香、连调肝和脾，谷芽养胃阴；范氏耳楂三糖汤中黑木耳补而不腻、和血止痢，焦楂以糖佐之祛瘀血，三糖益气生津，调气而后重除，和血则便脓愈也。

五更泻泄　杨宗孟主治（长春中医学院）：张患，女，教师，44岁，门诊病历号0028460。该患腹胀、腹泻1年，晨起即泄，反复发作，曾用四神丸方加味治疗未效，口苦口干，急躁易怒，夜间手足心热，自汗多，夜寐梦多，食纳尚可，月经超前，量多，色黑，时挟瘀血块，经行腹痛，腰痛尤甚，平时带下量多，形体消瘦，舌质红绛，苔薄黄，脉中沉取弦滑有力，重按则细弱无力。综合四诊所见，为脾肾气虚，肝阳偏亢，肝火炽盛，阳气不达，郁遏于下，疏泄于下，故而作泻，且月经超前，量多，带下亦多，投予清肝达郁汤加味：当归5g，白芍8g，白术8g，茯苓10g，柴胡8g，薄荷8g，橘叶8g，菊花10g，天虫10g，乌梅炭15g，葛根8g，丹皮8g，焦栀子

5g，甘草 10g，水煎服。2 剂后腹泻即止，腹痛缓解，效不更方，连服 10 剂，诸症悉除而获痊愈。

小儿阳强不倒　张学文主治（陕西中医学院）：郭某，男，13 岁，1980 年 6 月因阳物强硬不倒 1 周来诊。初发为阴部痒痛，小便时阴茎内烧疼不适。诊见：面色略红，口苦目赤，两眦多眵，唇舌暗红，苔黄略腻，脉弦数。阴茎勃起强硬不倒尿道口红而略肿，治宜清肝泄热，化瘀除湿，以龙胆泻肝汤加减：龙胆草 6g，柴胡 6g，黄芩 10g，栀子 10g，木通 10g，生地 10g，当归 6g，赤芍 10g，丹参 12g，红花 6g，大黄 10g，生甘草 5g，水煎服。肌注丹参注射液，每日 2 次，每次 1 支。上方药渣再行煎温、以净纱布蘸水熏洗阴部，经治 1 周而愈，至今未犯。

暴聋　刘庆山主治（白城市中医院）：徐患，男，47 岁，干部，1983 年 6 月 10 日初诊。近日因情志波动，头目眩晕，双耳听力突然下降，经某医院诊断为双耳混合性耳聋，对症治疗 2 周，病情无好转，继来我院治疗。诊见患者双耳堵塞感，伴有耳鸣、头痛眩晕、口干苦、心烦易怒，舌红苔黄，脉弦数，电测听检查：双耳听阈值在 80～90 分贝。证属风火循经上扰、耳窍失灵，拟以息风清火法治之。方用龙胆泻肝汤化裁。药用龙胆草 25g，黑山栀 15g，黄芩 15g，柴胡 15g，钩藤 20g，菊花 15g，僵蚕 15g，珍珠母 20g，石决明 15g，丹皮 15g，生地 15g，水煎服，上方连服 4 剂，双耳堵塞感大减，听力明显恢复，守原方继服 15 剂，竟获痊愈。

心肌梗死后并发声音嘶哑　吴源湘主治（北京医学院附属三院）：心肌梗死并发声音嘶哑极为罕见。我们用中药治愈 1 例。严某，男，53 岁，副研究员，1983 年 7 月 27 日因急性广泛性前壁及高位侧壁心肌梗死住院。治疗第 10 天突然感到咽干不适，声音嘶哑，经查诊断为左侧声带完全麻痹，经治疗 2 个月无效，于 10 月 21 日转中医科治疗。当时患者声音嘶哑、进食发呛、胸闷发憋，气短乏力，动则加重，舌胖苔白、脉沉细弱。证属气阴两虚、胸阳不振、痰阻血瘀，治以益气养阴、温阳宣痹、祛痰理气、活血通脉。方用党参15g，炙黄芪12g，肉桂3g，炙甘草10g，麦冬10g，五味子10g，瓜蒌30g，薤白10g，半夏10g，陈皮10g，枳壳10g，丹参30g，炒枣仁12g，水煎服。另人参3g，水煎代茶饮。服上方5剂后，气短乏力，胸闷憋感开始好转，服30剂后音哑明显改善。继续用前方去陈皮、枳壳，加郁金、蝉蜕再服20余剂声嘶消失，语音洪亮，说话一如病前。喉科复查，左侧声带闭合机能已基本恢复正常。

幻嗅症 马绍飞主治（松江河林业局职工医院）：武某，男，18岁，学生，1982年2月22日初诊。自述经常嗅到自己的脚臭味，已半年之久，虽每日用冷水洗脚数次，也不能解其臭味感觉，经多方治疗无效。查：精神苦闷，忧愁寡言，舌质红，苔白而腻，脉滑。此证乃湿热痰盛，致使肺气失宣、痰壅心窍。以祛痰宣肺，清心开窍法治疗。药用二陈散加味：半夏6g，陈皮9g，茯苓12g，甘草9g，黄芩9g，石菖蒲6g，竹叶6g。服药6剂后，纳好，精神振作，原方再服8剂，嗅幻觉已消失。方中黄芩清热宣肺，石菖蒲祛痰化浊开窍，竹叶清心泻火，二陈祛痰，经14剂口服病告痊愈。

狐疝 全炳烈主治（延吉市中医院）：笔者在20余年临床实践中用二香丸加减治疗21例患者，均获满意疗效，现介绍如下：

二香丸药用香附子、木香各15g，山楂、川楝子各10g，三棱、蓬莪术、醋炒姜黄、胆南星、神曲、橘核各5g，黄连、吴茱萸、桃仁、栀子、莱菔子各2.5g，如病情减半见气虚者加黄芪15g；腹胀痛较甚者加青皮5g，乌药2.5g；尿频、便溏者减栀子加益智仁、小茴香各5g；便秘者加槟榔5g，桃仁增到5g，水煎服。1天1剂分早晚饭前服用，7岁以下者分4次两天服用。或共研细末姜汁糊丸黄豆大小，早晚白水各送服50粒，小儿酌减。

乳泣 刘国文主治（辽宁省凌源县中医院）：乳泣即《证治准绳》所谓之"胎前乳汁自出"。笔者治疗 1 例妊娠 2 个月，实行人工流产后乳汁自溢的患者，颇觉罕见，介绍如下：

汪患，女，22 岁，干部，新婚 2 个月，停经后呕吐，心烦，周身不适，妊娠试验阳性，于 1985 年 2 月 6 日行人工流产术，手术顺利。术后五天，突然觉得周身无力，心悸气短，乳房酸楚，随之乳汁自然溢出，频频不止。舌淡少苔，脉虚细。投加味圣愈汤治疗。处方：黄芪 50g，当归 15g，川芎 7.5g，酒芍 15g，熟地 15g，麦芽 50g，益智仁 15g，夜交藤 20g，龙骨 30g，炙甘草 7.5g，水煎服。日 3 次分服。服上方 3 剂乳汁大减，继续服 3 剂，乳汁不溢。改用人参养荣汤，以益气补血扶正，追访 3 月，未见复发。

乳癖 黄珍定等主治（广西中医学院）：笔者治疗乳癖 73 例，其中 25 岁以下 6 例，26～35 岁 37 例，36～45 岁 23 例，46 岁以上 7 例。其中已婚 67 例，未婚 6 例，月经正常 24 例，月经不调 49 例。病程短者 6 个月，长者 24 年之多。乳房肿块呈扁平状 29 例，结节状 35 例，条索状 7 例，混合性质 2 例。单侧 58 例，双侧 15 例，乳房外上象限 61 例，其他象限 12 例。

治宜调冲任，理气软坚为主。药用鹿角霜 12g，熟（生）地 9g，青皮 6g，王不留行 12g，丝瓜络 6g，玄参 9g，海藻 12g，浙贝 9g，穿山甲 12g。伴肝郁气滞血瘀者加川楝子 9g，莪术 9g，乳香 9g；瘀血重者加全蝎 6g，土鳖虫 6g；脾虚痰凝者加二陈汤，礞石 6g，昆布 9g；冲任失调肾阴虚者加巴戟 9g，枸杞子 9g，女贞子 9g，小茴香 6g。治疗结果，73 例中经 3 个月连续治疗痊愈 27 例，占 37%；显效 34 例，占 46.6%；有效 7 例，占 9.6%；无效 5 例，占 6.8%，总有效率达 93.2%。

脱疽 陈树庄主治（浙江富阳县医院）：笔者用桂枝姜附汤合当归养血丸加味治疗脱疽 13 例，痊愈 12 例，基本治愈 1 例。简介如下：13 例中男 11 例，女 2 例，年龄 22～53 岁，其中 28～39 岁占 10 例；由于寒天涉水而得病者 4 例，长途跋涉寒湿之地而起病者 6 例，居住潮湿环境者 3 例。

方用：桂枝、干姜、熟附子、炒白术、全当归、酒赤芍、牡丹皮、炒延胡索等。

本病以寒湿为本，瘀血为标，故用温经祛寒燥湿之桂枝姜附汤治其本，用活血化瘀止痛之当归养血丸治其标，促寒湿之邪祛，凝聚之瘀血化，则脉道血运畅流，达到治愈之目的。

肝豆状核变性 李英华主治（吉林省中医中药研究院）： 程患，男，23 岁，工人，现住吉林省辉南县镇军乡。

1980 年夏始，双下肢有时受凉则抽搐，渐至舌头发硬，口齿不清，四肢震颤，经某西医院诊断：肝豆状核变性。经治无效，于 1983 年 8 月 6 日来院就诊。查体：精神状态尚好，语言不清，面色深黄，口角流涎，四肢震颤，右手握力减弱，步态不稳，双角膜均有色素环，舌尖红，苔白厚而腻，舌质强硬，脉沉而弦大。肝大剑突下 3.5cm，波型密集，肝功 ZTT15 单位。治宜平肝息风、清热安神、疏经活血补肾。用天麻钩藤汤加减治疗、药用天麻 15g，钩藤 20g，生石决明 15g，栀子 15g，黄芩 15g，牛膝 25g，杜仲 25g，益母草 20g，寄生 20g，夜交藤 25g，地龙 30g，桑枝 25g，全蝎 15g，水煎服，每日 1 剂早、晚服。上方连服 10 剂诸症减轻，继服上方加知母 30g、石斛 50g，8 剂后口干消失，走路较稳，行动自如，继服上方加杞果 25g、山药 30g、生地 20g，连服 20 剂巩固疗效，共用药 4 个月，病情痊愈，参加轻微劳动，随访 1 年未见复发。

肠覃 王志义主治（吉林省通化市中医院）： 王患，28 岁，女。婚后 5 年未孕来诊。妇科检查左侧附件可触及手掌大囊性肿物，表面光滑，活动性好。诊为卵巢肿瘤（肠覃），治宜化湿行滞、软坚散结。药用公丁香 5g，木香 10g，茴香 20g，川楝子 15g，青皮 20g，三棱 25g，莪术 25g，䗪虫 5g，鸡内金 10g，白花蛇舌草 40g，僵蚕 15g，五灵脂 20g，蒲黄 10g，水煎服。10 剂后，包块明显缩小，诸症悉轻，原方加肉桂 10g，继服 10 剂，包块消失，追访至今无复发。

又治一例肠覃，气滞血瘀证候，处方如下：麦芽 100g，鸡内金、木香、水蛭、甘草各 10g，香橼、青皮、川楝子、姜黄各 20g，三棱、莪术、龙葵各 25g，鳖甲 30g，白术 15g，水煎服，服 30 剂，肿块消失，追访 8 年无复发。

阴吹 庄严主治（长春中医学院）： 崔患，女，49 岁，1977 年 4 月初诊。该患前阴不时有气体排出，并有声响半年余。渐感乏力，气短，苦于难言未及时就诊。近 1 个月加重，阴中排气频繁，声响增大，并有倦怠，畏寒，心慌气短。诊为阴吹病（中气虚陷证候）治宜补中益气，升提下陷，方用补中益气汤加味：当归 10g，黄芪 20g，人参 15g，白术 10g，柴胡 5g，炙甘草 10g，水煎服，连服 8 剂，诸症减轻，改服丸剂 10 天之多，阴吹痊愈，随访 3 年未复发。

汗斑 姚吉武主治（吉林省辉南县安子河乡卫生院）： 笔者用内、外治法，治疗汗斑证 6 例，均获满意疗效。内治法：治宜祛风除湿，行气活血，用胡麻丸：药用胡麻 20g，苦参、威灵仙各 15g，防风、石菖蒲、白附子、羌活、甘草各 10g。外用硫黄、密陀僧各等分，共研细末，用茄子切厚片蘸药末用力擦，每日 2 次，7 日愈。紫斑者上方加雄黄 5 分，忌服辛辣腥物。

笔者治疗之 6 例，均获痊愈，随访多年未复发。

儿童善太息症 王烈主治（长春中医学院）： 治宜疏肝宣肺，宁心降逆法。方用旋覆花代赭石汤加减。药用旋覆花、代赭石、当归、远志、薤白、柴胡、郁金、苏子。胸闷加瓜蒌，气短加前胡，心悸加桂枝，厌食加佛手，多汗加孩儿参，眨眼加木瓜，耸肩加伸筋草，夜卧不安加丹参，胆怯加白芍，嗳气加降香，下气加乌药。耳针取穴：皮质下、神门，常规消毒，选五分毫针，左右耳交替行针，每日 1 次，留针 20 分钟。治疗结果，完全缓解 18 例，其中服中药 12 日者 4 例，16 日者 2 例，20 日者 4 例，24 日者 5 例，28 日者 3 例。基本缓解（主证不明显）8 例，平均服药 15 日，无效 4 例。方中当归养心，远志定心气而调情志，旋覆花降气解胸，代赭石平肝镇逆，柴胡疏肝除郁，宣畅气血，薤白下气通胸，苏子降气利膈。配耳针以增强调节神志之功。统依此理，所治证例，多收良效。

舌裂溃　郭跃主治（东丰县横道河镇卫生院）：李某，女，24 岁，患舌裂 2 年，服消炎、抗生素、维生素等无效。面色无华，舌淡白无苔，满舌裂有部分溃疡，脉细，证属心脾两虚，血不养舌。方用归脾汤加阿胶、百合、黄精，连服 21 剂，痊愈。方中归脾补心血、健脾气，加阿胶和血滋阴，百合、黄精则共奏滋养之用。

马脾风　刘明武主治（海城市正骨医院）：患儿姓于，男，4 个月零 13 天，1982 年 12 月 14 日就诊。诊见：壮热烦躁，鼻煽唇青，喉闻痰鸣，喘憋胸高，端臂抬肩，两胁随暴喘而向内凹陷。舌质红，苔黄腻，脉洪数，指纹青紫达气关。证属邪热炽盛，痰饮壅肺之马脾风。治宜清热豁痰，宣肺止哮平喘，方用五虎汤加味：麻黄（蜜炒）4g，杏仁（去皮尖）5g，甘草 3g，石膏 10g，细茶叶 3g，地龙 5g，金银花 10g，大黄 3g（后下），水煎服，每次 10～15ml，日服 4～6 次。经服 2 剂，热退哮止，喘平病瘥。《医宗金鉴》谓："暴喘传名马脾风，胸高胀满胁作坑，鼻窍煽动神闷乱，五虎一捻服最灵"。今投五虎汤加味，宣肺通窍，清热解毒，止哮平喘，釜底抽薪，泻下痰浊，其疾捷效。笔者用此法治疗 10 多例均获效。

排尿性晕厥　傅绍德主治（通化市中医院）：王患，男，57 岁，1983 年 6 月 6 日初诊。于 4 年前开始出现排尿后即感短时间的意识障碍，甚则昏倒。证见精神萎靡，少气无力，舌淡少苔，脉沉细无力。诊为排尿性晕厥，中医诊断厥证。投益气聪明汤：人参 10g，蔓荆子 15g，生黄芪 20g，升麻 10g，葛根 15g，白芍 15g，上药文火水煎取 200ml 早晚分服。进 2 剂，病人诸症明显好转，按原方继续连服 4 剂而痊愈。随访半年未复发。

蟹足肿 史鸿涛主治（吉林市医院）：蟹足肿，即由于创伤愈合后，愈合处皮肤结缔组织大量增生而形成的坚硬、不规则的肿物，又叫"瘢痕疙瘩"。

治疗方药：①内服"消积排通汤"，药用白芷、甲珠、雷丸、麦冬、延胡索、桃仁、红花、榔片、荆芥等。水煎服，每日2次。②外敷"甘芫粉"，药用甘遂、芫花、白芷各等分。敷法：共为细末、米醋调敷。实热证候减白芷、榔片，加丹皮、赤芍、海带、昆布、甲珠、重楼；虚实错杂证候减红花、延胡索，加当归、川芎、丹参、白鲜皮；溃浓者先辨偏气虚、血虚、气血俱虚，后给予适当培补扶正之品。

用本法共治疗913例，总有效率92.27%，其中痊愈率为70.45%。

白癜风：刘沛然主治（开滦矿务局赵各庄医院）：白癜风是一种色素脱失性疾病，我常用《圣惠方》乌金煎加减治疗，曾治21例，治愈12例，显效6例，无效3例，其情况介绍如下：

方药组成：黑豆衣120~180g，羌活6~12g，独活12g，荆芥12g，加蜂蜜30g，酒少许为引。用法：于上方加灵磁石90~150g，同黑豆衣先煎汤再煎药。加减：白癜风四肢或头面者加杏仁、蝉蜕、苍耳、苦参、野菊花，斑边缘加深者加白附子、威灵仙、川芎、白蒺藜。白癜风背或腹者加茜草、水蛭、紫草、红鸡冠花、白及、胡麻。疲劳腰酸加益肾之品如鹿衔草、淫羊藿、巴戟天等。外用药：川椒30g、胆矾6g、穿山甲10g、骨碎补60g、补骨脂60g、白附子6g、威灵仙12g，白酒浸10日后擦患处。

肝痈 朱永生主治（淮阳市人民医院中医科）：肝痈治疗有三法：清肝祛湿法，活血排脓法，补虚扶正法。

清肝祛湿法，方用白丁汤（自拟），药用白头翁、秦皮、地丁、蒲公英、连翘、茵陈、柴胡、广郁金、赤芍、车前子、制乳没、生甘草，兼高热、寒战加野菊花、生石膏、丹皮。

活血排脓法：方用排脓清肝汤，药用柴胡、穿山甲、皂角刺、桃仁、丹参、川芎、赤芍、白头翁、茵陈、地丁、蒲公英、薏苡仁、郁金、生大黄、制乳没。

补虚扶正法：痈溃吸收期：方用扶正托脓汤，药用生黄芪、生白术、当归、赤白芍、薏苡仁、桃仁、川芎、白头翁、柴胡、地丁、郁金、生甘草。

脓腔收敛期：方用补肝养阴汤；药用生黄芪、炙鳖甲、柴胡、青蒿、生地、太子参、白术、桃仁、川芎、赤芍、白芍、甘草。

总之本病治疗以清肝泻火解毒为主，其成痈期排脓法为关键，同时增加营养，对于恢复正气，促进痊愈都有其重要作用。

睑废　赵廷富主治（河北省医院中医眼科）：李患，男，35 岁，1985 年 5 月 23 日初诊。

半月前咽痛发热（39℃），经西医治疗热退后发现右眼上睑下垂，2 天后缓解，近 10 余天双眼睑上提困难，纳佳，二便正常，舌淡红，苔薄白，脉弦。诊断：睑废（重症肌无力），治则，健脾益气，升阳化浊，散风除邪。药用：党参、茯苓、白术、银柴胡、钩藤、赤芍、荆芥、防风各10g，羌活12g，甘草3g，水煎服，每日 1 剂。配合针刺太阳、丝竹空 2 穴，每日 1 次，于1985 年 7 月 6 日复查，双眼睑上提正常，睁闭自如而愈。

暴盲　陈秀琴主治（德州市立医院中医科）：李某，男，20 岁，1985 年 8 月 16 日初诊。近 1 个月来，因劳累及烟酒过度而引发头痛，继而视物不清，1 周后突然头昏目蒙，右眼仅有光感，在当地治疗无效而来就诊。现证：右眼失明，胀痛，头痛失眠，烦躁不安，面红目赤，不思饮食，大便干，尿短赤，舌红苔黄燥，脉弦数有力。此乃心火炽盛、肝火上炎。治宜清心泻火，泻肝凉肝。药用：大黄、黄连各15g，黄芩、栀子、龙胆草各12g，甘草10g，石决明30g，水煎日服 1 剂。8

日后诸症明显减轻，舌苔薄黄，脉细数，证属余热未清，瘀血未净，更方如下：生地、栀子、丹皮各15g，枸杞子、菊花各8g，赤芍、红花各10g，水煎服日1剂。1周后复查，自觉症状消失，视力1.0，嘱常服杞菊地黄丸。

五更腰痛 顾丕荣主治（上海市第四人民医院）：胡某，女，38岁，农民，1987年11月12日初诊。该患腰痛多年，每于五更发作，酸楚难眠，晨起后腰痛即失，平时自觉俯仰欠利，自述起于闪腰之后，舌质略黯苔薄，脉沉细。拟搜肝肾之邪，祛劳损之瘀。处方：独活9g，桑寄生、威灵仙、鸡血藤、骨碎补各15g，怀牛膝、当归、茯苓各12g，细辛、防风、红花、鹿角粉（分吞）、柴胡各6g，炙甘草3g，7剂水煎服。药后腰痛已止。平时经来先期，小腹胀痛，改予调经之剂，佐补肾蠲痹。3个月随访，腰痛迄今未复发。方中独、防、辛、威以搜风通络，鹿、骨、桑、膝以温肾壮腰，归、鸡养血疏经，苓、草泄浊和中，柴胡疏肝以调达肝郁，最终达到治愈之目的。

奔豚气 马景飞主治（长春中医学院）：徐某，女，39岁，1982年12月初诊。

该患人流后10天在家休息，因受惊恐而自觉有冷气发自小腹，上冲胸喉，心下满闷，呼吸急促紧迫，心情烦躁，惕惕如人将捕，小腹拘急，大汗淋漓，颜面苍白，手足厥冷，身体时时震颤，胸腹躯干抖动，不能自控，舌淡白少苔、边有齿痕，脉沉细而迟。诊断为奔豚气。治以温肾纳气，佐以平冲，药用自拟温肾息奔汤：炙附子20g，炮干姜15g，桂枝15g，川楝子15g，煅龙牡各25g，吴茱萸10g，红参10g，炙黄芪30g，生川椒10g，炙甘草10g，五味子10g，大葱白3段，1日1剂，水煎分2次服。服药3剂，诸症消失。

该患于1987年10月复患此病，每日发作数次，治疗无效而来求治，经辨证大致同前，唯体质更弱，前方加入熟地30g，3剂而愈，随访至今，未再复发。

儿童脑梗死 夏永潮主治（甘肃省中医院）：杜某，女，4岁半，1987年7月21日来诊。

患儿于1987年3月21日突发高烧并昏迷，当时诊断副伤寒乙。高烧退后，神志清，但遗有精神神经症状：频频嗅自己的手，咬人，烦躁不宁，四肢无力，行路摇晃不稳。脑电图：中度异常。脑CT检查：右颞顶缺血性梗死。舌淡暗、苔白脉细。此乃高热内燔，气血耗伤，肝肾不足，髓海空虚，终致神识异常，经络通畅失谐，而成本病。治宜补气血，养肝肾，化瘀滞，通经络，方用自拟佛手补髓汤，药用：当归30g，川芎9g，补骨脂6g，黄芪15g，黄精10g，枸杞子6g，赤芍9g，水蛭5g，甘草6g，水煎服，共服40剂，诸症消失，临床治愈，8个月后随访一切正常。

男性乳腺增生病 曲生主治（长春市中医院）：朱某，男，38岁，已婚，工人，1982年12月24日来初诊。左乳房肿块胀痛不适已月余。近1周来胸闷不舒，乳房发胀，触按则痛，全身疲乏无力，食欲不振，诊断男性乳腺增生病，本人拒绝手术转求中医诊治。此乃证属气滞血瘀，治宜疏肝理气，活血通络。处方：柴胡15g，郁金15g，王不留行20g，白芍、青皮、知母各15g，佛手、当归、桔梗各20g，丹参30g，香附25g，水煎服。服2剂后改用逍遥散加减，处方：柴胡、赤芍、白术、枳壳、延胡索各15g，郁金、当归、茯苓、佛手、香附、青皮、各20g，丹参30g，昆布25g，䗪虫10g，水煎服。1983年1月4日复诊，诸症减轻，舌淡紫，苔薄白而润，脉弦缓无力，照上方加三棱、莪术各10g，水煎服。服10剂后，诸症悉除，随访至今，未见复发。方中逍遥加三棱、莪术、丹参、䗪虫等以活血化瘀，加枳壳、佛手、香附、青皮理气开郁，活血通络，软坚散结之功。药证相符，切合病机，故能达到药到病除之效。

骨槽风 张明亚主治（山东冠县人民医院柳林分院）：骨槽风又名牙叉发。笔者总结骨槽风辨治三法介绍如下：

一法，辛温发散，搜逐邪风，方用九味羌活汤加减：药用防风、羌活、苍术、白芷、川芎、蝉蜕、僵蚕各10g，细辛、甘草各5g，连翘、白蒺藜各15g，黄芩6g，水煎服。

二法，活血化瘀、通络消肿，方用麻黄附子细辛汤合复元活血汤加减：药用麻黄3g，附子10g，细辛3g，大黄、红花、桃仁、当归、柴胡、炮山甲、僵蚕各10g，天花粉、赤芍、白蒺藜各15g，皂刺12g，水煎服。

三法，软坚化痰、消积散结，方用消瘰丸加味：玄参30g，生牡蛎30g，川贝、僵蚕、丹皮、白芷各10g，白蒺藜、夏枯草、连翘、瓜蒌各15g，金银花30g，水煎服。

痧胀　魏承宗等主治（衡阳医学院）：痧胀又叫痧证，俗名发痧、闭痧等，多发于夏秋，春冬少见。证见头昏头痛，精神疲倦，四肢沉重，酸楚疼痛，或厥冷，或心腹绞痛，胸闷心烦，嗳气酸腐，面垢，或默默不语，甚或突然昏倒，不省人事，或唇甲色青，或暑天怯寒欲着厚衣，形情抑郁等。

治法除掐、刮、放、扯、擦、拍打等外治法外，还有药物疗法：①开窍：可用卧龙丹少许吹鼻取嚏立愈（卧龙丹：牙皂50g，八棱麻200g，漏芦200g，荆芥穗50g，肉苁蓉2g，研末过筛、和匀、瓶装备用）。②催吐：急用盐水、明矾水冷饮，以手或鸡毛探吐，吐后即愈。③行气活血：急用红花5g，广木香6g，贯众10g，牙皂6g，或香附10g，延胡索10g，槟片6g，桃仁6g，厚朴10g，广木香5g，甲珠5g，茜草10g，黄荆子15g，花椒根10g，水煎服，便秘加大黄10g。④安中和胃法：用苍术10g，陈皮10g，半夏6g，香附5g，茯苓15g，藿香6g，甘草6g，黄荆子6g，水煎服。⑤祛风散湿法：鲜辣蓼草3根，黄荆叶7片，藿香10g，陈皮6g，白矾10g，明雄黄3g，朱砂1g，菖蒲10g，共捣匀，阴阳水泡服。

不管何种痧胀，均可用陈年石灰末500g，黄荆叶捣取汁为丸，如绿豆大，每服30丸，温开水下，立效。

预防：①嫩七叶黄荆120g，辣蓼240g，鸡蛋4个，共煮至蛋熟去壳，再入药中煮 2 小时去渣、吃蛋，同时服药汁一小杯。每年于立春后吃 3、4 次，可免患痧证。②郁金 15g，苎麻根 18g，苏木 10g，贯众 10g，当归 24g，黄荆子 10g，水煎服，夏春时连服 2 次，免 1 年不患痧胀。

【按】奇病一词，首见于《内经》。马莳注谓："内论诸病皆异，故名篇"。本刊所集之奇病，乃取其义，而非其病。共收骨痿、喑痱、阴吹、蟹足肿等病 44 种，虽非每病皆奇，然亦属罕见。如小儿阳强不倒、心肌梗死后并发声音嘶哑等，病虽常见，而案例皆奇，故将此等疾病，皆归奇病一类。

病奇，当以奇法治之，所谓"别出心裁"，或"出奇制胜"，如此方能收到奇效。如长春中医学院已故名医陈玉峰教授所治"骨痿"一案，可为典范矣。"病人下肢运动失用 20 余日，数日后失去感觉，难以站立，小便淋漓，大便秘结，形体消瘦……"陈老治此舍常法于不顾，首先"通便润燥，清泄阳明，药用酒大黄、郁李仁、火麻仁、桃仁等，服药后大便得通，下肢知觉有所恢复，然后以龟板、杜仲、肉苁蓉等补益肝肾之品调理之，9 剂而后病愈出院"。《内经》："治痿独取阳明"此之谓耶？又如史鸿涛主任医师所治的蟹足肿，方用活血消积之法，用治 913 例，总有效率达 92.27%，曾荣获卫生部甲级科研成果奖。其他如任继学教授治肥胖，赵棣华主任医师治病态窦房结综合征，张学文教授治小儿阳强不倒等，皆各具特色，读之颇受教益。

高光震（长春中医学院）

中毒证治

郝继先（桦甸县卫生职工中专附院）：巴豆中毒一般表现为口腔、咽喉异常灼热，刺痛，流涎，呕吐，腹痛，腹泻。病人常因剧烈泻下以及消化道的腐蚀而引起脱水，呼吸困难，体温下降，脉搏微弱，并可因呼吸循环衰竭而死亡。急救处理：①服巴豆后 6 小时内应用 0.2%～0.5%高锰酸钾溶液或温水洗胃。②洗胃后给病人灌绿豆甘草水：绿豆 100g，甘草 100g，加水 1000ml，熬成 500ml 服下。③对症治疗：可对症给予输液、强心剂等，腹痛剧烈可应用吗啡、阿托品，下利不止者，用人参 20g，黄连 30g，水煎服。

祝柏芳（湖南中医学院二附院）：链霉素中毒已成为常见病，以下整理我院肖梓荣治疗经验简述如下：肝郁心火证，多见于中毒早期，肝郁日久，上犯清窍，横逆犯胃，甚则化风内动，心经热邪，熏蒸于上，热移小肠，症见头痛而胀，眩晕因情绪波动而加重，舌体麻木不知味，手足颤动不能自主，舌红或起芒刺，苔黄，脉弦数有力，治则：疏肝郁、泻心火、佐以芳香开窍。常用方药：柴胡 10g，乌药 12g，延胡索 10g，槟榔 10g，黄连 4g，知母 12g，广豆根 10g，菖蒲 10g，葛根 12g，生甘草 10g，日 1 剂，水煎服，肝阳偏亢者加白芍 15g，以平肝潜阳；热毒甚者，加板蓝根 20g 以清热解毒。上气不足证属虚实夹杂，心脾血气亏虚，治以补气养血，升清开窍，常用方药：黄芪 20g，党参 12g，当归 15g，柴胡 10g，葛根 12g，菖蒲 8g，炙甘草 10g，水煎服，日 1 剂。热深闭甚证，用药过久量大，心经热毒壅盛，与肝经郁火并行于上，清阳受扰，九窍闭阻。治宜开闭通窍，苦寒泻热常用药有麝香 0.7g，牛黄 0.7g，沉香 4g，及菖蒲、葛根、岗梅等。

张学安（河南省太康县大许寨卫生院）：我用犀角粉抢救

洋金花中毒一例，郭患，男，52 岁，1975 年 10 月 3 日入院，1975 年 10 月 3 日 9 时许，因患慢性气管炎十余年病重而取洋金花 30g 水煎服。半小时后即感口干，眩晕，心悸，呼吸急促，躁动不安，阵发性抽搐，谵语，神志模糊，遂急诊入院。查体温 38.6℃，呼吸 38 次/分，血压 21.3/12.7kPa，瞳孔中度散大，对光反射迟钝，心率 122 次/分，诊断重度洋金花中毒症。入院后遂给洗胃、输液、镇静之品，吸氧及肌注新斯的明等综合治疗。6 小时后未见好转，仍烦躁不安，频繁抽搐，神昏谵语。嘱犀角粉 1.5g 研末灌服，2 小时 1 次，用 2 次后神志渐清，安静，呼吸平稳，可对答及辨认亲人，观察两天痊愈出院。《本草纲目》曰："犀角可解一切诸毒"。《本草经集注》曰："犀角解莨菪毒"等。

王英廉（长春市中医院）：我用葛苏桂甘汤救治急性乙醇中毒昏迷 1 例，现报告如下：一患姓兰，男，20 岁，民工，住院号 10088，1982 年 5 月 13 日急诊入院。该患素不饮酒，12 日晚饭后喝 35～40g 白酒，夜 20 点醉后骂人，狂躁后鼾睡，13 日晨发现，口角流涎，呼之不醒，辗转至中午方入院急救。治宜回阳解毒复苏。方用葛根 150g，紫苏 50g，桂枝 20g，生甘草 25g，水煎，首次鼻饲 350ml，后每 6 小时鼻饲 200ml。翌日意识恢复，自觉胃中不适，溺赤，大便两日未行，脉弦数，症属湿热熏蒸，热毒未尽，治宜于前方加清热利湿和胃：葛根 100g，紫苏 25g，陈皮 15g，枳壳 15g，焦三仙 45g，黄芩 15g，大黄 15g，杏仁 15g，生甘草 15g，水煎服，日服 3 次，第 4 天治愈出院。葛根三两为君，取其方小力专；紫苏解毒；桂枝强心复脉、回阳救逆；生甘草解毒和诸药。

刘德贵（长春中医学院）：斑蝥中毒，其毒性成分为斑蝥素，对皮肤、黏膜有强烈的刺激性能引起充血发赤和起泡。内服中毒可有口咽部灼烧感，恶心呕吐，腹部绞痛，血尿及中毒性肾炎等症状。往往死于肾功能衰竭或循环衰竭，部分患者有阵发性心动过速。其解救法有：①绿豆 30g，甘草 15g，黄连 5g，水煎服。

②川黄连3g，黑料豆30g，葱白4枚，茶叶、炙大黄、甘草各9g，滑石30g，琥珀3g（分吞），水煎服。③多饮绿茶或绿豆、六一散，黄柏煎汤频服。如尿道刺痛或出血时，可用车前子、木通、猪苓、白茅根煎服；或用冷开水调青黛6g饮服。

蟾酥中毒：毒性成分为蟾酥毒素。中毒后有恶心，呕吐，腹痛，腹泻，头晕，同时有心悸，胸闷，口唇，四肢麻木，脉缓，并伴有心律不齐，呼吸急促，口唇青紫，抽搐，最后可出现循环、呼吸衰竭而死亡。（与洋地黄中毒症状相似）。其解救法有：①大量饮浓茶。②甘草、绿豆、黄连适量，煎汤频服。③防风、茶叶、甘草各15g，水煎服。

川乌、草乌中毒：毒性成分均为乌头碱。先有唇、舌、四肢发麻，继之恶心、呕吐，心慌，烦躁，面白肤冷，胸闷，气短，心率缓慢，血压下降，间有抽搐，因心脏麻痹而死亡。其解救法有：①轻度中毒可用甘草、绿豆煎水服或用生姜、甘草各15g，金银花18g，水煎服。②苦参50g水煎服。③西洋参9g、茯苓12g、白薇9g、生甘草9g、橘络5g、淡竹叶5g、炒山栀5g、石斛18g，水煎冲服犀角尖1g（磨汁），另以绿豆煎汤频服。④生白蜜20g入凉开水中搅匀，徐徐咽下，如病情需要可服至500g。

天南星中毒：其中毒成分为皂苷。对局部有强烈的刺激性，生食可使舌、咽、口腔麻木和肿痛，黏膜糜烂，流涎，音哑，张口困难，甚则呼吸迟缓而不整，痉挛，严重可窒息。其解救法有：①小鲜姜汁5ml或25%姜汤60ml内服。②服蛋清或面糊，果汁或稀醋。③民间验方：醋50~100g，加姜汁少量内服或含漱；或生姜50g、防风60g、甘草15g，用4碗清水煎成2碗，先含嗽一半、后内服一半，亦有用鲜蓖麻叶捣烂取汁口含嗽，有良好消肿止痛之效。

马钱子中毒：其中毒成分为番木鳖碱（士的宁）。初有嚼肌、颈肌抽动，吞咽困难，窒息感继有紫绀、剧汗、强直性惊厥、角弓反张，牙关紧闭，面肌痉挛呈苦笑状。每因呼吸麻痹死亡（神志始终清醒）。其解救法有：①甘草、绿豆煎汤频服。②如有惊厥者，可用防风、甘草、钩藤、青黛（冲服）、生姜各适量，水煎服。

巴豆中毒：其毒性成分为巴豆毒素。对皮肤黏膜有强烈的刺激性，能引起局部灼烧感，发赤，发泡；内服中毒则咽喉肿痛，呕吐，肠绞痛，大便水样，里急后重，严重者肠壁腐蚀出现米汤样大便，头痛，眩晕，皮肤冷湿，脱水，呼吸循环衰竭死亡。其解救法有：①黄连、黄柏煎汤、冷服；或冷食稀饭。②花生油 100~200ml，顿服。③饮鸡蛋清、面糊等。④民间疗法：大豆 500g 煮汁饮服；或捣烂芭蕉叶榨汁饮服。

曼陀罗中毒：其毒性成分为莨菪碱，东莨菪碱。内服中毒则口干，皮肤潮红，无汗，散瞳，呕吐，眩晕，狂躁。其解救法有：①绿豆皮 120g，金银花 60g，连翘 30g，甘草 15g，用水 1000ml 煎至 200ml，1 次服尽。每 2 小时服 1 次。②民间疗法：多食黄糖，口含米醋。③生石膏 60g、滑石 30g，水煎服，或共为细面，每服 15~30g，一日 2~3 次，凉开水冲服。

砒石、砒霜中毒：其中毒成分为三氧化二砷。中毒则恶心，呕吐，腹痛，腹泻，烦渴，皮肤发冷发紫，血压下降，乃至昏厥，死亡。其解救法有：①鸡蛋清一碗，1 次口服。②防风 120g 水煎服。或防风末 30g 调冷开水 1 次口服。③蜂蜜 200g，糯稻草灰一把，白糖 200g，凉开水调和冲服。④鸡血藤 15g，茜草 15g，香附 15g，广木香 7g，青木香 9g，三七 15g，小叶鸡尾草 30g，冰片 1.5g，共为细末，每服 15g，冷开水冲服。1 日 2~3 次。

汞中毒：本品是制白降丹、轻粉、白粉霜等的原料，其汞蒸气与升汞（汞化物）等甚毒，中毒后可出现口腔溃疡，自感口内有金属味，剧烈腹痛，恶心，呕吐，腹泻，大便血水样，虚脱，惊厥，尿量减少等。慢性中毒可出现牙龈肿烂，齿松动，头发脱落，手、腿与头部震颤等。其解救法有：①黄连 9g，甘草 30g，绿豆 60g，生石膏 30g，水煎服或共为细末，每次服 15~30g，1 日 2 次，冷水冲服。②生黄豆汁 1~2 碗冷服，或生黄豆 500g 研碎，用开水 3 碗冲，搅拌去渣，服之。③重用土茯苓、配伍皂荚、牵牛子水煎服。

张松屹（延边卫生学校）： 笔者运用黄芪桂枝五物汤加味，治愈 1 例误服过量安定所致运动失调证，介绍如下：

周某，男，23 岁，工人，1986 年 1 月初诊。患者某日误服安定 200 片，经抢救脱险，3 天后自觉头晕目眩，体倦无力，登厕时发觉站不稳，迈步行走履不正，状如醉酒，振摇欲扑地，由人搀扶或着拐方行数步，故来就诊。舌质淡舌苔薄白，脉浮细而涩。辨证：脾胃气伤，营卫气血俱虚，阳气不足，阴血涩滞，为血痹重证。治以益气健脾，温经养血，活血通痹，用黄芪桂枝五物汤加味：蜜黄芪 80g，桂枝 15g，酒白芍 10g，当归尾 15g，炒山药 25g，红花 10g，桃仁 10g，地龙 15g，生姜 3 片，大枣 5 枚，水煎温服，1 日 1 剂。连服 5 剂后，饮食有味，神爽语清，可耐久坐，虽步履不稳，但可独立行走，手足麻木大减，汗已收，脉浮细而缓，宗上方加党参 20g，菊花 10g，继投 5 剂，尽剂后，患者亲临诊所，步继如常，除自觉乏力外，诸证息平。嘱其停服汤药，改服参芪王浆养血精 1 个月，随访 1 年无恙。

【按】 中毒是人身意外事故之一，需及时抢救方可脱险，转危为安。本刊累计报道中毒病例及救治措施共 12 种。这就是巴豆、链霉素、洋金花（曼陀罗）、乙醇（酒精）、斑蝥、蟾酥、乌头（川乌、草乌）、天南星、马钱子、砒石（砒霜）、汞、安定等。这些药物中毒均需急救，本刊所介绍者，多数皆属运用中药进行救治，其效果甚佳，且愈后无后遗症。当然某些药物中毒，亦应配合西医的急救方法，如洗胃、补液等。可以起到事半功倍之效果。民间单方、验方，对中毒之急救，也有非常好的效果，如绿豆、甘草煮服，可解诸毒等等，在不具备现代急救手段之时，不妨一试。

高光震（长春中医学院）

银屑病证治

曲志申等（长春中医学院附院）：我们从 1973～1978 年共治 150 例银屑病，获满意疗效。治疗结果痊愈 68 例，占 45.4%，显效 38 例，占 25.3%，好转 38 例，占 35.3%，无效 6 例，占 4%，总有效率为 96%。内服方：治癣丸（汤），药用桑皮 15g，苦参 15g，当归 15g，地肤子 15g，菊花 20g，白芍 20g，乌梢蛇 15g，蝉蜕 15g，白鲜皮 25g，生地 25g，白蒺藜 25g，生石膏 25g，牡丹皮 25g，苍耳子 10g，蛇床子 10g。以上诸药共为细末，水泛为丸，绿豆粒大，1 次服 30g，亦可用水煎服。又一方散风苦参汤加减药用苦参 20g，大黄 15g，独活 15g，防风 15g，枳壳 15g，黄芩 15g，黄连 15g，菊花 25g，白鲜皮 25g，木通 10g，生地 20g，水煎服。湿盛者加薏苡仁、泽泻、茵陈、土茯苓等。外用药：二号癣酊，药用红花 50g，红粉 10g，土槿皮 75g，百部 25g，羊蹄根 25g，水杨酸 150g，甘油 250ml，75% 酒精 2750ml。制法：将红花、土槿皮、百部、羊蹄根用酒精浸泡 5～7 天，滤过，再将红粉为细末和水杨酸加入滤液中，溶化后再加甘油，振荡均匀备用，外涂患处。又一外用方润肌膏：药用当归 25g，防风 15g，柴草 15g，香油 3000ml，黄蜡 1000g，配制方法：将前 3 味药放香油内，浸泡 24 小时以后，用文火熬之，待药被熬枯时去渣，再熬开沸腾，放入黄蜡溶化后，待凉，成膏备用，涂患处。

我科从 1972 年 12 月至 1980 年 6 月，又治 300 例，治疗效果满意。300 例中痊愈 102 例，占 34%，显效 89 例，占 29.67%，好转 99 例，占 33%，无效 10 例，占 3.33%，总有效率为 96.67%。其辨证论治如下：风热用药以苦参、知母、荆芥、防风、当归、牛蒡子、蝉蜕、丹皮、胡麻仁、生地、黄芩为主，若风盛剧痒者加地肤子、白鲜皮、蒺藜，热盛者加栀子、大黄、胆草、生石膏，水煎服；风湿热以苦参、大黄、独活、防风、枳壳、黄芩、黄连、菊花、白鲜皮、木通、生地为主，水煎服；湿热以薏苡仁、泽泻、猪苓、苍术、茵陈、当归、赤芍、丹皮、苦参、蝉蜕、菊花、连翘、白鲜皮、木通为主，水煎服；血热以菊花、当归、生地、白芍、苦参、蝉蜕、丹皮、白鲜皮为主，水煎服。若热盛者加生槐花、龙胆草、紫草、栀子、黄芩、黄连；大便秘结者加大黄、元明粉；血瘀者加桃仁、红花；口渴者加花粉、麦冬；血燥以当归、鸡血藤、丹皮、牛地、玄参、菊花、威灵仙、二冬、知母、白芍为主，水煎服；毒热以栀子、黄连、黄芩、黄柏、菊花、双花、公英、地丁、生地、赤芍为主，水煎服。脓毒以双花、桔梗、白芷、川芎、黄芪、当归、赤芍、茯苓、栀子、黄连、黄芩、连翘、白鲜皮、生地为主，水煎服；夹寒以桂枝、甘草、当归、赤芍、川芎、苦参、羌活、独活、防风、白鲜皮为主，水煎服。

　　时长才（大庆物资公司卫生所）：我从 1981 年以来，用复方牛皮癣液治疗银屑病 50 例，取得了满意疗效，治疗结果，显效 42 例，占 84%，有效 4 例，占 8%，无效 4 例，占 8%，总有效率为 92%。复方牛皮癣液药物组成：乌梢蛇 15g，生川乌 5g，生草乌 5g，生马前子 5g，生半夏 5g，土槿皮 15g，闹洋花 5g，蜈蚣 5 条，蟾酥 0.4g，乌梅 20g，胡椒 10g，细辛 5g，荜茇 5g，生南星 5g，上药置来苏儿、蒸馏水（6:4）内浸泡，1～2 周后即可外用。每日涂抹 1～2 次，注意不要涂抹或流洒在健康皮肤上，凡皮损病灶已溃破者禁用。内服方：乌梢蛇 15g，蜈蚣 2 条，蜂房 5g，土茯苓 40g，茯苓 20g，浮萍 40g，麻黄 10g，荜茇 20g，防己 15g，地肤子 15g，蛇床子 15g，白鲜皮 15g，乌梅 15g，水煎服，日 1 剂，早晚分服。

　　颜喜贤等（榆树县中医院）：自 1986 年 10 月至 1986 年 5 月我们用盐酸异丙嗪和维生素 B_{12} 混合液进行穴位注射，治疗银屑病 107 例，疗效较好。经治疗痊愈 55 例、好转 49 例、无效 3 例，总有效率为 97.2%。穴位选择：主穴：曲池、足三里、大椎、肺俞、百汇。配穴：头部配安眠、率谷；上肢配外关、合谷；背部配膈俞；腰部配肾俞、阳关；臂部配次髎；腿部配风市、悬钟。除督脉穴外均取双侧穴位。操作方法：用 75% 的酒精对所选穴位行常规消毒，将药液吸入 5ml 注射管后，用 4 号半或 5 号针头垂直或斜刺入穴位，得气后注入药液 0.1~0.2 毫升，迅速出针即可。一般每隔 3~5 日注射 1 次，每次 10 个穴位，10 次为 1 个疗程。

周建华等（四平市中医院）：我院自 1983 年 10 月~1984 年 10 月，用洋金花总硷注射液治疗银屑病 800 余例，并随机追访观察了 100 例，疗效满意。经治疗痊愈 40 例，占 40%，基本治愈 16 例，占 16%，显效 17 例，占 17%，好转 12 例，占 12%，无效 15 例，占 15%，总有效率为 85%。治疗方法：将乙酸普马嗪注射液 10mg（成人量下同）和氯丙嗪注射液 25mg，加入生理盐水 20ml 中，静脉缓注（约 3~5 分钟），然后同一静脉通路缓注（约 3~5 分钟）洋金花总硷注射液（每公斤体重 0.2mg，加入生理盐水 20ml 中）。给药后患者很快进入麻醉状态，持续 6~8 小时，自然苏醒，一般经上法治疗 1~2 次，即可获愈，每次治疗间隔 1~3 个月，一般治疗 3 次无效者即认为无效。治疗前应常规检查心、肺、血压、体温，异常者不予治疗。治疗当日早晨禁食，排空尿便，治疗后患者呈睡眠状态，当取仰卧位，枕低枕，并应严密观察，加强护理。冠心病、青光眼、严重高血压、高热脱水者慎用。

李淑芬（长春铁路医院）：几年来用自拟方治疗银屑病 143 例，获得较为满意疗效。自拟方为苦参 40g，白鲜皮 30g，蜈蚣 2 条，地肤子 15g，蛇床子 15g，全蝎 20g，僵蚕 15g，荆芥 10g。水煎服。病程发展较快、皮损明显增多银屑薄面发亮、痒甚难忍，伴有怕热、口苦、苔黄、舌微红、脉浮数者，基础方加丹参、当归、防风等；病情稳定，皮肤损害范围不扩大，银屑质厚、老化、刮之易脱落、不痒或轻度瘙痒，或有口苦咽干等证，原方减荆芥，加龙骨、牡蛎、珍珠母；皮损局部见消退，出现苔藓痕迹样变者，加生黄芪、花粉，并将基础方药对症减量。治疗结果：治愈51例，占35.6%；显效79例，占55.2%；好转7例，占4.8%；无效6例，占4.4%；总有效率为95.6%。

【按】银屑病，相当于中医的"松皮癣"、"干癣"、"白疕"范畴，亦称牛皮癣。"牛皮癣"病名见于《世医得效方》一书，"干癣"出于《诸病源候论》。

本病多由血热、血燥、血瘀、兼受风邪所致；或因情志内伤，气机壅滞，郁久化火，心火亢盛，毒热伏于营血所致；或因饮食失节，过食辛腥动风之品，脾胃失和，气机不畅，郁久化热，复受风热邪毒而发病。在病因论述方面有的学者认为除以上原因外还有肝肾不足，冲任失调致营血亏损所致。又有的学者认为本病发生与多基因遗传有关，并认为环境因素不可忽视。

在辨证分型方面有分血热、血燥、血瘀者；有分血热风燥、血虚风燥者；亦有分血热、湿热、风湿、血燥者。有的学者分火毒炽盛和冲任不调者；还有脓疱、寒邪候者。

在治疗方面以活血化瘀，凉血解毒，或生津润燥，或调摄冲任，或养血祛风及补肾壮阳等，更有一方一药而治者。

在用药方面，近来报道有用"顽癣丹"、"洋金花注射液"、"犀角地黄汤"、"凉血地黄汤"、"痹癣渗湿汤"、"四物合消风汤"、"清营汤"、"六味地黄汤合二至丸"治疗银屑病，取得满意疗效。

又有报道用清热除湿法治疗本病疗效满意者，药物组成是：槐花、生地、葛根、茵陈、双花、板蓝根、白花蛇舌草、黄芩、猪苓、丹皮、桑白皮，水煎服。

吉林市名医石春荣老先生，重点选用虫类药物，以其虫药之毒性以毒攻毒，取虫药善窜之性入络剔毒，即所谓"辄仗蠕动之物，以松透病根"，直捣病所。其常用虫药有乌梢蛇蚖、全蝎、露蜂房、蜈蚣、蝉蜕、僵蚕、蚕衣、蚕砂等。石老先生常用经验方（自拟）"乌蛇消疮饮"，药用乌梢蛇、露蜂房、全蝎、蝉蜕、双花、连翘、苦参、丹皮、赤芍、白芷、生甘草，方中乌蛇、全蝎烘干研末吞服疗效更佳。

　　本刊发表的曲志申等 5 位同志的文章，系统地论述了银屑病的辨证论治，并提出临床研究报告，公开了自拟有效方剂，意在总结经验，提高临床水准，其最终目的在于更好地为患者服务，供同道们参考。

南征（长春中医学院）